混元功夫

道家養生術

國甜道人書

Luc Théler

Grundlagen und Praxis des Hunyuan Qigong

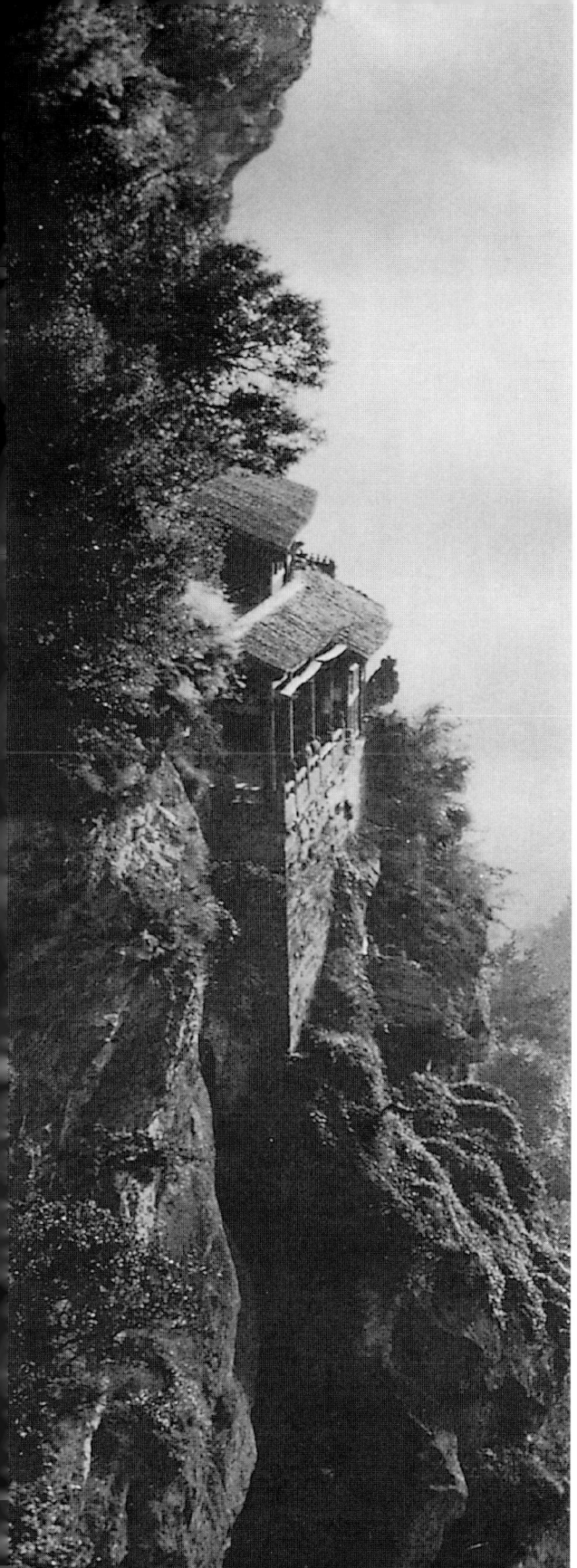

Luc Théler

Grundlagen
und Praxis des

HUNYUAN QI GONG

In der
Bewegung
der Natur

Ryvellus

1 2 3 4 5 6 7 11 10 09 08 07 06 05 04 03 02 01 00 99

Luc Théler
Hunyuan Qigong
Deutsche Originalausgabe

Titelseite:
Foto: Archiv Wudang Internal Martial Arts Organization
Gestaltung: WissensTransfer, Yvonne Lüscher Baglioni, CH

Kaligraphien: Wang Guotie, Bai Yun Guan (Tempel der Weißen Wolke), Beijing
Scans: Dragon Design, GB
Satz und Gestaltung: WissensTransfer, Yvonne Lüscher Baglioni, CH
Gesetzt aus der Classical Garamond

Gesamtherstellung: Kossuth, Budapest

Printed in Hungary

ISBN 3-89060-420-X

Ryvellus ist ein Imprint von
Neue Erde Verlag GmbH
Rotenbergstr. 33 – D-66111 Saarbrücken
Deutschland – Planet Erde

Inhalt

Chen Fake, 1887–1957
Nachkomme von Chen Wangting, dem Großmeister der 17. Generation des authentischen Taijiquan. Sein Meisterschüler war Feng Zhiqiang.

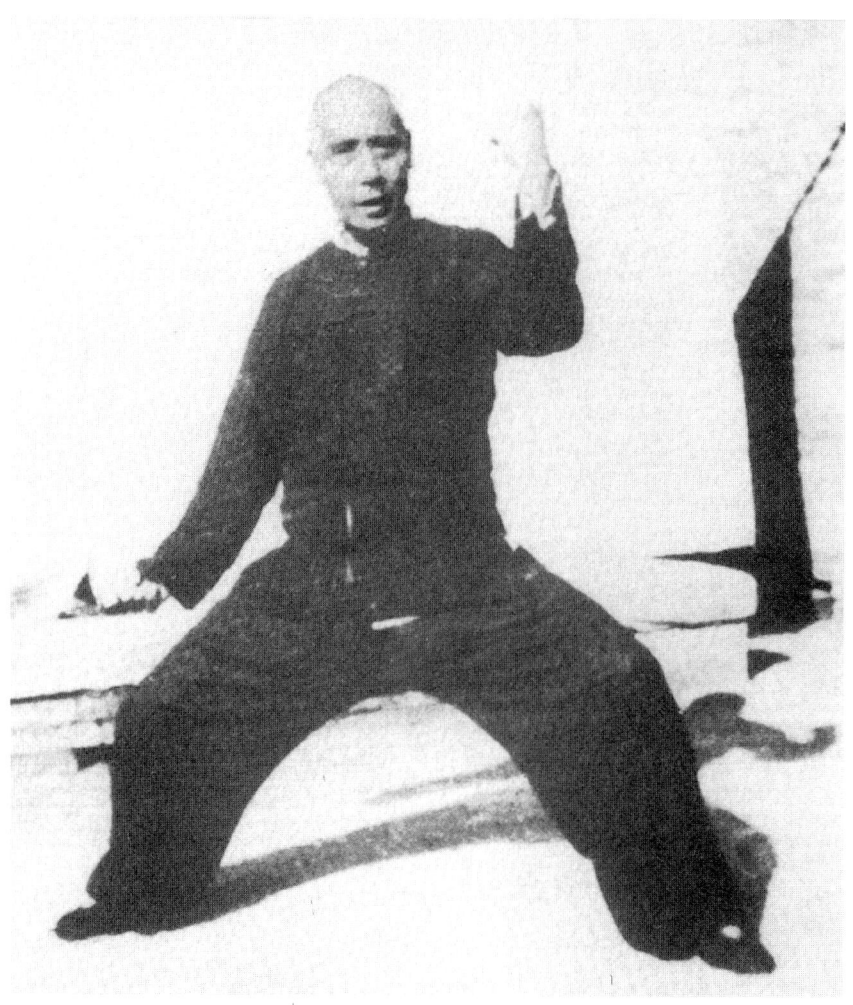

Widmung

Gewidmed den Menschen, die unbeirrt den Weg der Natur gehen,

all den Adepten und Meistern, die ihr Leben der Kultivierung und Erforschung der Lebensenergie darbrachten und die Brücke dieses essentiellen Könnens über abertausende von Jahren hinweg in die Gegenwart erbauten,

allen meinen Lehrern, insbesondere Feng Zhiqiang, der mich wie ein Vater aufnahm und mir sein rares Wissen vermittelte, seiner Tochter Feng Xiufang, Wang Fengming,

außerdem Bigi Théler, einer großen Künstlerin die mich außerordentlich unterstützte.

Für ihre Unterstützung möchte ich mich außerdem besonders bedanken bei meinen Freunden und Schülern

Jörg Frischknecht, Joachim Wiget, Dagobert & Walter Dietrich, Roland Gilgen, Achim Schmidt, Berthold Röth, Eric Borovcnik, dem großen Ökologen und Politiker Bernhard Egli,

bei Gao Fengrong & Dana, bei Irma-Louise & Hans Nyffeler, Paul & Sylvia Schmidlin, bei Jean-François Sturelle, bei Eugène & Jean-Jacques Théler

bei Andreas Lentz für sein Vertrauen und bei meiner Schülerin Yvonne Lüscher Baglioni für ihr Engagement und ihre gute Arbeit bei der Gestaltung dieses Buches.

序　言

　　修练太极混元气功，宣传太极拳术，提高技击功能，为人类健康造福。欣悉 LUC THÉLER 先生应广大太极拳、混元气功好者的要求著书立说，编写混元气功、太极拳一书，这是件大好事。

　　LUC THÉLER 先生积累了多年的理论经验和实践，将混元气功和太极拳术的精华编写成书，贡献给广大读者。此书的出版一定能为太极文化的传播做出积极贡献，对人类的健康长寿及防身护体起到很大的作用。混元气功、太极拳深受世界各国人民的喜爱，学习混元气功、太极拳者与日俱增。大家通过学习都深深受益，并感觉到混元气功、太极拳术博大精深。混元气功、太极拳是道学、武学、医学的结晶，是天地阴阳乾坤之道，坚持练习定能收到不可估量的效果，从而使功夫进入上乘。混元太极的功法歌诀："太极原生无极中，混元一气万物生；阴阳虚实动静术，罗旋环绕贯始终；动分虚实与开合，静守丹窍练气功；闪战腾挪拔山力，乘虚巧取任意行；内外合一混元体，阴阳虚实要分清；太极修练调阴阳，气通经络病不生；修练技击防身术，太极乱环要求精；有人巨力来侵我，发环落点即成功。"以上歌诀说明了太极功夫在健身技击方面的功能效果。我相信混元气功太极拳功夫一定能够在全世界发扬光大，为全人类的健康造福。

中国　冯志强
1997 年于北京

Vorwort

Mit dem Studium und der Initiation des Taiji Hunyuan Qigong – der Lehre der Lenkung der absoluten dynamischen Urkraft – wird die Kunst des wahrhaften Taijiquan – der absoluten Faust (Kampfkunst) verbreitet. Dieses edle Streben führt zu Gesundheit und der natürlichen Fähigkeit zur Selbstverteidigung, was zu des Menschen Entwicklung und Wohlbefinden beiträgt.

Mit großer Freude habe ich erfahren, daß Luc Théler aufgrund der Wünsche vieler Anhänger des Qigong und der Kampfkunst dieses Werk verfaßte. Diese Schriftstellerei ist sehr lobenswert, und wir alten Lehrer sind erleichtert, wenn junge Menschen ihr aufrichtiges Wirken der Verbreitung der essentiellen Lehren widmen.

Herr Luc Théler sammelte während langer Jahre theoretisches Wissen und praktische Erfahrungen, faßte die Quintessenz des Hunyuan Qigong und Taijiquan in seinem Buch zusammen und stellt sie nun allen Lesern zur Verfügung. Die Veröffentlichung dieses Werkes wird zweifelsohne zur Verbreitung der Kultur des Taijiquan, zur Förderung der Gesundheit sowie des »langen Lebens« (hohes natürliches Alter) der Menschheit beitragen und nicht zuletzt die (geistig wie körperlich evidente) Fähigkeit der inneren Kampfkunst fördern.

Weltweit begeistern sich Menschen aller Länder für diese althergebrachten Künste. Die Anzahl der Lernenden nimmt kontinuierlich zu. Die Studenten profitieren und erkennen, daß die Lehre von Hunyuan Qigong und Taijiquan sowohl umfassend als auch tiefgründig ist. Hunyuan Qigong und Taijiquan sind die gemeinsame Frucht des Dao, der Lehren der chinesischen Philosophie, der Kampfkünste sowie der »Medizin der alten Weisen«, sie verkörpern die Lehre und das geistige Erbe über Himmel und Erde (qian und kun), über Yin und Yang und über das Universum. Stetiges Üben wird zweifelsohne mit überwältigendem Erfolg belohnt werden. Durch das ununterbrochene Training nähern sich die Fähigkeiten des Adepten immer mehr der Vollendung – dem Gongfu, der Meisterschaft.

So heißt es im traditionellen Schlüsselvers des Kanons, ursprünglich verfaßt vom Urahnen und Gründer des Taijiquan, von Chen Wangting:

> *Der Ursprung des Taiji liegt im Wuji – der unmanifestierten Ursubstanz,*
> *alles entsteht aus der dynamischen Urkraft, die alle Lebensphasen bestimmt;*
> *es sind die wellenförmigen Zyklen des Yin und Yang, des Scheins und des*
> *Seins,*
> *sowie der Dynamik und der Statik, die sich in laufendem Wandel befinden;*

die spiralförmigen Bewegungen ziehen sich durch den gesamten Übungs-ablauf;

bei der Dynamik wird zwischen Schein und Sein (echt oder unecht), zwischen dem Öffnen und Schließen (Ausdehnung und Zentrierung) unter-schieden,

in scheinbarer Bewegungslosigkeit konzentriert man sich auf die eigene Mitte (dantian) und entfaltet in innerer Stille die Lebenskraft Qi;

flinkes Ausweichen, ›Kämpfen‹ und Springen, ›Hervorschießen‹ und sich geschickt in ›des Gegenübers‹ Aktion (Bewegung) ›Einklinken‹ in spontaner Weise – dies alles mit der subtilen Kraft, die (mit kleinstem Aufwand) einen Berg zu bewegen vermag, wird erreicht,

durch List kann ein Angreifer an seiner schwächsten Stelle mühelos über-wältigt werden;

die Vereinbarung des Äußeren und des Inneren verkörpert das Hunyuan (die innere und äußere Handlung befinden sich im Einklang),

man hüte sich jedoch davor, Yin und Yang, echt und unecht, Ausdehnung und Zentrierung wie alle dualen Gegensätze strikt zu separieren (definieren/ kategorisieren), denn alles wandelt sich fortwährend,

gleichzeitig sollen Yin und Yang, echt und unecht, jedoch unbedingt genaue-stens unterschieden werden können,

löse während des Übens deine persönlichen Gegensätze auf und lasse das Qi deinen Körper ungehindert durchströmen, denn dann wird keine Krankheit entstehen können;

es können die Techniken des Kampfes und der Selbstverteidigung geübt werden, dabei soll genau auf die dynamischen Spiralformen des Taiji ge-achtet werden;

kommt eine große, unüberwindbar scheinende Kraft (heftiger Angriff) auf dich zu, die dich zu erschüttern droht, lasse dich nicht aus deiner Mitte bringen, setze deine Spiralkraft frei, und scheinbar mühelos wirst du die Aggression bezwingen.«

Dieser Reim verdeutlicht die Möglichkeiten und Wirkungen des Taiji im Hinblick auf die Gesundheit und auch die Kampfkunst. Ich bin fest davon überzeugt, daß Hunyuan Qigong und Taijiquan auf der ganzen Welt verbreitet werden und einen großen Beitrag zur Gesundheit und zum Wohlbefinden der Menschheit leisten können.

Feng Zhiqiang

Beijing, 1997 in China

Kleiner Sprachkurs

Von links nach rechts ist der Begriff in der allgemein üblichen Pinyin-Phonetik, danach auf chinesisch, dann umschrieben und zuletzt in der Übersetzung dargestellt. Umschrieben ist Ch wie in »suchen« auszusprechen.

Qi	气	Tschii	Lebenskraft, Vitalität, Atem der Natur
Gong	功	Gung	Arbeit, Entfaltung, Aufgabe
Dao	道	Dao/Tao	Der Weg der Natur – »Kosmischer Pfad«
Gongfu	功夫	Gungfu (Kungfu)	Meisterschaft (u.U. auch eines Handwerks)
Hunyuan	混元	Chunyüän	Kosmische Urspirale
Taiji	太极	Taidschi	Das Absolute
Quan	拳	Tschüän	Faust, Kampfkunst
Nei	内	Nei (wie »neighbour«)	Innen/Innerlich
Wai	外	Wai	Außen/Äußerlich
Dantian	丹田	Dantiän	Feld des Zinnobers/Merkurblende = Wesensmitte/Schmelztigel in der Meditation/inneren Alchimie, dem Qigong und der esoterischen Kampfkunst
Neijiaquan	内家拳	Neidschiatschüän	Innere Kampfkunst/Esoterische Boxkunst
Xingyi	形意	Ssingyi	Form aus Geist/Konzentration/Willen
Bagua	八卦	Bagua	Acht Trigramme

Yijing (I Ging)	易经	Yidsching	Wandlung/Mutation – Orakel aus Bagua
Jing	精	Dsching	Essentielle Körpersäfte (Sperma u.a.)
Shen	神	Schen	Geistes-/Seelenkraft
Luoxian	螺旋	Luossiän	Spirale
Ren	人	Rön	Mensch
Feng Zhiqiang	冯志强	Fung Tschötschiang	
Chen Fake	陈发科	Tschen Fakiö	
Hu Yaozhen	胡耀贞	Chu Yaotschön	
Nüwa	女娲	Niüwa	Legende der Urmutter der Menschen
Houyi	后羿	Chouyi	Legende des Sonnenbogenschützen
Zhenren	真人	Tschönren	Wahrer Mensch (gilt als Heiliger)
Xian	仙	Ssiän	»Unsterblicher« (»Erleuchteter Daoist«)
Daoshi	道士	Daoschö	Daoist/Priester (»Weg der Natur Sein«)
Laoshi	老师	Laoschö	Lehrer (»Altes Sein«)
Shifu	师傅	Schöfu	Meister (»Durchdrungenes Sein«)
Dashi	大师	Daschö	Großmeister (»Großes Sein«)
Xuesheng	学生	Ssüeschöng	Schüler, Student
Ni Hao	你好	Nii chao	Du/Sie gut (Hallo/Guten Tag)
Zai Jian	再见	Zaidschiän	Wieder Treffen (Auf Wiedersehen)

1. Der mythologische Urgrund

Pan Gu oder wie das Universum aus dem Ei entstand

Äonen liegt es zurück, als Himmel und Erde nicht getrennt waren. Der Kosmos war ein riesiges, dunkles Chaos. Darin sah unser Universum wie ein Ei aus. In dem Ei schlief der Riese Pan Gu. Ohne es zu bemerken, schlief er unendliche Zeiten in dem Ei. Nach ungefähr 18 000 Jahren erwachte der Riese. Wo war er? Er sah nichts außer der Finsternis um sich. Was sollte er tun? Er wurde unruhig, wußte weder ein noch aus. Depression überkam ihn, er wurde wütend und wütender – er tobte.

Nachdem er sich ausgetobt hatte, kehrte Stille ein im Ei, und Pan Gu entschloß sich, etwas zu unternehmen. Er nahm seine ganze Kraft zusammen, öffnete seine Hände und holte zu einem infernalen Schlag aus. Das Ei zerbarst mit einem lauten Krachen. Die Finsternis des dunklen Chaos, das seit Äonen in Bewegungslosigkeit erstarrt war, wurde durch den wuchtigen Schlag Pan Gus umgerührt, eine Drehbewegung entstand – die kosmische Spirale ward geboren.

Durch die nun entstehende Polarisierung des Universums teilte sich der Raum in Yin- und in Yang-Teile auf. Die lichten Teile sammelten sich in einer Aufwärtsbewegung und formten den Himmel, der sich immer prächtiger in strahlendem Blau ausbreitete. Die dunklen und schweren Teile sammelten sich indessen ebenfalls, sanken zunehmend in die Tiefen und häuften sich da zur Erde auf.

Ah, wie selig sich Pan Gu nun fühlte. Er war glücklich wie nie zuvor und staunte, was er da geschaffen, ohne es zu wollen. Er stand strahlend zwischen oben und unten und holte tief Atem, während er sich seines schöpferischen Aktes erfreute. Durch Pan Gus Atmen bildeten sich die Winde. Himmel und Erde waren nun erschaffen, aber was, wenn sie sich wieder vereinten? So wie sie sich aus dem Chaos bildeten, könnten sie jederzeit wieder in den unmanifestierten Zustand gelangen.

Pan Gu befürchtete, sein spontan erschaffenes Werk könnte sich wieder in nichts auflösen und damit er selbst. Also stellte er sich entschlossen und breitbeinig auf die Erde und stützte mit seinen Händen den Himmel. Durch die Polarisierung des Universum wuchs Pan Gu eigentümlicherweise gute drei Meter am Tag. Die nächsten 18 000 Jahre stand er da und wuchs und wuchs ohne Unterlaß. Dadurch wurde der Himmel immer weiter und höher, die Erde immer schwerer und dichter, Pan Gu wuchs indessen ins Unermeßliche. Er wurde so lang, daß man ihn gar nicht mehr sehen konnte. Ein wahrer Riese war aus Pan Gu geworden.

Pan Gu stemmt den Himmel
(von Bigi Théler)

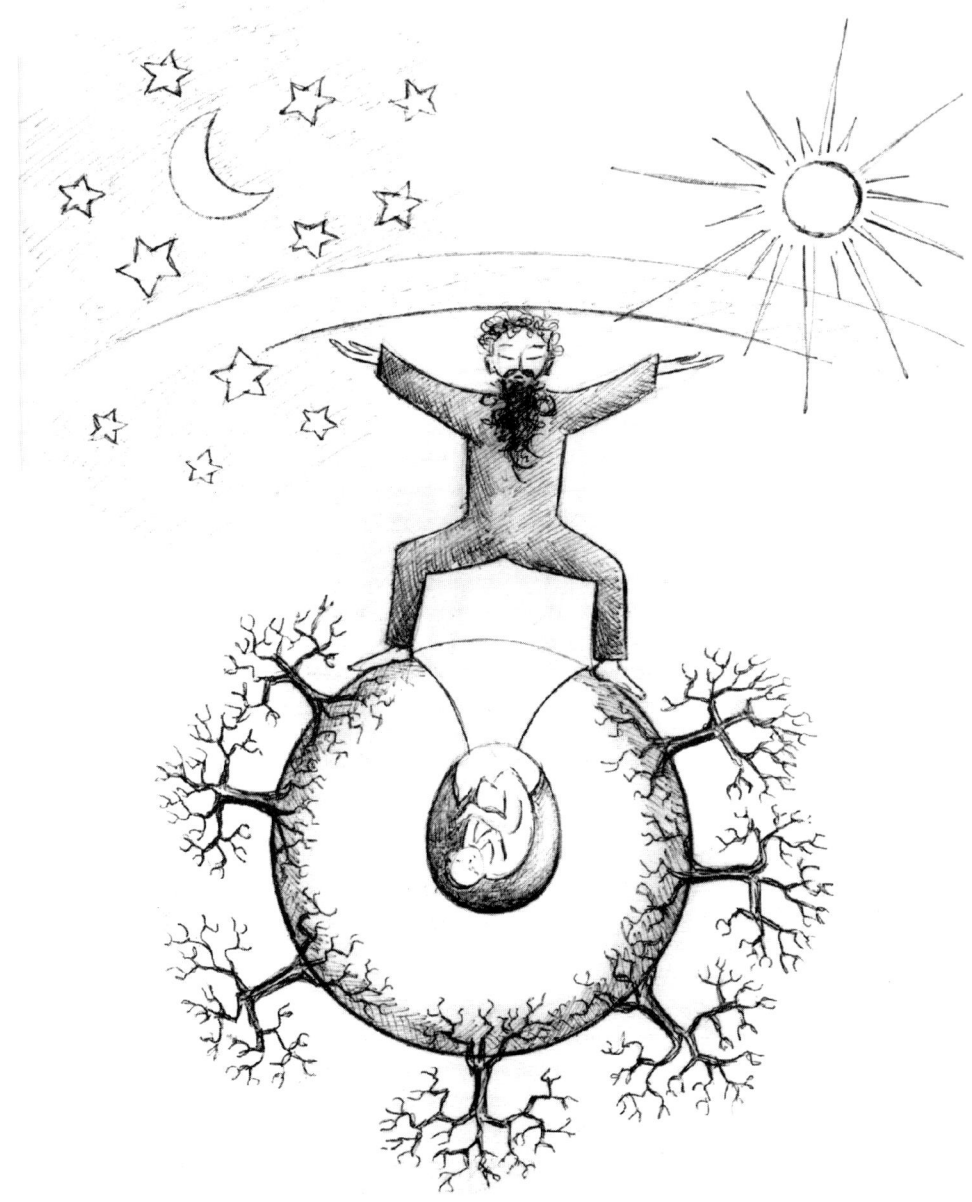

Durch Pan Gus magischen Akt teilten sich aus dem ursprünglichen Ei Himmel und Erde in einmaliger Pracht. Pan Gu nahm sodann einen Meißel zur Hand und erschuf aus dem sinnbildlichen Chaosfelsen das Kunstwerk der universellen Natur. Es inspirierten ihn der göttliche Chaosdrache Long wie auch die himmlische Wasserschildkröte Gui und der Sonnenvogel Phönix Feng. Außerdem bewirkte Pan Gus beharrliches Stemmen des Himmels in die Höhe, daß Himmel und Erde sich nicht wieder vereinen konnten.

Durch seine unablässige kosmische Schöpfungsarbeit war Pan Gu jedoch alt geworden. Seine magischen Kräfte ließen nach. In tiefer Meditation vereinte sich der Riese mit den unendlichen Emanationen der Natur. Pan Gu konnte seine Vision einer herrlichen Welt mit einer blühenden Natur, mit Sonne und Mond, mit Bergen, Seen, Bäumen und Blumen, Tieren und Menschen nicht zur Gänze vollbringen, wie er sich das ausgemalt hatte.

Während seine »physischen« Lebensgeister ihn verließen, geschah jedoch die folgende phantastische Wandlung: Sein Atem ging über in den Frühlingswind, der das Leben auf der Erde erweckte. Die Wolken stiegen auf. Seine Stimme verwandelte sich in den mächtigen Donner. Sein linkes Auge wurde zur Sonne, das rechte zum Mond. Die Haare Pan Gus wurden zu den Sternen am Firmament. Aus des Riesen Armen und Beinen entstanden die vier Pole der Erde: Osten, Süden, Westen und Norden. Aus Pan Gus Organen erwuchsen die fünf heiligen Berge: Wutaishan (Ost), Hengshan (Süd), Huashan (West), der nördliche Hengshan und Songshan in der Mitte. Sein Blut wurde zu den Gewässern der Erde und die Adern zu den Drachenlinien – den Strömen des Erdenlichtes. Seine Muskeln verwandelten sich in das ernährende Ackerland. Die Zähne, das Skelett und das Knochenmark wurden zu den unzähligen Bodenschätzen der Erde, zu Kristallen und Jade. Pan Gus Körperhaare gingen in die Pflanzenwelt ein, sein Schweiß befruchtete als Regen und Tau die Welt. Seine Seele und sein Geist trugen mit zur Schöpfung der Menschen bei.

Wer jedoch tatsächlich die Menschen erschuf, war die Göttin.

Nüwa, die Göttin der Natur und des Menschen

Nach der Entstehung von Himmel und Erde genoß Nüwa die Fruchtbarkeit des Neuerschaffenen und schwebte durch die Lande. Sie erfreute sich an den Elementen, die sich zu verschiedensten Lebewesen zusammensetzten. Die Sonne erwärmte sie, und der Mond ließ des Nachts seinen silbernen Schimmer auf sie erstrahlen. Überall vereinte sich die Natur, und Nüwa war selten glücklicher gewesen.

Nüwa die Muttergöttin
(von Bigi Théler)

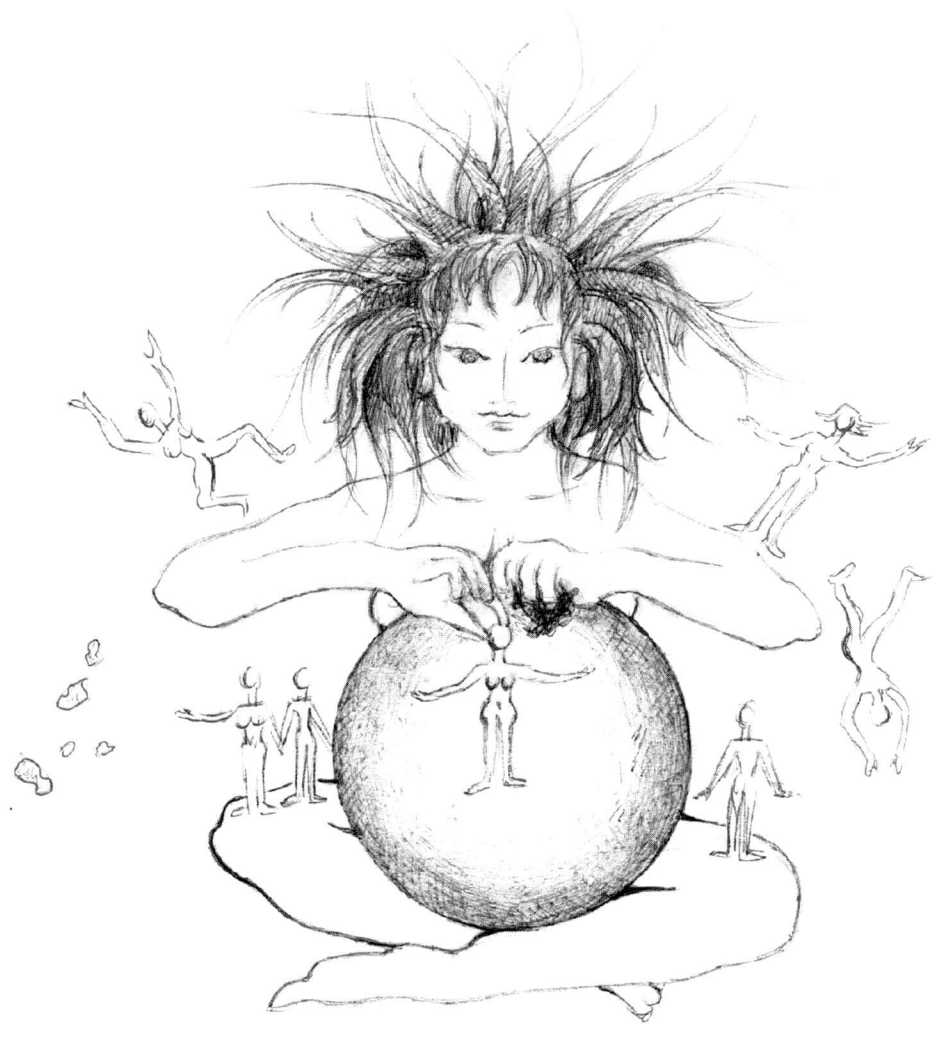

Jedoch verspürte sie in zunehmendem Maße ein Gefühl der Einsamkeit, das sie immer mehr umgab. Warum nur? Diese Pracht war von einmaliger Schönheit, warum nur fühlte sie sich einsam? Etwas fehlte zwischen Himmel und Erde. Was konnte das sein? Wesen, die auf der Erde leben und sich dem Himmel zuwenden. Schließlich war Nüwa selbst ein Wesen, das an den Kosmos gebunden war. Wenn sie sich nun auf der Erde aufhielt, hatte sie das Gefühl, es müßte Wesen geben, die auf diesem wunderbaren Planeten geboren werden und aus dessen Elementen zusammengesetzt sind, jedoch gleichwohl die kosmische Gabe der Seele hätten. Ansonsten empfand sie die Erde als einen langweiligen Planeten, trotz seiner einmaligen Herrlichkeit.

Nüwa wollte auch den unzähligen Seelen im Universum die Möglichkeit geben, sich in der herrlich erblühenden Welt aufhalten und entwickeln zu können. Sie hatte die Vision des irdischen Paradieses, wo die Menschen sich den Künsten und der Perfektion des Seins widmen konnten. Die Göttin überlegte nicht lange, griff in die Erde und begann aus Lehm kleine Figuren nach dem eigenen Abbild zu formen. Während sie die Figuren formte, stellte sie sich vor, daß diese Wesen sehr intelligent, aufrecht gehend, sehr beweglich und mit Sprache begabt sein sollten und projizierte diese Eigenschaften in die Figuren. Es funktionierte. Sie entschied außerdem, daß die Figuren gemäß der Polarität von Himmel und Erde zweigeschlechtlich sein sollten. Weil die Figuren aufrecht stehen konnten, nannte sie sie Menschen (ren).

Sie war derart enthusiastisch in ihrem Vorhaben, daß sie immer mehr der weiblichen und männlichen Wesen erschaffen wollte. Es faszinierte sie, wie eigenständig die Figuren sofort mit ihrem Leben umgingen. Als die kleinen Wesen ekstatisch und voller Freude um ihre Schöpferin zu tanzen begannen und sie verehrten, ihr sogar Opfer darbrachten, war Nüwa überglücklich und lachte voller Freude. Ohne Unterlaß knetete die Göttin weitere Menschen aus Lehm, denn sie wollte die ganze Erde mit ihnen bevölkern.

Möglichkeiten waren jedoch beschränkt, die Erde zu groß. Die Göttin ermüdete. Sie wollte viel mehr Menschen erschaffen. Dann hatte sie die Idee, mit Hilfe einer Kletterpflanze, die sie an einem Felsblock festzurrte, die Schöpfung des Menschenkindes voranzutreiben. Die Pflanze schwang im Kreise, so daß der feuchte Lehm in alle Richtungen spritzte und in kurzer Zeit viele Menschen geboren wurden. Um den Menschen Selbstverantwortung und Unabhängigkeit zu schenken, schuf sie ein System, wie sie sich selbst fortpflanzen konnten. So ersann sie den weiblichen Wasserzyklus des lunaren Jadeeies und den männlichen Feuerzyklus des solaren Spermas. Nüwa ließ die Menschen fortan ihre eigenen Wege gehen, und die Welt gedieh prächtig.

Bis eines Tages Schreckliches geschah: Der Wassergott Gonggong und der Feuergott Zhurong waren im Streit und bekämpften sich. Der Streit eskalierte so sehr, daß der Himmel einstürzte, die Erde aus ihrem Kreislauf zu fallen drohte und die gesamte Menschheit vor der Apokalypse stand.

Wie konnte es nur so weit kommen? Gonggong, der Wassergott, war ein unangenehmer Himmelsbewohner mit einem schlechten Charakter. Häufig war er launisch und wollte immer seinen Willen durchsetzen, ohne andere gelten zu lassen; er wollte der mächtigste aller Götter werden und die Herrschaft der Erde an sich reißen. Wie es zwischen Feuer und Wasser von Natur aus ist, war Zhurong, der Feuergott, ebenfalls auf die Macht versessen. Er war gefürchtet für seine Grausamkeit. Wenn sich Gonggong und Zhurong begegneten, war ein erbarmungsloser Kampf gewiß, bis jetzt waren sie sich jedoch aus dem Weg gegangen.

Gonggongs Diener waren Xianglu und Fuyou. Xianglu hatte einen blauen Schlangenkörper mit neun Menschenköpfen und war ein brutaler Kerl. Fuyou war berüchtigt für seine Betrügereien. Der Sohn von Gonggong war wie sein Vater ein machtbesessener Tyrann. Diese drei Wesen um Gonggong wollten ihrem Herrn und Vater im Kampf um die Macht beiseite stehen.

Gonggong hatte einen listigen Plan ausgeheckt, um den Feuergott Zhurong zu vernichten. Durch seine Hinterlist hatte er sich jedoch selbst ausgebootet. Seine Untergebenen wurden alle getötet, und Gonggong ergriff die Flucht. Gonggongs Eitelkeit war zutiefst getroffen, und er schäumte vor Wut. Der Wassergott war so wütend, daß er mit seinem Kopf frontal in den Buzhoushan rannte. Dieser Berg bildete einen Himmelspfeiler, der das Gleichgewicht zwischen Himmel und Erde gewährleistete, zusammen mit drei anderen Pfeilern. Nun denn, der Wutausbruch Gonggongs war derart zerstörerisch, daß der Buzhoushan einstürzte. Nordwestwärts stürzte der Himmel hernieder und hinterließ ein großes Loch. Erdbeben bildeten riesige Risse im Planeten, große Stürme und Überflutungen waren die Folge. Da die Wälder zu brennen begannen, flohen die Tiere und stürzten sich in ihrer Panik auf die Menschen. O Graus!

Nüwa, die Mutter der Menschen, wollte die Menschen und die Erde retten und entschloß sich, das Loch im Himmel auszubessern und so das irdische Gleichgewicht wiederherzustellen. Die Göttin stand auf der Erde und überlegte, auf welche Weise sie vorgehen sollte. Sie sammelte die notwendigen farbigen Kristalle der Essenzen und verschmolz sie. Mit dieser Mischung der geschmolzenen Kristalle bildete sie ein Elixier, das sie wie ein Pflaster verwendete, um das Loch im Himmel auszubessern.

Derweil fielen viele Bestien und Riesenvögel über die schutzlosen Menschen her. Nüwa tötete einen schwarzen Drachen und schlug die Bestien in die Flucht. Mit Asche aus verbranntem Schilfrohr stopfte sie die riesigen Spalten, die sich in der Erde gebildet hatten. Die Menschen waren wieder in Sicherheit.

Trotzdem hatte sich das Gleichgewicht von Himmel und Erde durch den Kampf zwischen Feuer und Wasser verändert. Der Himmel neigt sich seither gen Nordwesten und die Erde nach Südosten. Dies ist der Legende folgend der Grund, daß sich die Sonne, der Mond und die Sterne gegen Westen bewegen, während die Flüsse nach Südosten strömen. Die Menschen zogen einen Vorteil aus dieser Veränderung, indem sie die westliche Bewegung der Sterne interpretierten und die vier Jahreszeiten sowie Tag und Nacht unterscheiden lernten. Nachdem die Flüsse begonnen hatten, nach Osten zu fließen, fing man mit der Bewässerung von Äckern an den Ufern an und erlangte Wohlstand. Nüwa erhob sich nach ihrer erfolgreichen Mission auf einem Drachen in den neunten Himmel und machte dem Himmelskaiser ihre Aufwartung. Sie erzählte dem Himmelskaiser alles Geschehene. Dieser war sehr skeptisch, ließ Nüwa jedoch gewähren. Diese fuhr fort, sich um die Menschenkinder zu kümmern.

Houyi und Chang E, die Mittler von Sonne und Mond

Zur Zeit Kaiser Yaos herrschte einst eine große Dürre, weil zehn Sonnen die Erde erhitzten. Die Mutter dieser zehn Sonnen hieß Xihe. Sie lebten östlich des Meeres in einem Teich und vergnügten sich dort. Dieser Teich, Tanggu genannt, brodelte vor Hitze, da die Sonnenbrüder darin spielten. In der Mitte des Teiches ragte ein mehrere zehntausend Fuß hoher und zehntausend Fuß breiter Baum in den Himmel. Der Baum hieß Fusang. Der Baum hatte zehn Astgabeln, auf denen sich die zehn Sonnen ausruhen konnten.

Die Sonnen hatten einen vom Himmelskaiser aufgestellten Plan zu befolgen, nach dem jeden Tag eine andere Sonne ihren Gang von Osten nach Westen zu tun hatte, um der Welt und den Menschen Licht und Wärme zu spenden. Da jede der Sonnen nur alle zehn Tage in die aufregende und herrliche Welt hinaus durfte und sie ansonsten alle in ihrem Teich verweilen mußten, wurde es den jungen Sonnen bald langweilig. Sie beschlossen, sich vom Himmelskaiser nicht weiter gängeln zu lassen und gemeinsam auf die Welt zu scheinen. Sie wollten ihre Jugend genießen und setzten sich über die Regeln der Natur hinweg.

Tags darauf erschienen die zehn Sonnenbrüder gemeinsam am Himmel. Das Resultat war schrecklich. Die Erde begann zu sieden, nirgendwo auf der Welt war es mehr möglich, Schatten zu finden. Es wurde immer heißer und heißer. Alles verdorrte und trocknete aus. Die Menschen mußten sich unter Qualen in einsame Berghöhlen zurückziehen.

Der gütige und bescheidene Kaiser Yao, der sehr einfach lebte, bat die zehn Sonnen, nicht mehr gemeinsam auf die Erde zu scheinen. Die jungen Sonnen jedoch ignorierten die Anliegen der Menschenwelt und vergnügten sich weiter am Himmel

Houyi der Sonnenpriester
(frei nach prähistorischen Höhlenzeichnungen auf Taiwan)

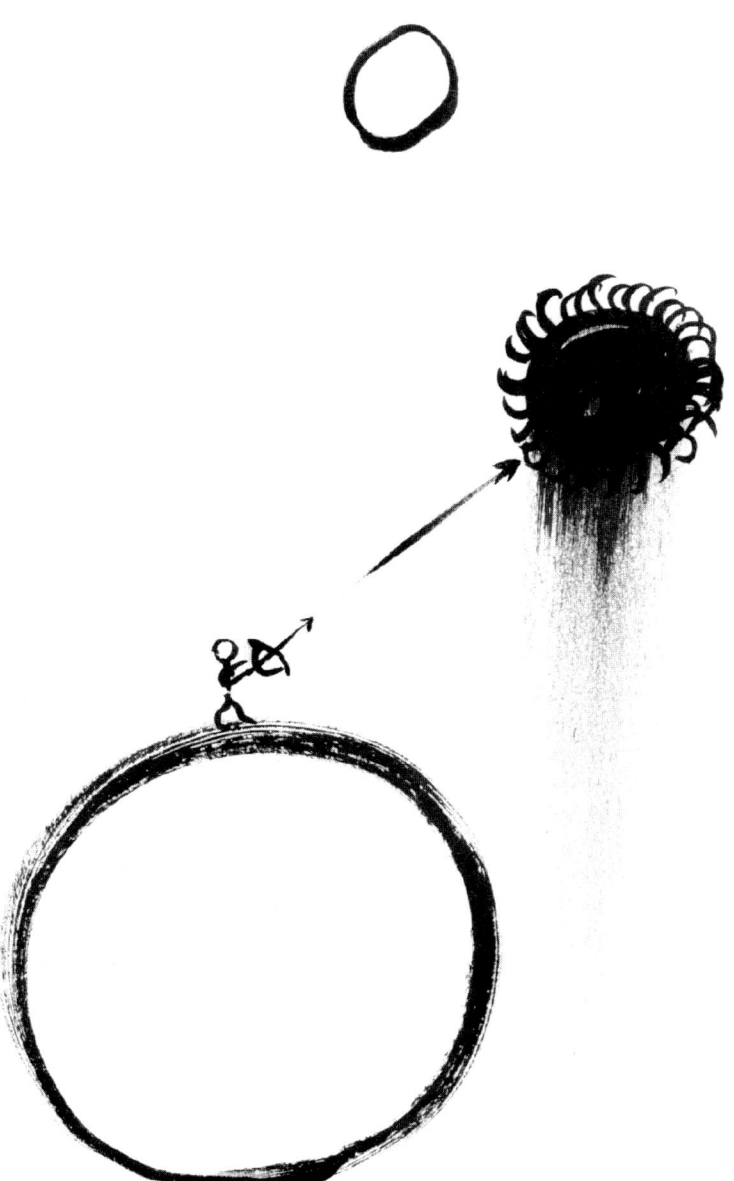

im gemeinsamen Spiel. Also bat Kaiser Yao um eine Audienz beim Himmelskaiser. Dieser war in höchsten Maßen erzürnt und ließ nach Houyi, dem himmlischen Bogenschützen, schicken. Er meinte zu Houyi: »Xihes Söhne widersetzen sich den himmlischen Gesetzen, hier, nimm den roten Bogen und die zehn weißen Pfeile. Bestrafe die treulosen Sonnen. Rette das Leben der Menschen und bewahre sie vor dem Aussterben.«

Houyi begab sich sofort auf den Weg und war entsetzt beim Anblick der Qualen der Erdenwesen. Erzürnt legte Houyi den ersten Pfeil auf die Sonnen an, schoß und traf die erste Sonne. Ein Feuerball stürzte auf die Erde, derweil die anderen Sonnen die Flucht ergreifen wollten. Zisch, zisch – eine nach der anderen Sonne fiel. Als neun Sonnen abgeschossen waren und Houyi die zehnte abschießen wollte, hielt ihn Kaiser Yao zurück und meinte, eine Sonne brauche die Erde. Diese letzte Sonne war wegen des Schrecks ganz bleich geworden.

Nachdem sich die Temperatur wieder auf ein erträgliches Maß abgekühlt hatte, kamen die Menschen langsam wieder aus ihren Höhlen heraus. Die Menschen wollten Houyi nicht in den Himmel zurückkehren lassen, denn sie schätzten ihn und baten ihn, noch auf der Erde zu verweilen. Auch den Wassergott Hebo, der als weißer Drache mit Unwettern spielte, mußte Houyi auf Geheiß des Himmelskaisers zur Strecke bringen. Houyi lauerte dem weißen Drachen auf, schoß ihm ins linke Auge und befreite die Menschheit damit auch von diesem Übel. Auch ein Untier namens Yayu brachte Houyi zur Strecke. Yayu war eine riesige Bestie mit Menschengesicht und Tierkörper, die die Menschen mit Haut und Haar verschlang.

Noch viele Feinde der Menschen wurden von Houyis Pfeilen getroffen. Bis sich Houyi in ein einsames Mädchen namens Chang E verliebte und es heiratete. Wenn er dies Mädchen heiratete, war sein Weg zum Himmel abgeschnitten. Houyi nahm es jedoch in Kauf, ein irdisches Wesen zu sein, denn er liebte Chang E wirklich. Er wollte die Liebe aber grenzenlos genießen und wollte auf dem heiligen Kunlunberg das Unsterblichkeitselixier suchen. Er nahm viele Abenteuer und Gefahren auf sich, dorthin zu gelangen und das Elixier zu finden. Die Meisterin des Kunlungebirges, Xiwangmu, die Königinmutter des Westens, meinte es gut mit ihm, vermachte ihm ein Fläschchen des Elixiers und schenkte ihm dazu ein Bündel Yao-Gras, das jede Frau in vollkommener Schönheit erstrahlen ließ. Der Dreifußvogel pflückte das Gras eigens für Houyi. Einst hatte sich die Tochter des Sonnengottes Kaiser Yan aus Liebeskummer in das Gras verwandelt, das an einem Teich wuchs, der aus Tränen der traurigen Fee entstanden war. Xiwangmu wies Houyi an, daß er und Chang E nur je die Hälfte des Elixiers aus göttlichen Pfirsichen trinken sollten. Die ganze Menge genossen, würde man sofort unsterblich zum Himmel aufsteigen. Glücklich und reich beschenkt kehrte Houyi zu Chang E zurück und gab ihr das Elixier zur Aufbewahrung.

Houyi bekam das Leben auf Erden gut. Er hatte viele Freunde und führte ein glückliches Leben. Eines Tages jedoch wollte Fengmeng, der beste unter den Schülern Houyis, getrieben von falschem Ehrgeiz, der Beste auf Erden sein. Als er nun hörte, daß der sterblich gewordene Meister Houyi bald das Unsterblichkeitselixier trinken wollte, gefiel ihm dies überhaupt nicht. Er schmiedete einen tückischen Plan, seinen Lehrer zu beseitigen, um nachher der größte Meister zu sein. Als Houyi eines Tages auf der Jagd war, versteckte sich Fengmeng in den Büschen vor der Behausung Houyis und Chang Es und wartete einen günstigen Moment ab, um das Elixier zu stehlen. Er sprang aus den Büschen und bedrohte Chang E mit einem Pfeil, sie solle ihm das Elixier geben. Chang E erkannte den Ernst der Lage, nahm langsam das Fläschchen aus dem Rock und trank den gesamten Inhalt, bevor Fengmeng größeres Unheil anrichten konnte. Sofort transformierte sich Chang E in ihren höheren Körper und flog wie auf Wolken getragen zum Mond, um ihrer Liebe nahe zu sein. Seit Chang E im Mondpalast lebt, erscheint der Mond in einem noch strahlenderen Glanz. Als Houyi heimkehrte, überfiel ihn Fengmeng hinterrücks und tötete ihn. Große Trauer machte sich auf der Erde breit.

Als Schutzgott wird Houyi, der nun wieder zusammen mit seiner Gemahlin, der Mondgöttin, von himmlischen Gefilden aus gegen die Dämonen kämpft, bei den Menschen immer noch verehrt.

Die Entrückung der Inseln der Unsterblichen

Mitten auf dem weiten Meer lagen die fünf heiligen Feenberge Daiyu, Yuanqiao, Fanghu, Yingzhou und Penglai. Die Berge befanden sich in der Nähe einer Schlucht, die auf dem Meeresgrund lag, jedoch keinen Boden hatte. Dort trafen sich alle Flüsse. Auch die silberne kosmische Milchstraße führte in die Schlucht ohne Boden tief im Meer. Die fünf Berge waren riesengroß. Die Serpentinen wanden sich 30 000 Li vom Fuß der Berge bis zum Gipfel. Die Ebene auf den Gipfeln maß 9000 Li. Die Berge standen mit einem Abstand von 70 000 Li zueinander in einer Reihe im Meer. Aus weiter Ferne von der Küste aus konnte man die glitzernden Wolken dieser heiligen Berge bewundern. An klaren Tagen konnte man prächtige Paläste auf den Gebirgen ausmachen.

Auf diesen Bergen lebten die Unsterblichen. Die Paläste waren aus Jade und Gold, die Tiere auf den Bergen waren alle schneeweiß. Kosmische Früchte wuchsen in den Gärten der Weisen. Da war beispielsweise der Perlbaum, eine Perle von diesem heiligen Baum genossen, und man wurde unsterblich. Die Unsterblichen zählten zur Familie des Himmelskaisers. Sie konnten sich so leicht machen, daß sie ohne Mühe

Die Inseln der Unsterblichen
(von Bigi Théler)

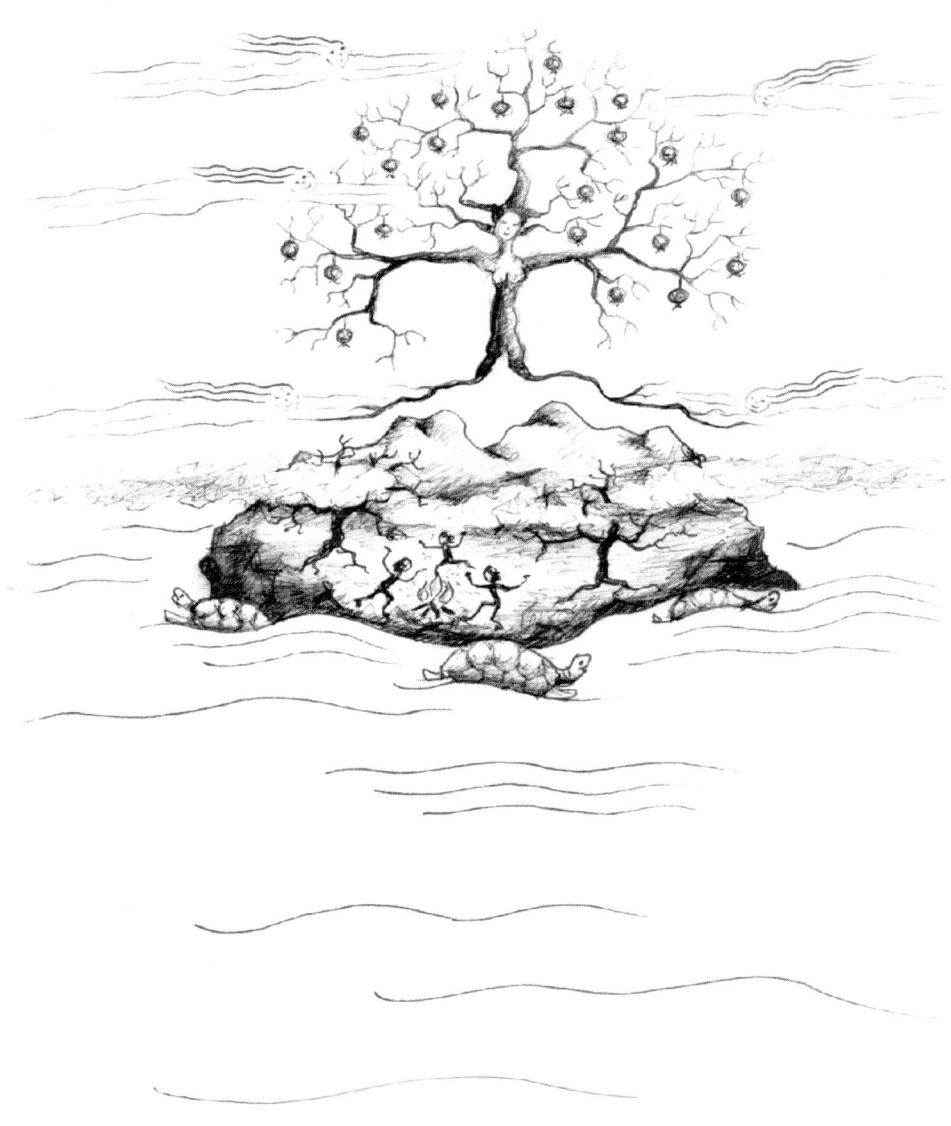

auf Wolken reisen konnten und auch auf dem Wasser riesige Distanzen in kürzester Zeit zurückzulegen imstande waren.

Die Unsterblichen sorgten sich jedoch um ihren Lebensgrund, denn die Berge schwammen auf dem Meere. Die Berge könnten westwärts ans Ende der Welt treiben. Dort gab es kein Sonnenlicht und keinen Mond, und es war abscheulich kalt und düster. An diesem unwirtlichen Ort gäbe es nur das Licht, das ein riesiges Tier mit einer Kerze im Mund verbreite. Die Unsterblichen trugen dem Himmelskaiser ihre Sorgen vor. Dieser beauftragte den Gott der Meere, Yu Jiang, das Problem der Unsterblichen zu lösen.

Yu Jiang rief fünfzehn heilige Riesenschildkröten zu sich, um die Berge zu tragen. Er teilte die kosmischen Geschöpfe in drei Gruppen, die sich alle 60 000 Jahre darin abwechseln sollten, die Berge stabil im Meer zu verankern. Die Schildkröten lebten lieber in Freiheit, fügten sich aber den himmlischen Anweisungen. Die Unsterblichen konnten wieder aufatmen.

Eines Tages jedoch suchten die Drachenherzöge aus fernen Landen nach Nahrung. Sie fingen sechs der nach äonenlanger Arbeit hungrigen Schildkröten, verspeisten sie und verwendeten die Panzer als Behausung und die Knochen als Spielzeuge. Durch den Tod der sechs Schildkröten hatten zwei der Berge jedoch ihre Stütze verloren und fingen an abzutreiben. Die Unsterblichen der zwei Berge Daiyu und Yuanqiao flüchteten sich schnell auf die anderen drei heiligen Berge. Der Himmelskaiser war in höchsten Maßen wütend und bestrafte die Drachenherzöge. Diese, nun durch die Bestrafung geschrumpft, konnten den heiligen Schildkröten nichts mehr anhaben.

Es waren nun die drei übriggebliebenen Berge Fanghu, Yingzhou und Penglai, die die Aufmerksamkeit der genuß- und herrschsüchtigen Könige der Staaten Qi und Yan in der Zeit der Streitenden Reiche (475–221 v. Chr.) auf sich zogen. Der Adel dieser Zeit war von Dekadenz geprägt. Die Menschen gierten nach Unsterblichkeit, um ihre Macht ins Grenzenlose ausdehnen zu können. Sie schickten Tausende von Schiffen, um die Berge zu finden. Stürme hinderten die Schiffe jedoch an der Erfüllung ihrer Mission. Ein anderes Mal kehrte niemand von den vielen Entsandten zurück, sie waren von den Schlünden der Meere in die Abgründe gezogen worden. Die heiligen Berge blieben hinter ihren silbernen Wolken für Sterbliche verborgen.

2. Der Schwarze Drache

Von der Urzeit zum dritten Jahrtausend

Geschätzter Leser, Sie werden sich wahrscheinlich gefragt haben, warum der Anfang dieses Buches von Göttern und ihren Mythen handelt, wo doch der Sinn dieser Schrift es ist, ein Bild der Körpertransformation zu zeichnen. Um dem Leser jedoch ein tiefgreifendes Verständnis des Hunyuan Qigong – der Lenkung der dynamischen Urkraft – zu ermöglichen, will ich ihn aus seinem gewohnten Umfeld des modernen Alltags in die Welt der alten Naturmysterien entführen. Schon Zhuangzi, ein bedeutender daoistischer Philosoph und Dichter, der in der zweiten Hälfte des vierten Jahrhunderts v. Chr. lebte, meinte, Qigong als Weg zur Entfaltung der Lebenskraft sei nur vollumfänglich wirksam, wenn die Übung nicht nur als Mittel zur Förderung der Gesundheit, sondern eingebettet in eine umfassende Wahrnehmung der Natur und deren Schöpfung verstanden werde. In diesem Sinne erfährt der Übende des ursprünglichen Qigong einen Zugang zu den Quellen der schöpferischen Vitalität und erspürt immer tiefer und klarer, daß die Natur aus einer vielschichtigen, prachtvollen Ursubstanz geschaffen ist, die mit dem eigenen Wesen in universeller Resonanz schwingt.

Die Lehren des Dao beschreiben den Weg des Menschen zu seiner innersten Quintessenz. Es ist diese menschliche Quintessenz, die man in der Übung des Hunyuan Qigong aus dem quellenden Urgrund des eigenen Wesens freilegt, kanalisiert und zu lenken lernt. Es ist die Liebe zur Natur und ihren unzähligen, sich laufend verändernden Formen, es ist die Hingabe zur allesgebärenden Schöpfung, die es den Menschen ermöglichte, Meisterschaft um das Lesen der Erdenseele zu erlangen.

Hunyuan Qigong ist die Frucht von Tausenden von Jahren der Kultivierung des menschlichen Entwicklungspotentials. Diese Frucht soll jedoch nicht nur genossen werden, sie will vor allen Dingen gepflanzt werden, auf daß sie wachsen kann. Sie soll sich an vielen Stellen in der Erde verankern, ihre Wurzeln ziehen und Bäume bilden, auf daß die eine Frucht sich vermehren kann und der Lebensnektar nicht nur den Körper des Menschen, sondern auch seinen Geist und seine Seele nährt. Wenn wir den Edelstein aus der Erde hauen, ist er noch unscheinbar und verborgen. Nur der Fachmann kann seine Qualität erkennen. Durch geduldiges Schleifen des Erdbrockens wird der Stein immer mehr leuchten und sein herrliches Licht erstrahlen lassen. Dasselbe gilt für die Übung des Hunyuan Qigong: Wir ziehen durch die gebündelte Konzentration, den freien Atem und durch fließende Bewegung die

Lebenskraft aus der Natur in unser Wesen, speichern sie und veredeln sie gekonnt in unserem Innern. Wir ziehen das unendlich reine Azurblau des Himmels, die tiefe Schwere der Erde und das reinigende Fließen des Wassers in unseren eigenen Leib und erfahren dadurch eine untrennbare Verbundenheit mit dem Kosmos und uns selbst, was wiederum zu vollumfänglicher Gesundheit führt.

Die hier ausführlich beschriebenen Lehren gehen an die Anfänge des Menschseins zurück. Die alten Weisen, der Urmensch, wie er in allen Kulturkreisen mehr oder weniger überliefert ist, war eingebettet in den Kosmos. Leben und Tod waren für die Weisen lediglich zwei verschiedene Ansichten des einen unvergänglichen Seins, so wie alle Dinge in der dualen Welt zwei Gesichter haben, ein äußeres, materiell »maskiertes« und ein inneres, nur geistig erfahrbares – eine innere und eine äußere Ansicht desselben Seins. Die vielgepriesenen »alten Weisen« erachteten die Phänomene der Natur, des Kosmos als zu heilig, zu herrlich und für sich selbst sprechend, als daß sie es gewagt hätten, äußerliche Anbetungsformen und Namen zu verwenden. Vor der Existenz des Berges hatte man so großen Respekt, daß man nicht wagte, ihm einen »äußerlichen« Namen zu verleihen, wie ihn der heutige Name »Berg« darstellt. So war es auch beim Fluß, beim Himmel und allen Formen des einen Allesgebärenden. Vielmehr hatte jede Emanation der Natur eine Geschichte, die sich die Menschen erzählten. Und jede der Geschichten und Legenden bezeichnete die Hingabe der Menschen zur sie gebärenden Erde. Aus fast jedem chinesischen Schriftzeichen läßt sich noch heute ein Bild herauslesen, das eine Geschichte erzählt.

Laut daoistischer Überlieferung existiert seit Anbeginn der Menschheit eine Priesterschaft jenseits aller Rassen und Grenzen auf Erden, die das reine farblose Licht verwaltet, das hinter allen Ereignissen der natürlichen Wandlung in der Natur wirkt und lenkt. Als sich die Menschheit jedoch immer mehr in ihrer Selbstsucht zu verlieren drohte und sich von der Bescheidenheit und der wahren Hingabe zur Natur abwandte, sahen sich die Priester der hohen Magie laut Überlieferung gezwungen, sich ins Innere der Erde zurückzuziehen, um weiterhin ungestört die Essenzen der Urenergie zu verwalten und den Wahn der ordinären Menschen zu überdauern. Die Kräfte von Sonne und Mond, der Steine und Bäume, der Sternbilder und das Studium des spiralförmigen Wachstums der Pflanzen wurden gepflegt.

Tatsächlich geht der Ursprung der altchinesischen Künste wie der Philosophie, der Kampfkunst, Medizin, Poesie, Malerei und, global gesehen, der die Weltgeschichte prägenden Urkulturen in diese Zeiten zurück, als die Natur vom Menschen in direktester Weise wahrgenommen wurde, da man in frühester Zeit ohne technische Hilfsmittel oder soziale Organisationen in die Geschicke von Mutter Erde eingebettet

Wang Guotie, Priester im Tempel der Weißen Wolke (Bai Yun Guan), Zentrum der orthodoxen Schule der vollkommenen Wirklichkeit in Beijing

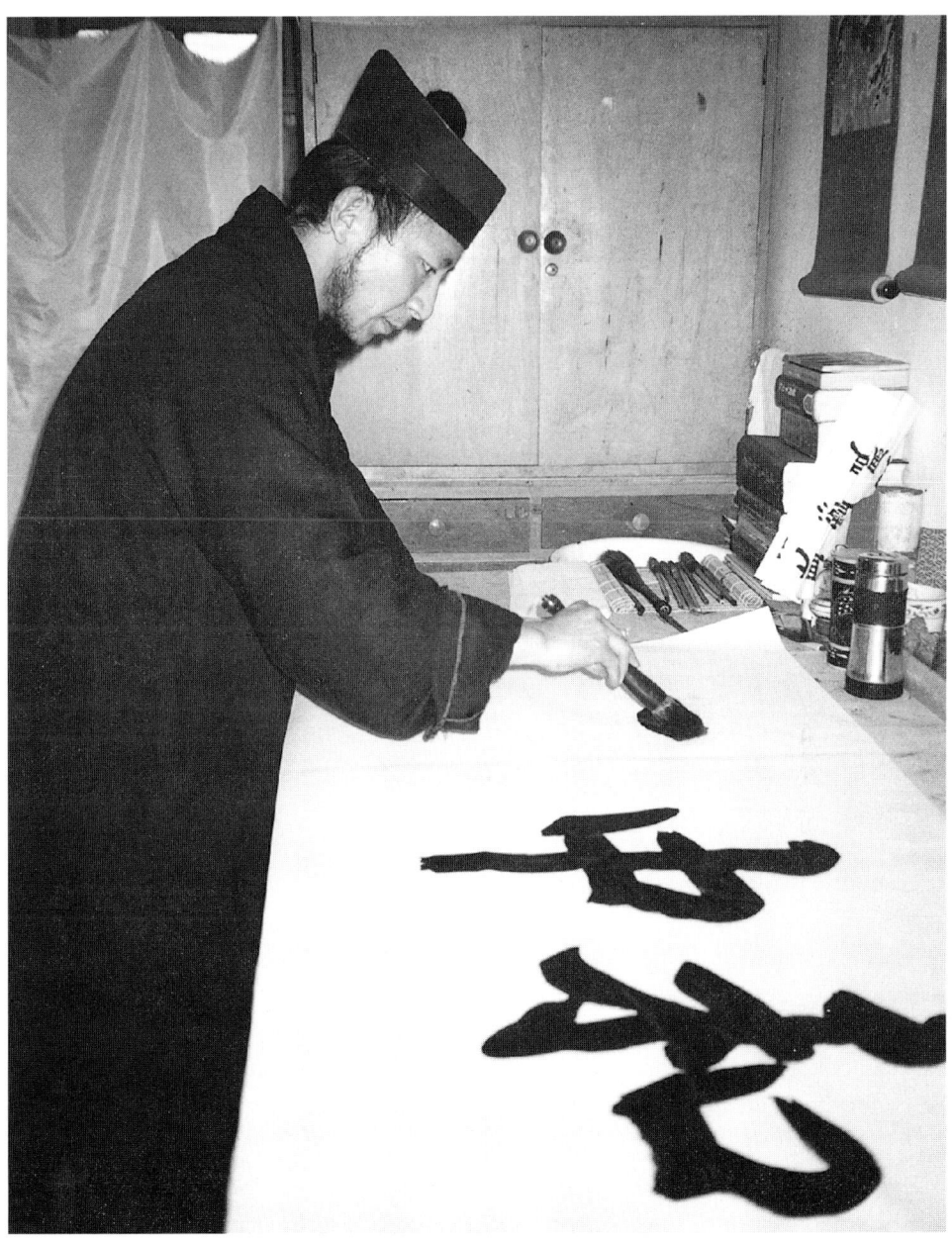

war. Es war dies die auf allen Erdteilen ähnlich verlaufende alte Zeit. Die an dieser Stelle erzählten Legenden und Mythen stimmen einen in die Glaubens- und Denkweise der sich im Laufe der Zeit bildenden Stämme der Menschen ein; nach welchen Grundsätzen man sein Dasein ergründete und wie man im Alltag die Zeichen deutete, um sein Leben und Überleben zu gestalten. Da damals noch keine Fernseher, Telefone, Bücher, Zeitungen und feste Glaubensdoktrinen existierten, war die Realität des *homo sapiens* in jeder Facette auf die persönliche Wahrnehmung der Umgebung konzentriert. Man pflegte Kontakt mit seinen Ahnen herzustellen, ihnen zu opfern und von ihnen Signale zu erhalten, da man sich sicher war, daß sie in einer anderen Form weiterexistierten und von der Anderswelt aus positive Impulse senden konnten. Man hatte Lebensängste vor einem wilden Tier oder einem Sturm oder fehlender Nahrung. Man pflegte die Geschicke der Natur zu ergründen, um die eigene Existenz zu sichern. Also lag es nahe zu versuchen, mit den kausalen Kräften der Natur zu kommunizieren. Die alten Menschen sahen alle Erscheinungen als beseelte Wesen, suchten darob eine gemeinsame Sprache zu finden. Man projizierte in jede grundlegende Emanation der Natur eine menschen- oder tierähnliche Gestalt mit menschlichen Attributen, um Verbindungen und Beziehungsmuster verschiedener Lebewesen zu ergründen und zu beeinflussen.

Das kulturelle Erbe der alten Völker wurde zumeist in Liedern überliefert. Erste deutliche Hinweise der organisierten chinesischen Kultur gehen auf die Lieder der Sitten und Gebräuche zurück, die erstmals um 1100 v. Chr. im »Shi Jing« schriftlich festgehalten wurden. Gesungene Verse in Verbindung mit Tänzen scheinen in allen Erdteilen als grundlegende Übertragungsmittel der alten Volksbräuche von Generation zu Generation gegolten zu haben. Auch die alten Zauberer, Schamanenpriesterinnen und Priester oder die Druiden hielten ihre Traditionen oft in Gesängen und Tänzen fest. Man tanzte im Rhythmus der Sterne und der Gezeiten. So wurde auch die ursprünglich sehr effektive Kampfkunst und Transformationslehre des Taijiquan (=absolute Boxkunst), heutzutage eher als meditative Gymnastik bekannt geworden, bis dahin auch in Gesangsstrophen an die Kinder und engen Verwandten überliefert. Man errang die Erfahrung der Kreisläufe des Lebens und konnte dieses Wissen zu seinen Gunsten nutzen.

Dadurch, daß die Menschen im Verlaufe der weiteren Geschichte ihr körperliches wie auch geistiges Wohl in den Bann der Macht der immer öfter beschworenen Götter legten, verfing sich das gemeine Volk häufig in seinem Aberglauben. Man handelte eigentlich mit den Geistern und Göttern, ja man dachte, wenn man sie zufrieden stimmen konnte mit kleinen oder großen Geschenken, könnte man sie in eine großzügige Gemütslage versetzen, was dann wiederum zu einer Gegenleistung führen sollte. Je größer die Not der Menschen, um so größer mußte das Opfer sein, um die Götter zu besänftigen. So sind auch die in Urzeiten in vielen Erdteilen gebräuchlichen Menschenopfer zu erklären. Es gibt Hinweise darauf, daß im Europa der Urzeit, als das Matriarchat vorherrschte, jeweils neun von zehn männlichen Wesen sowohl aus der Menschen- als auch aus der Tierwelt der Erdgöttin geopfert wurden, indem man die »Opfergaben« an den heiligen Bäumen aufhängte. Ein Vorläufer des Christbaumschmuckes? Als biologisch maskulines Wesen kann es einem bei diesem Gedanken schon etwas mulmig zumute werden.

Vor ca. 8000 Jahren sind historisch gesicherte Spuren des teilweise heute noch praktizierten schamanisch geprägten Daoismus zu finden. Dies ist durch ausgegrabene Orakelknochen und Schildkrötenpanzer mit eingeritzten Toteminitialen und mystischen Schriftzeichen wie auch durch die frühesten Funde von Ritualjade erwiesen. Auch deuten Höhlenzeichnungen dieser Zeit darauf hin, daß damals lebende Stämme rituelle Bewegungspraktiken beherrschten, die verblüffende Ähnlichkeit mit daoistischen Gesundheitsübungen zeigen, ja als diese zu verstehen sind.

Laut der daoistischen Überlieferung selbst geht der Daoismus jedoch mit der Menschwerdung schlechthin einher, ist aus der puren Wirkkraft des Kosmos geboren und beschreibt den Weg des Adepten in die kristalline Klarheit des kosmischen Pfades.

In der alten Zeit mußten sich die Menschen mit den Mitteln vor Krankheiten schützen oder von Krankheiten heilen, die ihnen zur Verfügung standen; Pflanzenheilkunde, Geisterbeschwörung, heilende Ritualtänze und auch sogenannte Springtänze, um sich vor Kälte und Hunger zu schützen. Vor allem in den kalten Gegenden der langen Winter waren die Bewegungs- und Meditationspraktiken von überlebensnotwendiger Bedeutung, wollte man nicht den Hunger- oder Kältetod erleiden. Noch heute sieht man in China die Menschen frühmorgens Qigong üben, um das reine Yang der aufsteigenden Erdenergie in Vereinigung mit der aufsteigenden Sonnenkraft im eigenen Leib zu speichern, was das Qi, die Lebensenergie der Nieren, enorm vitalisiert. Die Nieren sind die energetische »Heizung« des Körpers. Wenn man regelmäßig frühmorgens Qigong – die Entfaltung der Lebenskraft – übt, wird man mit der Zeit weitgehend kälteunempfindlich. Man sieht Menschen bei jeder Wetterlage üben. Gerade im Schnee in eisiger Kälte ist das Üben der Künste des Dao sehr reizvoll, in der Kälte und dem Eis liegt eine äußerst ästhetische Klarheit, die den Atem und den Geist reinigt.

Die zweite Komponente des Überlebens war, daß man sich gegen die überall lauernden Feinde in Form von Räubern oder wilden Tieren zu erwehren imstande war, was ebenfalls als ein Aspekt der Gesundheit galt. Die besten Lehrer für diese zwei grundlegenden Überlebenskomponenten waren in der Tierwelt zu suchen, denn die Tiere fressen bei Krankheit instinktiv die richtigen Heilpflanzen und lecken sich bei einer offenen Wunde, wie wir dies als Kind instinktiv ebenso tun. Ebenso hat jedes Tier seine eigentümliche, seiner Form und Lebensweise entsprechende Fähigkeit der Verteidigung und Taktik. So studierten die Urmenschen die Lebensrhythmen der Tiere und Pflanzen, um sich besser in die Zusammenhänge der Natur einzufügen und von dieser Fähigkeit zu profitieren. Das Studium war natürlich nicht wie heutzutage empirisch geprägt, sondern als individuelle Erfahrung von Generation zu Generation mündlich übertragen und weiterentwickelt worden. Da die Sprache und die Schrift anfangs noch wenig entwickelt waren, mußten um so mehr die Gestik und Mimik, der Instinkt und die Intuition einspringen. Man lernte von den Pflanzen und den Tieren, indem man sich auf geistiger und energetischer Ebene vereinte, sich in die mannigfaltigen Facetten der Umwelt hineinfühlte.

Will man mit einem Baum »sprechen«, muß man zuerst seine Sprache verstehen und umgekehrt. Das ausgeprägte Verständnis der Naturzyklen der Urmenschen wurde in allen Erdteilen oft in ekstatischen Ritualtänzen erfahren, die diese Zyklen nachzuvollziehen versuchten. Im Laufe der Zeit kristallisierten sich in den heiligen Bergen des alten China durch das selbstvergessene Studium der Urdaoisten immer weiter verfeinerte Methoden der Naturerfahrung heraus. In der »Lebensausbildung« der Menschen war es überaus wichtig zu lernen, mit Schmerz und Angst umzugehen, denn man konnte sich auf »Hasenfüße« nicht verlassen. Kurz: Wer nicht alleine überlebensfähig war, konnte bei den zumeist äußerst harten Lebensbedingungen nicht in den Kreis der Stämme aufgenommen werden. Deshalb waren die wichtigsten Riten die des Erwachsenwerdens.

Das Erwachsenwerden war verbunden mit der Übernahme der Verantwortung für das eigene Leben wie für das des Stammes. Also wurde man zur Kriegerin und zum Krieger ausgebildet, in die Kräfte der Elemente, der Tiere und Bäume eingeweiht, und man lernte, Schmerz zu überwinden. Man lernte, dem Tod zu entgegnen, der einzigen wahren und endgültigen Realität neben und in der jetzigen Existenz und Tor zur Anderswelt. Noch heute trifft man rund um den Globus Überbleibsel dieser Urmechanismen des Menschenbundes wie die fragwürdigen Kindbeschneidungen, die »Lebensschule Armee«, die jedoch nichts mehr mit den alten Lehren gemein hat, oder auch die Mutproben und das »Taufen« eines Pfadfinders mit einem Tiernamen, verbunden mit Angstprüfungen. Ganz zu schweigen von den überlieferten Initiationsriten von Geheimlogen oder Hexenzirkeln.

Es kann davon ausgegangen werden, daß die historischen Funde, die die alten Kulturen belegen sollen, wie zum Beispiel auch die Entdeckung des vor ca. 500 000 Jahren ausgestorbenen Peking-Menschen, der ekstatisch ums Feuer tanzte, nur fragmentarische Überbleibsel einer urzeitlichen Lebensweise ist, die schriftlich oder archäologisch nicht (oder noch nicht) aufzuzeigen ist, da sie vielleicht gar nicht entdeckt werden will! Man denke an die Kelten und deren Druiden, die nichts von ihrem Wissen aufschreiben durften, sondern alles auswendig lernen mußten, um dem Mißbrauch durch Dritte und der Erstarrung des natürlichen Geschehens durch das geschriebene Wort vorzubeugen! Die Urväter und Urmütter des Daoismus hatten dieselbe Vorstellung, daß die Lehre des Kosmos nicht nur intellektuell erfaßt, sondern vor allen Dingen gefühlt und gelebt werden will.

Das Huashan-Gebirge ist das Symbol par excellence für die frühchinesische Kultur und bildet nach daoistischem Verständnis mit dem Drachentorberg Longmen eine Himmelsachse, die tatsächlich eine Art Gebirgsachse bildet, die China in eine Nord- und Südhälfte teilt. Die Meister des Huashan spezialisierten ihre Studien auf die As- kese, Kräuterheilkunde und die innere Alchimie und bildeten das geistige Zentrum des Kaiserreiches. Die alten Chinesen nannten sich Huaren, das alte China wurde Huaxia genannt. Hua bedeutet Blume. Laut authentischer Überlieferung heißt es, daß die chinesische Kultur vom magischen Blumenberg abstammt, auf dem schon seit Urzeiten Rituale von eingeweihten »Blumenmenschen« durchgeführt werden. Das Blumenland wurde während vieler Jahrhunderte von der alten Hauptstadt Changan aus regiert, das heutige Xian liegt gut hundert Kilometer vom Huashan entfernt. Die magische Blume in der Mitte des Reiches – das Reich der Mitte.

Im China der Gegenwart jedoch wird der Huashan bezeichnenderweise »gelenkt« übervölkert mit Touristen und Arbeitern. Es ist bei meinen Ausführungen zu be- achten, daß sie nicht nur auf historischen Dokumenten beruhen, die aufgrund der unzähligen »Säuberungen« und der diesen folgenden Bücherverbrennungen in ihrer Schriftform meistens verfälscht wurden, sondern auf meinen persönlichen Erfahrun- gen durch die Tradierung authentischer Meister. Für Hua existieren heute unzählige Schriftzeichen mit verschiedenen Bedeutungen. Es ist jedoch davon auszugehen, daß Huashan, Huaren und Huaxia, also in diesem Sinne Blumengebirge, Blumenmensch und Blumenland, die urtümlichen Bezeichnungen eines uralten, magisch geprägten Volkes mit dem gemeinsamen Nenner der Blume sind. Die Blume gilt als Symbol der Schönheit, des Wachstums und der Entfaltung. Die großen Werke der daoistischen inneren Alchimie sind durch die Goldblume symbolisiert: die innere spirituelle Ent- faltung des güldenen Lichtes. Noch heute ist das chinesische Volk durchdrungen von dieser uralten Magie, die es stark macht und es trotz verschiedenster Wirrungen über viele Jahrtausende hinweg als geeintes Volk überleben ließ.

Neben der Blume der Himmelsachse ist es die Jadehauptstadt des Windes, die ein weiteres wichtiges spirituelles Zentrum des Blumenlandes darstellte; die nördlich ge- legenen Klöster des Maoshan-Gebirges, die auf die rituelle Magie und die Alchimie spezialisiert sind. Der Wind und die Blume in schöpferischer Vereinigung; auf daß die Magie des Windes die Pollen des Nektars der heiligen Blume in die Welt trage. Als das dritte wichtigste Gebirgszentrum, das den Daoismus nachhaltig prägte, gilt der Wudangshan, der die Polarsternschule mit den Schwerpunkten der Kampfkunst und des Exorzismus hervorbrachte. In den Wudanggebirgen entwickelte sich Anfang des ersten Jahrtausends n. Chr. durch den Einfluß des legendären Priesters Zhang Sanfeng, des geistigen Schöpfers der inneren Kampfkünste wie der absoluten Boxkunst oder chinesisch Taijiquan, eine Synthese aller alten daoistischen Schulen, die magische und asketische Elemente wiedervereinte und eine Renaissance der alten Weisheiten Huaxias auslöste. Die heiligen Zentren in den Bergen waren eigentliche Universitäten im wahrsten Sinne des Wortes. Tausende von Priestern lebten in unzähligen unabhängigen Tempeln und Klöstern, die ihre individuellen Studien pflegten, jedoch in einem regen Kontakt zueinander standen und jährliche Treffen veranstalteten, wo sie ihre spirituellen und magischen Erfahrungen austauschten. Daneben zeichnen sich die heiligen Berge aber vor allem durch die unzähligen Eremiten aus, die sich in einsamste und unzulänglichste Berghöhlen zurückziehen, da sie sich weigern, in dieser materiell verblendeten Welt zu leben. Von der letzteren Sorte existieren noch einige hundert in wahrer Tradition.

Doch zurück zur Urgeschichte: Es war die Zeit der mythischen Wesen und auch ein Wendepunkt der Menschen vom Matriarchat zum Patriarchat, der sich im Laufe des Neolithikums abzeichnete. Die ältesten archäologischen Funde von Skulpturen Chinas sind allesamt Göttinnen, die älteste ist ca. 8000 Jahre alt und wurde in Baiyin Changhan in der inneren Mongolei, also für chinesische Distanzverhältnisse nicht weit von Beijing entfernt, gefunden. Die Brüste und der Bauch, die immer eine Schwangerschaft anzeigen, sind charakteristisch für diese Form der Göttin, die darauf noch während ca. 5000 Jahren, also bis ca. 3000 v. Chr. vorkam, was verschiedene Ausgrabungen in Hebei (Houtaizi, Luanping) und der Provinz Liaoning (Niuheliang) bestätigen. Das dominierende gebärende weibliche Prinzip der Mutter Erde ist bezeichnend in den Naturreligionen dieser Wendezeit, und dies rund um den Globus. Die Schwangerschaft der werdenden Mutter symbolisiert in diesem Sinne die gebärende zyklische Kraft der Urgöttin Erde. Eine verblüffend ähnliche Form der Urmutter mit denselben Merkmalen zeigt die prähistorische Statue »Venus zu Willendorf« in Deutschland. In der Südsee sind an überwachsenen Kultplätzen fast dieselben Formen der großen Göttin zu finden, der in schwierigen Zeiten auch Menschenopfer dargebracht wurden.

Der Jadekaiser galt als die höchste Instanz im daoistischen Götterpantheon einer hierarchisch geordneten Himmelswelt. Zur Verehrung dieses Hüters und Herrschers des höchsten Himmels entwickelten die steinzeitlichen Blumenmenschen einen Kult, der mit Hilfe der Magie von Ritualjade gefeiert wurde. Es entstanden klassische magische Jadewerkzeuge in drei grundlegenden Formen, von denen eines heute nach über 8000 Jahren noch allseits bekannt ist: die Ringjade (bi), eine runde, geschliffene Scheibe mit einem Loch in der Mitte, das negative Kräfte abwehren und die Energie des Trägers harmonisieren soll.

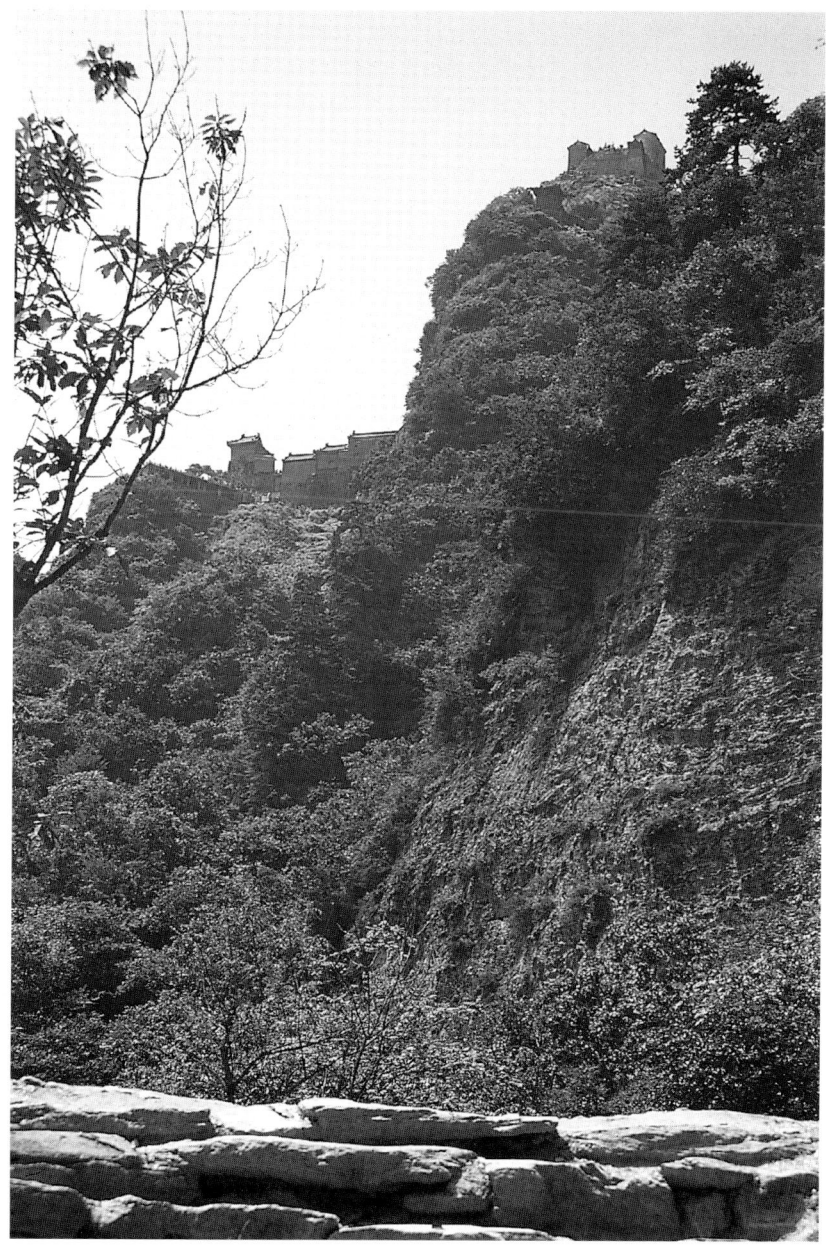

Im Daoismus ist die Herstellung von Talismanen und Amuletten noch heute ein wesentlicher Bestandteil einzelner Schulen (Fulun Pai). Die Magie und Geomantie der alten Weisen ist auch in der modernen Welt Chinas allgegenwärtig, wie man vor allen Dingen in Hongkong erleben kann. Kein großes Geschäft wird getätigt, kein Hochhaus gebaut, ohne zuvor einen Wind- und Wasser-Kundigen (feng-shui), einen Geomanten, konsultiert zu haben. So steht der Westler dort erstaunt vor einem riesigen Glashaus mit einem zehn Meter großen Loch in der Mitte und fragt sich, warum das Loch? Weil dort die tägliche Flugbahn eines Drachen durchgeht, kann die Antwort heißen. Mit Drachen meint der Geomante einen kosmischen Kraft-strom, eine bioelektrische Hochspannungsleitung. Wenn diese durch ein Haus, eine Straße oder sonst einen Auswuchs der Zivilisation unterbrochen wird, kann dieses mikrokosmische Ungleichgewicht von Energie Unglück und Mißerfolg auf das störende Objekt ziehen. Die Wechselwirkungen der Natur in ihren unzähligen Facetten werden von den weisen Menschen in direktem Zusammenhang mit dem eigenen Glück oder Unglück gesehen im Sinne von »wie man sich bettet, so liegt man«.

So erzählte mir ein chinesischer Freund, der in der Schweiz ein Restaurant führt, er habe einen Geomanten kommen lassen, um herauszufinden, wie er sein Geschäft fördern könne. Mein Freund hatte als Dekoration zwei riesige Kraniche in seinem Restaurant stehen. Als erstes meinte der Wind-Wasser-Meister, man solle die Kra-niche aus dem Lokal entfernen, denn die Kraniche seien himmlische Geschöpfe, die den Unsterblichen dienten und die für die geistigen und seelischen Ebenen Frieden und Transformation symbolisierten. Der Kranich sei ein Himmelsvogel, der sich nicht um die Geldsorgen von Geschäftsleuten kümmere und daher nicht gewinn-bringend sei. Der Kranich ernähre sich von Fischen, und die Fische symbolisierten den Reichtum, da sie zum Wasserelement zählten. Deshalb seien Kraniche nicht geschäftsfördernd, sondern gut für das Seelenheil, also mit Vorteil im Schlafzimmer aufzustellen. Wasser gilt als das Element des Reichtums, wenn auch nur des mate-riellen. Die Druiden des alten Europa bedienten sich der nahezu gleichen Allegorien und Symbolismen, um die kosmischen Erdströmungen zu beschreiben, die für den Laien wie ein unverständliches Mysterium erscheinen. Das Ziel ist immer, ein intak-tes morphogenetisches Umfeld zu bilden, um geistige, körperliche und materielle Harmonie für das Individuum zu schaffen. Dazu müssen die Naturströme von Feuer, Wasser, Wind und Donner, See, Berg, Himmel und Erde in bestmöglicher Harmonie im Kreise um das Individuum herum durch symbolische Möbel, Pflanzen, Spiegel, symbolische Gegenstände oder Windspiele repräsentiert werden, um das Zentrum des Raumes für den Menschen mit Wohlbefinden zu segnen. Es gilt in der Geo-mantie, eine größtmögliche Ausgewogenheit der kosmischen Kraftströme im eige-nen Leben und Zuhause zu verwirklichen. Nicht selten erlebt man jedoch, daß sensible Menschen mit einem Flair für Gestaltung erstaunlich genau den Wohnraum intuitiv derart geschickt aufteilen, dass man meinen könnte, es sei nach geomantischen Grundsätzen vorgegangen worden. Doch zurück zur Jadezeit. Die wohl interessanteste Kunst der Jademagie beruhte auf einer Form der Uralchimie, die in kultischen und sehr kunstvollen quadratischen Gefäßen mit einer runden Vertiefung vollzogen wurde. Neben der Jade, dem Inbegriff der daoistischen Urmagie, ist es der Zinnoberstaub, der historisch gesichert seit Urzeiten zu magischen Akten verwendet wird. Auch in den eben genannten Gefäßen finden sich häufig Spuren von Zinnoberstaub. Ebenso in jahrtausendealten kultischen Grabbeigaben. Der rote Zinnober (Quecksilbererz oder »Merkurblende« genannt) ist neben dem Goldstaub einer der wichtigsten Katalysatoren in der daoistischen Magie und Alchimie. In Zaubermixturen genügt beispielsweise ein Hauch von Zinnoberstaub auf ein paar Deziliter Schnaps, um die Flüssigkeit mit der entsprechenden Formel und Visualisation magisch aufzuladen. Mit dem dazugehörigen Ritual kann man beispielsweise Räume segnen resp. von negativen Einflüssen reinigen. In der inneren Alchimie, dem Qigong und den inneren Kampfkünsten ist das innere Zinnoberfeld – dantian – der wichtigste Begriff überhaupt und bezeichnet die drei fundamentalen Energiezentren des menschlichen Wesens. Die meisten Amulette und Talismane wurden aus Jade hergestellt und dem Jadekaiser geweiht. Auch rituelle Werkzeuge wie Dolche und Gebrauchsgegenstände wie Haarnadeln wurden aus dem edlen Material gefertigt. Da Jade im Blumenland eines der edelsten und teuersten Materialien überhaupt war und ist, brachte man es mit dem Himmelskaiser in eine direkte Verbindung und weihte es ihm.

Für die alten Weisen und auch für die »neuen« wahren Weisen des heutigen Tages, die man heute an ein paar Händen abzählen kann, waren Götter wie Yühuang keine personifizierten Gestalten mit menschlichem Antlitz und Charakter, sondern lediglich symbolische Metaphern, mit deren überliefertem Ritual man eine Verbindung zu hochentwickelten Kräften herstellen konnte. Wie bei den alten Griechen, Druiden und generell den ureuropäischen Weisen auch waren die sogenannten Götter symbolisierte kosmische Wesenheiten oder Planetenkräfte und Intelligenzen, die ursprünglich jedoch nur als Emanationen des einen Absoluten betrachtet wurden. Erst die »Kommerzialisierung« der Religionen im Laufe der Geschichte durch »Machtlüsterer« entfremdete die alten Lehren.

Die eigentliche Zivilisation Chinas begann sich im Laufe der Zeit durch die sich organisierenden Bauern zu bilden. Dies geschah im Zeitrahmen um 5000 v. Chr. durch Bauern, die sich in der Nähe des Gelben Flusses (Huanghe) niederließen, und durch Viehzüchter ozeanisch-mongoliden Charakters. Dem Halbgott und Urkaiser Shennong (Yandi, der rote Kaiser) wird die Erfindung des Ackerbaus und die selbsterprobte Pflanzenheilkunde zugeschrieben, dem Urdaoisten Fuxi (Taihao) die

Magisches Ritualgefäß aus Jade aus der prähistorischen Zeit

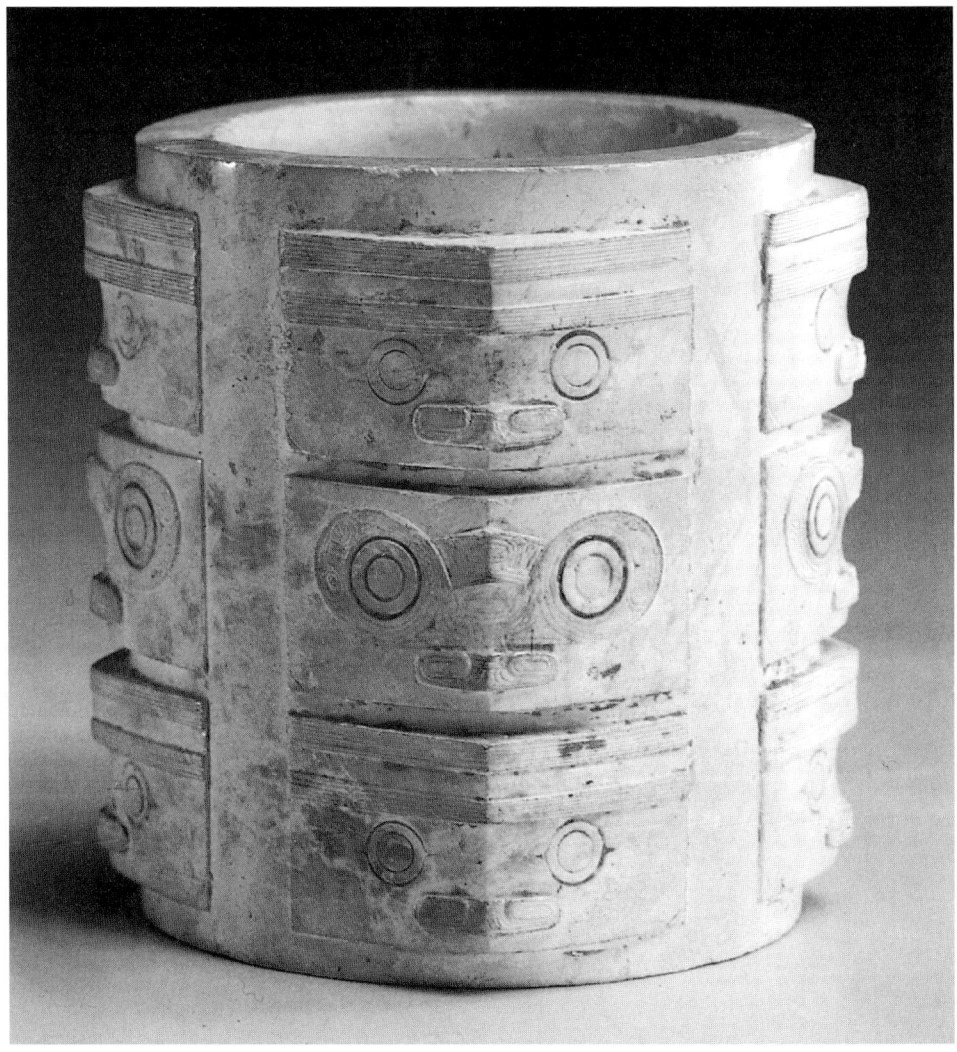

Erfindung der Ehe und des Fischfangs mit Netzen sowie des Yijing-Orakels, und Huangdi, dem Gelben Kaiser, die Schrift, die Töpferscheibe und der Kompaß. Aus den kosmischen Lehren der eingeweihten Blumenpriester der heiligen Berge leitete sich bei dem gemeinen Volk der Bauern, Fischer und Jäger ein »Volksdaoismus« ab, dessen Ziel eine gute Ernte, ein guter Fang oder eine erfolgreiche Jagd war. Dies war der Zeitpunkt, der um das dritte Jahrtausend v. Chr. anzusetzen ist, als auf der Welt immer mehr der Mann das Wort ergriff und sich durch Eroberungen Geltung verschaffen wollte – das Zeitalter der Patriarchen.

Der Priester jedoch nennt die drei reinen kosmischen Wesenheiten, die mit Zeit und Raum zusammenhängen, ehrfurchtsvoll *Yuanshi*, *Lingbao* und *Daode*. Man opfert dem Himmel, der Erde und dem Wasser, denn es ist das Wasser, das die Brücke zwischen Himmel und Erde bildet, es ist das Wasser des Gelben Flusses (Huanghe), das der chinesischen Zivilisation in einem immerwährenden Kampf zwischen Dürre und Überschwemmung zur Blüte verhalf. Zur Begrüßung des Yin, des Winters, opferten die Priester und Priesterinnen auf runden Altären, zur Begrüßung des Frühlings und des Lichtes, des Yang, auf quadratischen. Den Kreis mit dem Quadrat vereinen heißt, Himmel und Erde zu vereinen.

> *Sonne und Mond zu vereinen bedeutet, das linke Auge und das rechte zwischen den Polaritäten des Wahns zu einem Auge zu verschmelzen. Das ist in der Natur dann, wenn sich der Mond vor die Sonne schiebt. Die Leere gebiert das Eine; doch das Eine spaltet sich und wird durch den absoluten Spiralprozeß des Taiji zu zwei Einen in Harmonie. Wenn da jedoch zwei Teile sind, muß bereits etwas dazwischen sein, das die Unterscheidung von eins und zwei ermöglicht. Deswegen ist, wenn man von zwei spricht, automatisch schon die Drei; im Dreieck zentriert sie Zeit und Raum und gelangt durch das rückläufige Taiji in die Einheit; diese ist jedoch nur durch ein Auge zu erfahren; das eine Auge ist aber nicht geschaffen, um sich seiner Existenz zu erfreuen, sondern um zu schauen. Wenn nun das eine geistige Auge schaut, ist es nicht mehr des Auges oder des Schauens gewahr, sondern jenseits des Gesehenen.*

Der Gelbe Kaiser schrieb der Legende zufolge zusammen mit seinen Ärzten den Klassiker zur inneren Medizin (Huangdi Neijing), heute noch ein Standardwerk jedes ernsthaften Akupunkteurs und Heilers der chinesischen Medizin. Der medizinische Klassiker des Gelben Kaisers ist in seiner heute überlieferten Schriftform vermutlich in der Zeit der Streitenden Reiche (480–221 v. Chr.) von daoistischen Ärzten verfaßt worden. Der Gelbe Kaiser selbst wurde in den Mythen häufig mit einem Tigerkörper dargestellt, ein Zeichen der großen Kraft. Huangdi war den

Überlieferungen zufolge ein Meister der Sexualmagie und beherrschte den Ritus des Feueratems. Er soll nacheinander Geschlechtsverkehr mit 1200 jungen Damen genossen haben, ohne einen einzigen Samenerguß zu vergeuden. Die alten Kaiser bedienten sich dieser Techniken, um das Jing, die verjüngende Sexualenergie der Mädchen, während des Aktes im eigenen Leib als Lebenskraft zu speichern und damit die eigene Lebensspanne zu vergrößern. Huangdis Leben wird in die mythische Zeit Chinas 2698–2589 v. Chr. datiert. Ein Tip Huangdis: Morgens früh vor oder während des Sonnenaufgangs mit dem Partner die Essenzen vermischen; den Geschlechtsakt so gestalten, daß zehnmal neun tiefe, langsame »Stöße« ausgeführt werden, ohne zu ejakulieren; die bioelektrische Kraft – das Jing – des Organismus soll nicht verbraucht, sondern aufgebaut werden. Dasselbe gilt vor dem Einschlafen nachts.

Bei den ursprünglichen, körperbezogenen Praktiken des Daoismus galten Sexualpraktiken als wesentliche Bestandteile der Medizin und der Volksgesundheit. Es existierten selbst spirituelle Rituale, wo über priesterlich geleitete Sexualtechniken mit mehreren Partnern (»verbindende Energie«) energetische Ungleichgewichte im Land wiederhergestellt wurden. Selbst Konfuzius soll nach dem berühmten und anerkannten frühchinesischen Historiker Simachien während eines Frühlingsritualfestes gezeugt worden sein. Damals waren solche Praktiken sicherlich zumindest in der Hinsicht legitim, galt es doch, die Anzahl der Menschen in den Stämmen zu vergrößern, um das Überleben zu sichern. Mit der Zeit pervertierten jedoch diese Fruchtbarkeitsriten oft, und viele Menschen praktizierten sie wohl nur der eigenen Befriedigung wegen, was dazu führte, daß diese Praktiken nach dem dritten Jahrhundert n. Chr. nicht mehr offiziell abgehalten werden durften. An die Stelle der Polygamie trat zunehmend der Familienkodex des Konfuzius.

Solche spirituellen Sexualpraktiken erinnern an die Rituale des alten Europa, wo Göttin und Gott im rituellen Akt vereinigt werden, auf daß die Natur und die Welt davon profitiere, die Felder Früchte tragen werden. Häufig wurde (und wird auch heute wieder) aufgrund der vergnüglichen Ekstase dieser Rituale ganz vergessen, was eigentlich der Sinn der Vereinigung von Göttin und Gott wäre: die Verschmelzung der zerstörenden Gegensätze der Dualität, die alchimistische Vereinigung von Yin und Yang, von Erde und Himmel, Feuer und Wasser – auf daß die eine höchste Instanz, der man verschiedenste Namen geben kann, geehrt werde. Den alten Weisen ging es darum, die Naturgesetze in die sozialen Lebensstrukturen einfließen zu lassen, um im Lande Harmonie und Wohlstand zu verwirklichen.

Viele Krankheiten wurden im alten China auf eine fehlgeleitete Sexualenergie zurückgeführt, was heute – je länger, desto mehr – wieder an Aktualität gewinnt. Im zeitgemäßen Daoismus der letzten tausendfünfhundert Jahre gibt es dazu zwei grundlegende Meinungen, die die heutige Polarisierung des Daoismus in China spiegeln: Die freizügige Südschule der Vollkommenen Wirklichkeit postuliert Natürlichkeit und Offenheit gegenüber der Sexualität und dem Leben schlechthin, während die weitverbreitete Nordschule (Quanzhenpai) die Zurückhaltung des Samens zur alchimistischen Verwandlung der Meditation in den reinen, unvergänglichen Geist vorschreibt und somit ein Leben in Askese und Orthodoxie postuliert. Man könnte auch vorschlagen, in jungen Jahren die Kraft nicht nur nach innen, sondern auch nach außen zu wenden, während man mit zunehmendem Alter die Sexualkraft mit Vorzug nach innen wendet, um dem vorzeitigen Alterungsprozeß des Körpers vorzubeugen und die Vitalität zu sublimieren. Auch hier sei die Spontaneität empfohlen.

Aus dem ursprünglichen Zeremonialschamanismus kristallisierten sich vielseitige Naturwissenschaften heraus, und die Meister entwickelten immer weiter verfeinerte Kommunikationsmethoden mit der Natur. Man kopierte den Makrokosmos in den Mikrokosmos, man verglich zum Beispiel die Sternbilder des Nachthimmels mit dem Panzer einer Schildkröte. Oder man sah die Bewegung einer Wolke im Vergleich und Zusammenhang mit einem Fisch. Oder man kopierte die Sternbilder mit Zeichnungen, die man auf die Erde malte, und konnte nach unendlichem Studium über Generationen hinweg immer aufschlußreichere Wissenschaften zur Erkennung und Veränderung des Kosmos und der Welt erlangen.

Nach dem unaufhörlichen Anbeten und Anrufen unzähliger Götter während langer Jahrtausende rückte im alten China allmählich wieder das Namenlose, das Unaussprechliche in den Vordergrund. Immer mehr Menschen suchten wieder die Reinheit der Einfachheit und perfektionierten sich im kosmischen Sein. Die Lebenskünste entfalteten sich in mannigfaltigste Zweige. Da man weniger durch Äußerlichkeiten abgelenkt war als heutzutage, brachte man viel eher die Geduld auf, sein Leben dem alldurchdringenden Thema aufzuopfern, der Kultivierung des Seins.

Fuxi (daoistischer Name »Taihao«), einer der Urdaoisten Chinas, schaute laut Legende in die Sterne und fragte sich, wie er seinem Land die Gesetze des Kosmos zunutze machen könnte. Da kam ihm die göttliche Vision des Bagua, der acht Trigramme des Yijing-Orakels, der Urbausteine der Natur, die übrigens mit der schöpferischen Mathematik der Erbanlagen der Zellen, den Genen, weitgehend übereinstimmen. Die Wandlung dieser acht kosmischen Energiewerte drückt die makrokosmische Vibration einer Manifestation aus, alle Emanationen des Absoluten tragen die Handschrift dieser göttlichen Mathematik.

Auf den visionären Ideenreichtum Fuxis gehen laut Legende auch die Fischernetze, die Erfindung der Ehe und auch das Winkelmaß zurück. In jüngeren Überlieferungen werden Fuxi und Nüwa oft als Bruder und Schwester, Mann und Frau, Gott und Göttin, als Paar dargestellt, häufig als spiralförmig ineinander gewundene Schlangen oder als kosmische Vögel. Später stellte man Fuxi mit dem Winkelmaß und Nüwa

Fuxi mit Trigrammen
Daoistischer Name »Taihao«, Erfinder des Yijing-Orakels, der Ehe und der Fischernetze

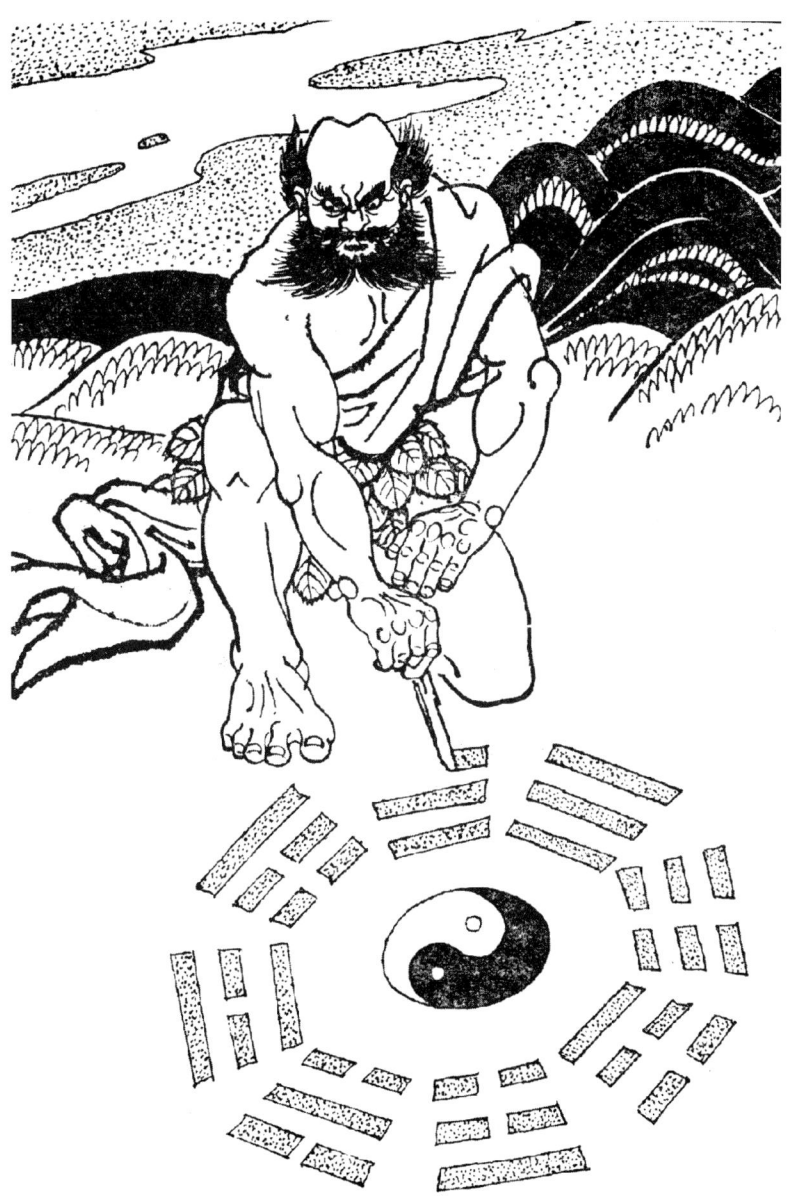

mit dem Zirkel oder Kompaß dar, die Männlichkeit für das Erbauen und die Frau für die Richtungsweisung. Sie wurden auch zu den Schutzpatronen der Jagd und gemäß der Geschichte Nüwas zur Bändigung von Umweltkatastrophen wie Dürren und Überschwemmungen erkoren. Dazu werden wir im Laufe der Betrachtung von Hunyuan Gongfu tiefer eingehen, aber im praktischen Sinne.

Nun denn, diese fundamentale Zeit des Daoismus war noch sehr schamanisch geprägt. Der Leser wird sich vielleicht fragen, warum Fuxi und Huangdi, Urkaiser und Gründer der chinesischen Zivilisation, in den Mythen mit Tierkörpern dargestellt wurden. Die Antwort ist einfach; die Kaiser galten als Mittler zwischen Himmel und Erde. Die visionäre Wesensschau, das Tier als geistig-astrales Vehikel ist für den Schamanen eine Brücke zur Himmelswelt, da es sich nicht durch seinen Verstand von der Schöpfung distanzieren kann und dadurch eine direkte unbewußte Verbindung zu den kausalen Naturkräften erfährt. Also ist der verbündete Geist des Tieres ein logisches Hilfsmittel für den Naturpriester, in der höherfrequenten, für Normalsterbliche unsichtbaren und doch alles beeinflussenden Welt, die alle mikrokosmischen, irdischen Geschicke steuert, zu wirken.

Die alten Schamanen bedienten sich gerne der Trance, um mit Hilfe der Tiertotems zwischen den Welten zu vermitteln und das Übel eines Problems an seiner Wurzel zu behandeln, in der unendlichen geistigen Welt der Gedanken und Träume – der Energie. Trance darf jedoch nicht mit Ekstase verwechselt werden. Es existieren verschiedene Stadien der Trance, wie es auch verschiedene Formen der Ekstase gibt. In der Trance befindet man sich in einem schlafähnlichen Zustand, der Geist wird »leicht«, die Gehirnströme verlangsamen sich vom Wachzustand bei 13 Hz zum Dämmerzustand der Alphawellen um 11 Hz zum »Traumlandzustand« von bis zu 9 Hz. Diese Verlangsamung der Gehirnströme ist der angestrebte Loslösungsprozeß des Geistes vom Materiellen, der in allen esoterischen Praktiken angestrebt wird. Dasselbe gilt für die Meditationen und Hypnosetherapien jeder Färbung – der Geist muß sein materielles Gewicht abwerfen wie ein Luftballon seinen Ballast, um in die ätherischen Traumwelten eintreten zu können, wo der Ursprung des Seins zu suchen ist und Leid und Heil auf der kausalen Ebene entstehen können.

Beim Qigong gilt derselbe Prozeß der Verlangsamung der Gehirnwellen bis zum verstandesmäßig bzw. gedanklich leeren Zustand, ohne jedoch das aufmerksame Bewußtsein zu verlieren. Im Gegensatz zu den schamanischen Kulten ist es für die Daoisten wie für die Buddhisten wichtig, nie das Bewußtsein und die innere Aufmerksamkeit zu verlieren, in welcher Situation man sich auch immer befindet. Der Schamane gibt während seiner »Jenseitsreisen« seine Kontrolle ab und wird mitunter zum Spielball der Naturkräfte und Geister, während der Daoist immer eine Art Beobachterstatus gegenüber sich selbst und allen Dingen beibehält – sich von einem emotionellen Eingriff in das natürliche Geschehen weitgehend fernhält. Trance und

In der chinesischen Mythologie sind im Laufe der Geschichte die Götter häufig verschmolzen oder vereint dargestellt worden.
Fuxi und Nüwa sind hier Symbolträger der alchimistischen Vereinigung von Yin und Yang.
Das Kind dazwischen symbolisiert den angestrebten Zustand der geistigen Wiedergeburt.

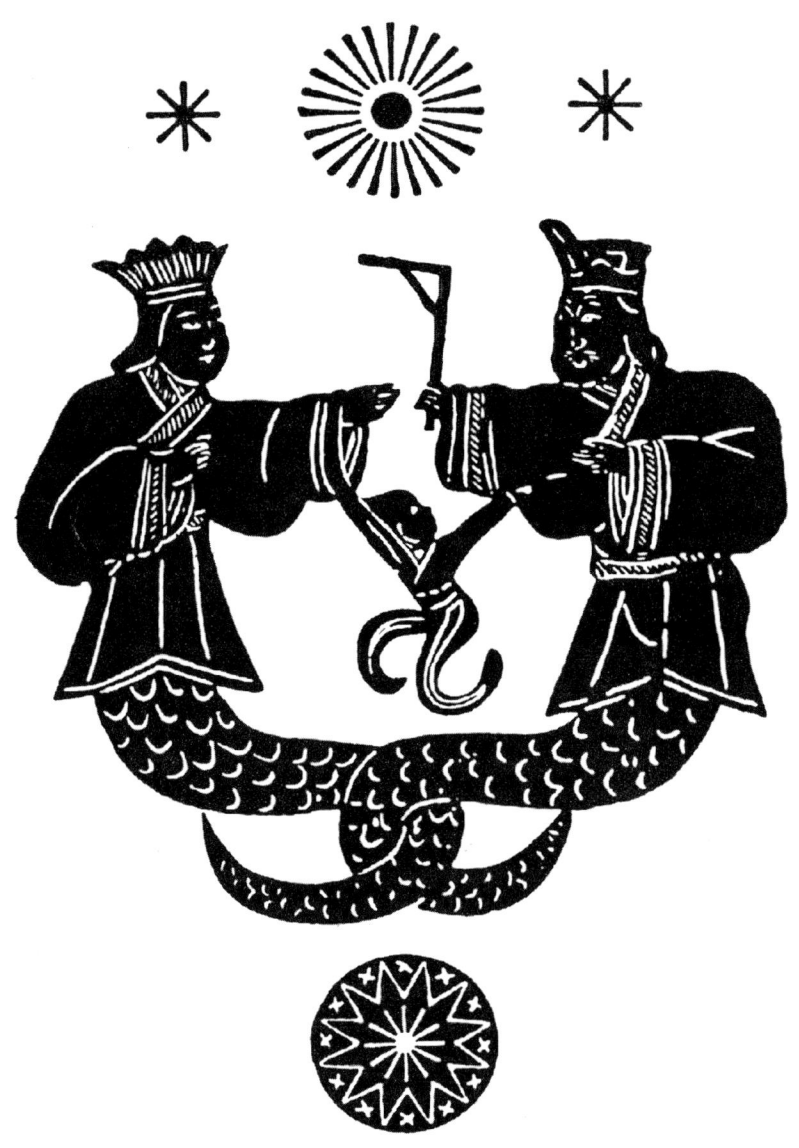

Ekstase haben weniger mit Lust als vielmehr mit Schmerz zu tun: Um die Aufmerksamkeit der höchsten Präsenz auf sich zu ziehen, müssen die Priesterin und der Priester häufig Todesqualen auf sich nehmen. Dies kennt man von Vertretern vieler Religionen. Viele indianische Stämme kannten schmerzvollste Initiationsriten, bei denen der Initiant den rituellen Tod durchlebt, um als neugeborener Adept in den Kreis der Magier aufgenommen zu werden. So wurden die Adepten häufig hinter ihren Brustwarzen durchstochen und aufgehängt. Druiden rissen sich mitunter einen Zahn aus, bevor sie in den dreitägigen Visionenschlaf fielen. Die Hindus sind bekannt für das Durchstechen von Körperteilen während Tranceritualen oder das Meditieren, während sie mitten in einem Feuer sitzen. Der rituelle Sieg über den Schmerz gilt in diesem Sinne als Sieg über die Materie und Loslösung des Geistes von der Physis.

Die Daoisten aber konzentrierten sich mehr und mehr auf die Meditation und die innere Alchimie, deren Weg es ist, den reinen Lichtkörper zu formen. Dies nicht zuletzt durch den einsetzenden Einfluß des im Verlauf der Geschichte Mitte des ersten Jahrtausends allmählich aus Indien und Tibet einströmenden Buddhismus. Auch die Krieger in den Armeen der alten Kaiser Chinas steigerten sich in eine Trance, die auf Rituale wie den »Tanz des Spieles der Hörner« zurückgeführt wird. Zwei Krieger hatten Tiermasken mit Hörnern aufgesetzt und bauten in einem rituellen Tanz mit Kampfelementen zu Trommelrhythmen Kraft auf, um während der Schlacht mit der Unterstützung des Übernatürlichen den Gegner zu schlagen. Die Geschichte überliefert, daß die Rituale ihre Wirkung zeigten, wobei das alte China auch Schlachten verlor, daher vielmehr durch die Assimilierung verschiedenster »Besatzer« besticht; so wurden beispielsweise auch die siegenden Mongolen letztendlich zu Chinesen.

Die asiatischen authentischen Kampfkünste weisen heute selten noch solche magischen Elemente auf. Rhythmus, Tanz und kämpferische Trance enden in einem Zustand, der den Kämpfer schmerzunempfindlich macht. Ritter Gawain der Tafelrunde, der das Licht des Lugh der Anderswelt in sich trug, war ebenfalls berüchtigt für seine übernatürliche und unberechenbare Trance in der Schlacht, die ihn laut Gralslegende unbezwingbar werden ließ. Die geschilderten Beispiele erinnern bestimmt auch an die martialische Besessenheit der Mongolen, an indianische Medizintänze oder an die Invokation von Pan, den ureuropäischen griechischen Naturgott mit Ziegenhörnern, oder Faunus, das römische Pendant, Cernunnos, den Waldgott der Kelten mit Hirschgeweih: das männliche Prinzip der Schlacht, der Zerstörung und des Chaos, das jedoch gleichzeitig eine Reinigung und eine »Wiedergeburt des Lichtes« vorbereiten kann – wie auch Blitz und Donner Häuser, Bäume und Menschen zerstören können, gleichzeitig aber auch die Atmosphäre reinigen und Raum für neue Schöpfungsprozesse schaffen.

Ekstatische Tier- und Sternentänze sind immer ein gutes Mittel gewesen, Lebenskraft aufzubauen. Solche rituellen Tänze sind in China im Laufe der Jahrtausende zu hochentwickelten Bewegungs- und Kampfkünsten stilisiert worden, in der modernen Welt jedoch meistens überstilisiert und somit nicht mehr wirklich wirksam – ein unfruchtbares Huhn kann keine Eier legen. Die Herrscher waren in der alten Welt bestrebt, den mächtigsten Magier oder weisesten Priester in den eigenen Stab zu bringen, um die Sterne und das Orakel zu befragen, was für die Agrarwirtschaft, die Heilkunst und auch die Kriegführung als entscheidend erachtet wurde. Häufig seien es eher Kriege der Magier und der Weisen als der Feldherren gewesen, die den Lauf der Geschichte beschieden. In der Frühgeschichte trifft man jedoch immer wieder auf legendäre Figuren, die Weisheit, Magie und Kampfkraft vereinen. Sei dies Perseus, Sohn des Göttervaters Zeus bei den Griechen, Gawain als Ritter der Tafelrunde, der keltische Krieger Cuchullin, Sohn des Sonnengottes Lugh, Houyi der Sonnenschütze, daoistische Priester und Priesterinnen, buddhistische Nonnen und Mönche, afrikanische und indianische Medizinmänner und Schamaninnen, in den Veden Arjuna, der von seinem Freund und Schlachtwagenlenker Krishna in der Schlacht der Erkenntnis die Weisheit des Himmels erfährt, oder auch nicht zuletzt der Urvater und Gründer des nichtklösterlichen Taijiquan, Chen Wanting, General von Ziviltruppen, Heilkundiger und Familienvater, der nach einem Glas Reiswein gegen Ende der Qing-Dynastie vor über 300 Jahren in dem berühmten und ehemals streng geheimen Kanon des absoluten Boxens – Taijiquan – zu singen pflegte:

Um nicht in die Depression der niederen Welt zu fallen, pflege ich täglich meine Kunst des absoluten Boxens (Taijiquan), lehre meine Kinder und bestelle die Felder.

Häufig war es die Begegnung von »Zerstörung und Heilung, von Krieger und Heiler – Yang und Yin«, die ein Wiederaufleben der Lebenskünste begünstigte. Wenn das Yin sehr ausgeprägt ist, zeichnet sich um so klarer das Yang ab und umgekehrt. Die Menschen sind in Schmerz und Leid am empfänglichsten für das Übersinnliche, so auch die Kunst, die den Menschen ermöglicht, ihrer Seele Ausdruck zu verleihen. Dieses Prinzips bedient sich gezielt die daoistische Schulung. Erst wer seinen körperlichen und emotionalen Schmerz durchlebt und erfahren hat, hat die notwendige geistige Ruhe, um die Geheimnisse der Meditation und der unzähligen Lebenskünste zu studieren. Dieser Reifungsprozeß wird bewußt durch körperliche Arbeit, spezifische, das vergangene Leben aufrollende Meditationstechniken und durch Körperertüchtigungen wie die Kampfkunst herbeigeführt. Wer seine instinktiven Lebensängste und seine emotionalen physischen Schmerzen nicht zu überwinden imstande ist, wird die Prüfungen, die einen in der wahrhaften Meditation ereilen, schon gar nicht bestehen können.

Deswegen sind viele Meditationsschulen der modernen Welt nur eingeschränkt wirksam, weil nur die herrlichen Momente gesucht werden, die den Meditierenden danach immer wieder in sein anfängliches Muster der Angst zurückwerfen können, bis der Schmerz überwunden wird. Nur – nicht wenige Menschen nehmen ihren Lebens- und Todesschmerz mit ins Grab – um danach unter Umständen erschreckt feststellen zu müssen, daß sie diesen auch noch in weitere Seinsebenen mittragen. Die Umwandlung der Angst in Form der Beherrschung von Aggression in Körper und Geist ist die notwendige Voraussetzung, um psychosomatische Gesundheit im wahren Sinne des Wortes zu erfahren. Wie kann das Immunsystem, eine schier grenzenlose Armee von aufeinander abgestimmten »Kriegern«, furchtlos den »Feind« – die Krankheit – schlagen, wenn der Kaiser, das ist der Mensch, beim Gedanken an den Tod innerlich in die Hosen macht? Nur der Kaiser kann sein Volk und seine Krieger wirklich motivieren, er ist zum großen Teil verantwortlich für die Harmonie seines Reiches; genauso verhält es sich mit dem Immunsystem und sämtlichen Lebenssituationen des Individuums. Der Mensch betrachte sich als Kaiser oder Kaiserin seines riesigen, wunderbaren Reiches, seines Körpers – seines Universums, zusammengesetzt aus Trillionen von Reichen, von wunderbaren Räumen, die in universeller Resonanz vibrieren und von selbst funktionieren, wenn man sie funktionieren läßt.

In der ursprünglichen daoistischen Schulung geht man ganz bewußt in diese Prozesse hinein, wohlwissentlich, daß sie die erste Stufe der Transformation bedeuten. Der Mensch darf nicht verlernen, »bitter zu essen«, mit Schmerz und Angst umzugehen. Der moderne Mensch hat seine natürlichen Feinde längst ausgerottet und verkümmert häufig in seiner Entwicklung, da er damit auch die Verantwortung für sein eigenes Leben und seine Entwicklung in seiner Umwelt verloren hat.

Bitter essen – »zhi kude«: ein chinesischer Ausdruck, der auch im heutigen China der Einkindgesellschaft immer mehr in Vergessenheit gerät. Aggression bedingt Konfrontation, verdrängte Konfrontation bedeutet unkontrollierte Emotion und letztendlich wieder Aggression. Wenn man diese instinktiven Eigenschaften nicht entlarvt und verdaut, um sie auszuscheiden, entstehen Zwietracht, Haß und Krankheit. In der daoistischen Ausbildung lernt der Adept, derart wirksam zu kämpfen, daß der Kampf zur Kunst wird und Heilungsprozesse ausgelöst werden. Die inneren Künste des Dao spiegeln die Prozesse der Natur. Es ist die Energie des Wassers, des Feuers, des Bären oder der Schlange, die den Meister in seiner Übung trägt und nicht umgekehrt. Anfangs, wenn wir üben, üben wir die Bewegung oder die Meditation. Eines Tages wird es umgekehrt sein, daß die Natur uns übt und bewegt. Lassen wir uns lesen vom Kosmos, geben wir uns der Umarmung der Natur hin, und sie wird uns schützend umfangen und hegen. Dies ist der Weg zur Gesundheit. Die dao-istische esoterische Kampfkunst entsteht aus heilenden Bewegungen, die Yin und Yang, die »Schizophrenie« von Konfrontation und Integration, zu heilen imstande ist. Hoch und tief, Liebe und Haß, schnell und langsam, gut und böse, Mann und Frau, begrifflich erstarrte Festlegungen lösen sich während des Ritus der inneren Kunst des Hunyuan auf, die Bewegung wird zur weichen, geschmeidigen und von Natur aus runden Bewegung des Kindes.

Krieger der »Wahrheit« gab und gibt es immer noch, leider fast immer mit zweifel-haften materiellen Motiven. Die wahre Transformation ist die Kunst der Vereinigung von Heilung und Zerstörung, der Verschmelzung von Yin und Yang, von Leib und Emotion, auf daß die Einheit, das kosmische »Kind«, das in jedem Menschen sitzt, aber vor Liebeshunger verdurstet, leben darf. So ist die wahre Kampfkunst die wahre Kunst der Heilung, denn auch jeder Mensch muß sich entschließen, für sein Leben zu kämpfen – und jeder Mensch ist irgendwo »krank« und aus seiner Mitte ge-worfen. Die Frage ist, besitzt das Individuum den Mut, entschieden für sein freies Leben und seine Gesundheit einzustehen? Dies ist die Frage nach Gesundheit und deren Preis, die nicht mit Geld zu erkaufen ist.

Wie eben bei Pan Gus Geschichte gesehen, manifestierte sich in der Frühzeit schon der Gedanke der unmanifestierten Ursubstanz, dem Wuji, aus der Yin und Yang durch die Spirale erschaffen im Absoluten des Taiji vereint sind. Das Taiji, in diesem Fall das Ei, bildete – drehte – sich aus dem Wuji, der unmanifestierten Leere – dem Urozean des Kosmos, in der keltischen Mythologie Lyr genannt. Durch Pan Gus Wirken polarisiert sich das Taiji immer mehr, die Entfernung zwischen Himmel und Erde wird zunehmend größer. Die Daoisten erforschten wie gesagt immer weiter die makrokosmischen Gesetze und transformierten diese in ihre Lehren der Wandlung. Die makrokosmischen Gesetze muß man jedoch lernen anzuwenden – ein schwie-riger und langfristiger Prozeß. So ersannen die Daoisten Methoden, die großen Bewegungen der Natur in menschliche Bewegung zu übertragen. Sie bewegten sich wie das Wasser oder wie das Feuer, oder sie meditierten das Eis, kopierten den Bären, Tiger, den Phönix. Anhand des Fluges des Vogels oder der Bildung des Blitzes oder der Bewegung einer Wolke lernten die Forscher die Seele der Natur lesen, so wie dies auch bei den Priestern des alten Europa war. Keine Grenzen wurden gesetzt, um das Dao zu erforschen und sich zu vervollkommnen. Man sah immer häufiger Zusam-menhänge im eigenen Wesen in Übereinstimmung mit dem Wesen des kosmischen Lebens. Alles fügte sich zusammen, da man sich dem Namenlosen näherte und nicht bei den äußerlich befriedigenden Erscheinungen verweilte. Die grenzenlose Experi-mentierfreude der Priesterschaften erschloß ein riesiges Feld von Wissenschaften.

Die daoistischen Wissenschaften zelebrieren die verschiedenen Künste des Seins, wie die alten Druiden es taten:

Erfahre die Kunst der universellen Wirkkraft und nähre die Körper des Seins, erfahre die Wellen der Kraft durch die Kunst des Kreisens.

Während der Anfänge des Daoismus waren die Urformen des Qigong simple spontane Abläufe wie Tierimitationen, die man ununterbrochen wiederholte, um sich immer tiefer in die entsprechende Schwingung eines Tieres oder einer inneren Energie hineinzufühlen, um den Code der jeweiligen Manifestation zu knacken und sich so eine neue Sphäre von Wahrnehmung zu erschließen. Damals gab es noch keine komplizierten und stilisierten Bewegungsabläufe, die intellektuell erfaßt werden wollten. Um Gesundheit und Lebenskraft entfalten zu können, braucht es die Selbstvergessenheit. Die Selbstvergessenheit bedingt das Erkennen der Essenz der Natur – die Spontaneität. Spontaneität im Handeln und Nichthandeln, in der Bewegung und der Stille, im Alltag und der Meditation. Rituelle Bewegung, gesundheitliche Bewegung, tänzerische Bewegung und kämpferische Bewegung war dieselbe – war eine Bewegung, die man in jeder Lebenslage anwenden konnte. Ebenso war Magie und Medizin dasselbe.

Artemisia beispielsweise wird im Daoismus seit Urzeiten als Weihrauch rituell verwendet. Heute noch ist das gepreßte Beifußkraut in Verbindung mit Feuer (in Form von Kegeln, die auf der Haut abgebrannt werden oder in Form von Zigarren, die ohne Kontakt über der Haut über entsprechende Akupunktzonen gehalten werden, um die Lebensenergie zu reinigen und aufzuladen, die Dämonen zu neutralisieren?) für den Akupunkteur neben der Nadel das meistgebrauchte Werkzeug, Energien beim Patienten mittels Hitze zu »yangisieren«.

Zur Zeit der Alten Weisen war es das ungeschriebene Gesetz der Spontaneität, die das Gedeihen der alchimistischen Wissenschaften verfeinerte. Bei Heilungsritualen der altchinesischen Medizin ruft der Heiler bei Notwendigkeit kosmische Kräfte herbei, um das Übel des Erkrankten fortzutragen oder, mit anderen Worten, um »die Seele eines Toten oder eines Dämons«, die gegebenenfalls im Leib des Patienten sitzt und ihn seelisch bedrängt, zu isolieren, zu verabschieden und zu neutralisieren.

Die Priesterschaft wurde nach dem Gesetz der Verwandlung von Yin zu Yang, vom Irdischen zum Kosmos, ausgebildet. Die Ausbildung zum Priester setzte eisernen Willen und Durchsetzungsvermögen wie auch Eigeninitiative zur eigenen Entwicklung voraus. Drei Jahre der »niederen« Arbeiten wurden vorausgesetzt, in denen sich der Adept die Hörner abstoßen, also falsche Eitelkeit und Arroganz ablegen konnte. Erst dann wurde man Schritt für Schritt in die verschiedenen Disziplinen des Daoismus eingeweiht. Wer ein guter Akupunkteur werden wollte, mußte zuerst Meisterschaft in der Kunst des Schwertkampfes erreicht haben. Die Voraussetzung, ein guter Schwertkämpfer zu sein, ist die Meisterschaft des Faustkampfes und der Meditation. Das Schwert war die Vorstufe zur Nadel. In der Schwertkunst ging es in diesem Sinne darum, den Körper zu verlängern und die Lebenskräfte zu bündeln, zu kanalisieren und mit der entsprechenden Visualisations- und Atemtechnik in eine Aktion zu lenken. Das Schwert ist für den Daoisten auch ein wichtiges magisches Werkzeug. In diesem Sinne wurde die Perfektion der Waffentechniken geschult, um die physikalischen Gesetze von Hebelkräften und die symbolischen Handlungen in Ritualen zu erlernen. Vom Groben zum Feinen, vom Schwert zur Akupunkturnadel und schließlich zur reinen Visualisation. Die Nadel ist die Vorstufe, die Krücke, um die kausalen Lebenskräfte mit dem reinen Visualisations- und Willenspotential, dem Yi, zu verändern. An diese authentische Schulungsweise der alten Zeit halte ich mich in der Ausbildung von ambitionierten Studenten konsequent; wer kämpfen will, muß heilen lernen, wer heilen will, muß kämpfen lernen. Nur so ist die tatsächliche Entfaltung eines Adepten möglich.

Die Regel heißt: vom Groben zum Feinen. Ein großer Heiler war ein großer Magier, war in der Lage, »Gedankenakupunktur« zu praktizieren, bei sich selbst wie auch außerhalb – von der Akupunkturnadel über den Atem zur reinen Kraft der Konzentration (Yi).

Ein Thema wurde in der daoistischen Ausbildung in Bild, Ton, Bewegung, kurz: in allen Sphären der möglichen Perzeption perfektioniert und von einer Sphäre in die andere übertragen. Dieses ist die Kunst, die Erfahrung der Meditation in die Bewegung, die Musik, die Poesie oder die Malerei zu übertragen, Aggression in der Kampfkunst zu Lebenskraft umzuwandeln und in Bild, Ton oder Visualisation zu verarbeiten, die Erfahrung der Vibration der Musik des Windes in die Musik der Harfe, der Flöte oder sonst eines Instrumentes zu übertragen. Erfahrung über den Leib wird in der authentischen Schulung ebenso trainiert wie über den Traum, auf daß Leib und Traum, Erde und Himmel sich vereinen mögen. Überall ist Yin und ist Yang zu erkennen. Durch das Pulsieren des Kosmos verändert sich Yin immer wieder zu Yang und Yang immer wieder zu Yin. Die jeweilige Energiekonstellation einer Manifestation oder Nichtmanifestation wahrzunehmen, das ist der Urgrund des Adepten. Das Hineinfühlen in das Schwingungsmuster einer Vibration läßt einen das Wesen der Materie erkennen und auch verändern, denn Materie entsteht aus Geist und Geist entsteht aus Energie. Diese Erfahrung kann jedoch nur in Transparenz und Wandelbarkeit des Forschers geschehen. Um Wuji und Taiji – unfaßbare Urenergie und die daraus entstehende Schöpfung der polarisierenden Spiralenergie – zu fühlen, muß man Wuji und Taiji werden, eins werden mit diesen Schwingungen.

Die daoistische Transformationslehre läßt einen diese kosmischen Prozesse gezielt erfahren, durch Methoden, die sich derselben Dynamismen bedienen, wie dies der

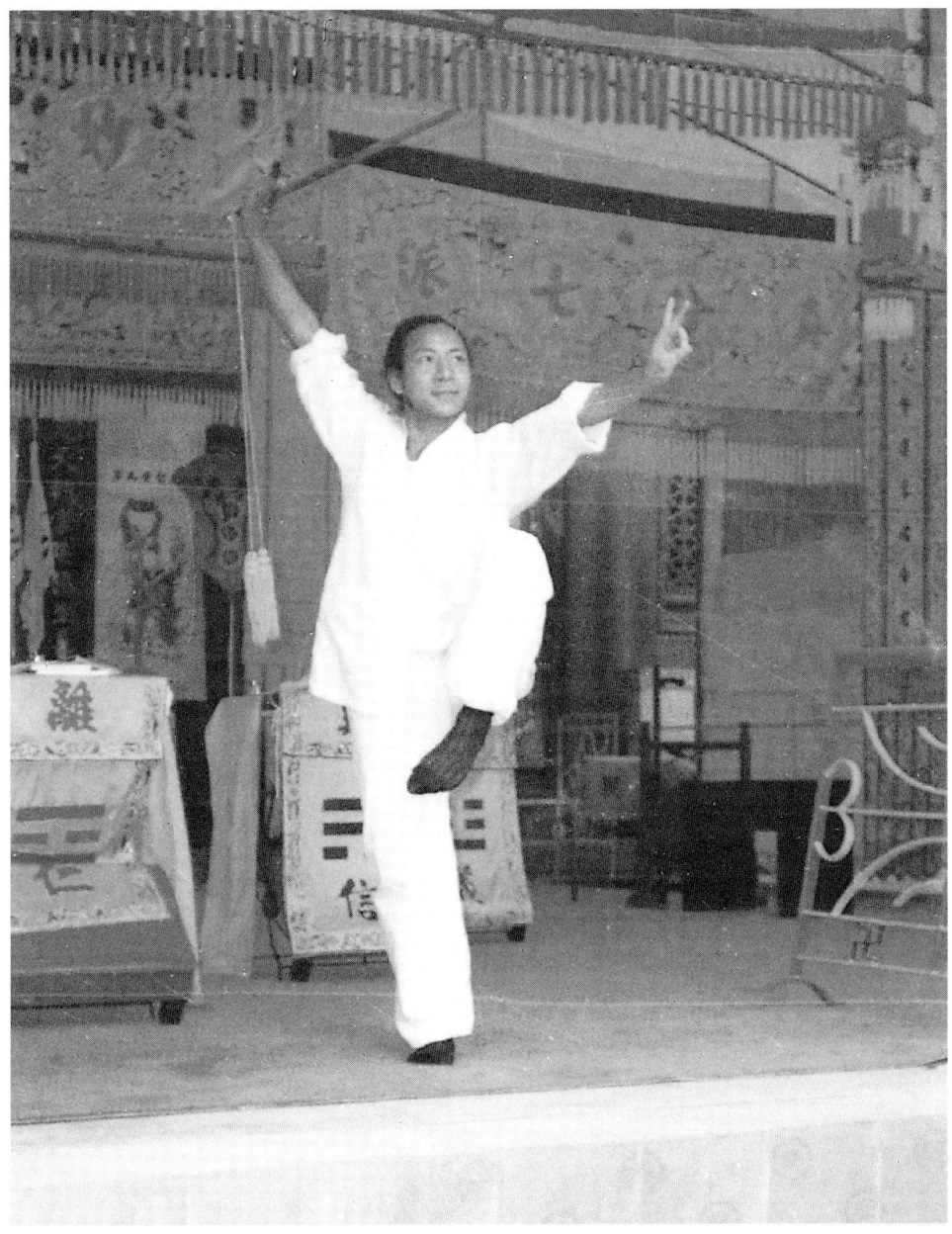

Makrokosmos tut. Die Natur ist in all ihren Phasen zu erforschen. Das Wesen des Tigers ist auch im Kampf zu studieren und zu erfühlen – zu erkennen und zu integrieren, denn die »Kampfkunst«, die dem Raubtier seine Existenz sichert, ist neben der Sexualität des Tigers Lebensgrundlage, und so ist es bei fast allen Tieren – so ist es auch beim Menschen.

Dies ist nicht nur eine intellektuelle Feststellung, die die instinktive Nahrungssuche oder den chemischen Fortpflanzungstrieb des »intelligenten« Lebewesens widerspiegelt, sondern betrifft vor allem auch die psychologische Komponente des Existenzkampfes und den Umgang mit der Angst. Die Angst, besser die Todesangst, ist ein überlebensnotwendiger neuraler Mechanismus, der mit den Empfindungen von Schmerz in physischer und psychischer Form zusammenhängt. Jedoch geschieht während der Emotion von Angst ein Prozeß der Energiepolarisierung von Lebenskraft. Deswegen kann man in Extremsituationen blitzschnell reagieren, durch diesen polarisierenden Überlebensinstinkt. Dieser Überlebensinstinkt, der mit der Ausschüttung des Hormons Adrenalin zusammenhängt, ist jedoch beim »zivilisierten« Menschen, der sich zwischen Beton, Stahl und künstlichen Werten bewegt, gestört. Durch dieses Manko an natürlichem Reizverhalten, das heißt Aktion-Reaktion zwischen den verschiedenen Lebensebenen von Menschen-Bäumen-Flüssen etc., geschieht eine fehlgeleitete Kommunikation in der Natur, zu welcher der Mensch selbstverständlich auch zählt. Das Resultat ist, daß der Selbstregulationsmechanismus mit seinen natürlichen Zyklen von Leben und Sterben, von Geben und Nehmen, von Heilen und Töten, von Lieben und Hassen und so fort aus dem Gleichgewicht gerät. Ein gutes Beispiel ist das fehlgeleitete Energiepotential junger Menschen, die ihre unbefriedigte Liebes- und Sexualkraft in kurzlebigen »Liebesabenteuern«, dem oberflächlichen Ausleben von Aggression oder in Drogenexzessen ertränken, weil ihnen glaubhafte Vorbilder und sinnvolle Zukunftsperspektiven fehlen. Die Vorbilder, die der Jugend heute verkauft werden, sind meistens lediglich illusorische Zelluloidhelden, die Perspektive der Zukunft das ausverkaufte Warenhaus Erde.
Das Nähren und Verfeinern des Körpers und des Geistes der daoistischen Lehren geht exakt an die Quellen des Zivilisationsübels. Man lernt, sich körperlich wie auch geistig in die Kreisläufe der Natur einzuklinken, um von ihr zu lernen. Man lernt, Lebensangst und Todesangst – Aggression – in verfeinerte Lebensenergie umzuwandeln. Ebenso lernt man, den Sexualtrieb zu kanalisieren und kontrollieren, um diese stärkste elektrische menschliche Kraft gezielt einzusetzen. Häufig wurden Kampfkunstadepten in ihrer Ausbildung in ein Gehege mit Tieren eingesperrt, um zu lernen, die Lebens- und die Todesangst zu überwinden. Dem Tode und dem Leben gleichmütig in die Augen zu sehen ist die Voraussetzung, eines Tages dem goldenen Drachen ins Auge schauen zu können. Das Auge des Drachen gilt als das Tor zur Ewigkeit.

Im Wudang-Gebirge

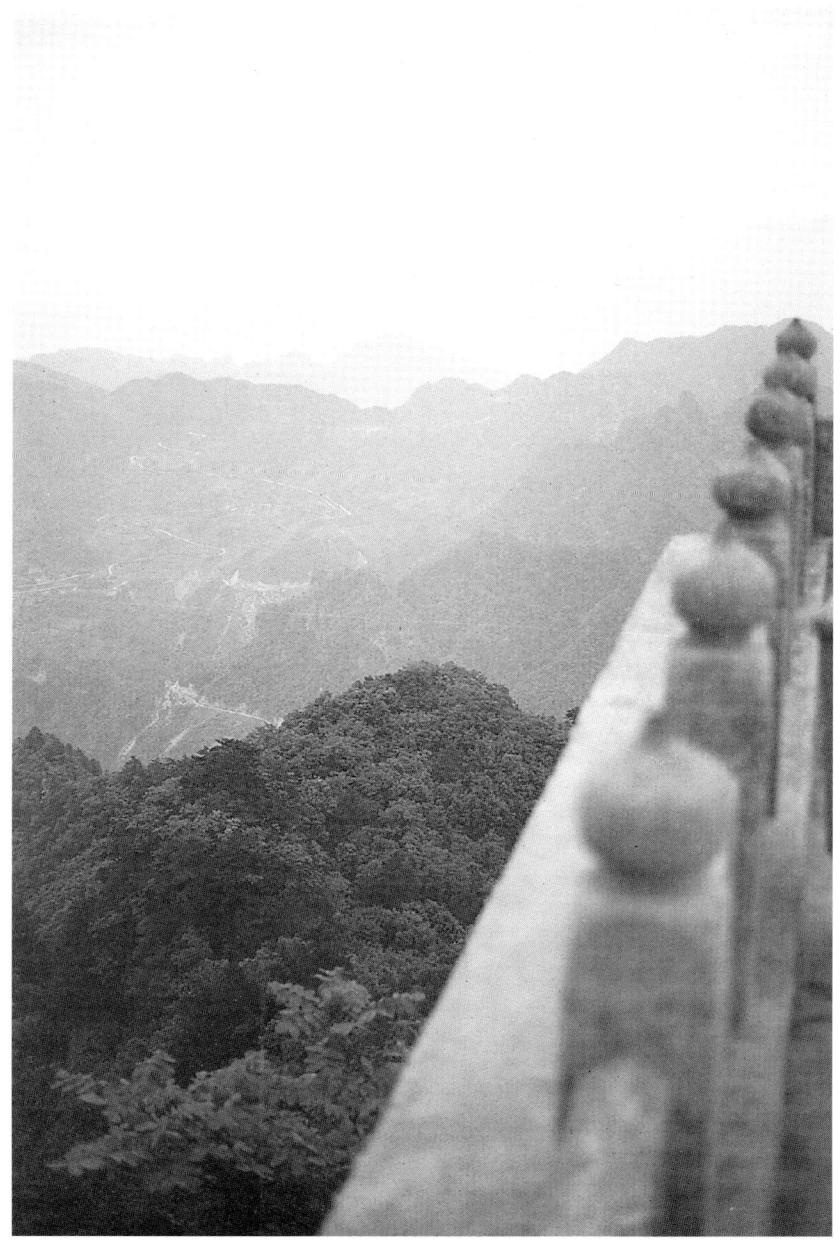

Ein einfaches, aber effektives Mittel, die eigenen Ängste zu erkennen und zu transformieren, ist es für den Menschen, der seine Quelle sucht, alleine die Nacht im Wald zu durchleben. All die Geräusche und Aktivitäten der Dunkelheit werden die verborgensten Ängste aus dem Unterbewußtsein hervorlocken. Solche Erfahrungen sind alleine jedoch nur für den fortgeschrittenen Adepten mit einer soliden Grundlage und ausgeglichenem Geist zu empfehlen. Nächtelang stand ich regungslos in einer Meditationsstellung im Wald voller Tiere, hatte zeitweise fürchterliche Angst, genoß die Angst im nachhinein aber auch. Und jedesmal, da ich diesen Ritus wiederholte, bewegte ich mich sicherer im unbekannten Dunkel. Die Schwelle der Angst zu durchleben ist in der authentischen Lebensschule der erste Schritt, wie auch ich erfahren mußte: Meine Erfahrung war – nur wer den Tod nicht fürchtet, nur wer ihn durchschaut, kann sich wirklich des Lebens erfreuen. In der Kampfkunst wie auch in der Heilkunde ist der Umgang mit Leben und Tod latent vorhanden, selbst wenn es sich um anmutigste Bewegungen in vollkommener Harmonie handelt. Man lerne, den Tod als Teil des Lebens zu sehen und das Leben als Teil des Todes, und man wird der Natur des Dao näherkommen.

Der zweite Schritt ist es in diesem Sinne, den Kreislauf von Leben und Tod, von Schließen und Öffnen, von Kommen und Gehen, von hoch und tief, innen und außen energetisch zu nutzen – und das geschieht dann, wenn innere und äußere Handlung sich in der Kreisförmigkeit zusammenschließen. Das ist dann, wenn der Kreis sich schließt, der Drache sich in den Schwanz beißt und somit die Zeit überwindet. Dies bedingt, daß der Adept geborgen in seiner ureigenen Essenz, in der absichtslosen Haltung forscht, er-lebt, ohne ein Resultat erzwingen zu wollen, um wirklich wahrnehmen zu können, was tatsächlich geschieht. Dieses Mysterium der ureigenen Essenz ist der erste Bezugspunkt zur Mutter – der Bauchnabel – geographisches, psychologisches und »bioelektrisches« Zentrum des Menschen. Der Ort, über den wir als erstes von unserer Mutter ernährt wurden, während ihr Herz uns den Tanz des Lebens im universellen Rhythmus vortrommelte, um uns in Schwung zu bringen. Des Menschen Eingang zu seinem inneren Tempel, zu seinem geistigen Schneckenhaus ist der Bauchnabel. Idealer Treffpunkt von Atem, Konzentration, Sexualkraft und Herzschlag. Schmelztiegel zwischen Himmel und Erde, oben und unten, Mann und Frau, aktiv und passiv, Yin und Yang. In der inneren Alchimie wird dieses fundamentale Zentrum menschlicher Vitalität oft zwei Daumen breit (cun) unter dem Bauchnabel lokalisiert, wo sich das Meer des Qi (Qihai) befindet. Parallel befindet sich vis-à-vis des Bauchnabels auf der Wirbelsäule das Tor des Lebens (Mingmeng). Ungefähr in der Mitte zwischen diesen zwei Bezugspunkten befindet sich das Zinnoberfeld (dantian), das Zentrum der menschlichen Spirale.

Dort gibt es keine Kampfkunst oder Qigong, keine Heilkunde oder Magie, da gibt es keine begrifflichen Unterschiede. Alles läuft auf dasselbe hinaus. Unzählige

Möglichkeiten, einen Berg zu besteigen, unzählige Wege, aber nur einer, der von der Spitze des Berges weiterführt – nur ein Weg, wie ein Regentropfen auf die Erde prasselt, aber unzählige, wie er weitergelangt. Das Unaussprechliche. Das Unfaßbare. Das Unbezähmbare. Das Unsichtbare. Das Verborgene. Kunst ist Kunst – Kunst ist dem Dao sehr nah, da jede Form der Kunst etwas ausdrückt, das man nicht ausdrücken kann. Der Künstler braucht die Welt des Extrems. Er lebt das Yin exzessiv aus, um dann wieder ins Yang zu fallen. Er schöpft die Kunst aus der Dynamik der sich immer wandelnden Gegensätze und weiß dabei nie genau, was ihn erwartet. Der Künstler (die Künstlerin) spielt mit kosmischen polaren Kraftfeldern und schöpft aus deren Wandlungen, er begibt sich in die Welt des Grenzenlosen und wird Schöpfer im Mikrokosmos, in seinem Atelier, in der Natur. Kreativität ist der Schlüssel zu schöpferischen Erfahrungen und Prozessen. Kunst hat ebensowenig Grenzen, wie es das Dao hat. Kunst ist Magie, alles Natürliche und Unnatürliche ist magisch, wenn es sich verändert – alles verändert sich – nur gibt es da etwas, was immer gleich bleibt – etwas Unfaßbares, Unbeschreibbares. Es ist entscheidend zu erkennen, was das echte Qigong und die echte Kampfkunst, die echte Körpertransformation, den echten Weg vom kalkulierten Weg unterscheidet – es ist dies die Kunst, alles in Frage zu stellen und nie aufzugeben, sich auf das Unerwartete einzulassen.

Du sitzt und hörst die Musik der saitenlosen Zither
und verstehst klar das Wirken des schöpferischen Wandels

der Große Lü

Die fünf Feenberge, die gestützt von den heiligen Schildkröten auf dem Meer schwammen, bergen Mythen wie die Legenden von Atlantis oder der Insel der Äpfel von Avalon, des jenseitigen Sommerlandes, dem Traumland der Aborigines. Je dekadenter die Lage der Zivilisation auf Erden sich entwickelt, um so ferner rücken die spirituellen Zentren auf der Welt. Je mehr Stahl, Industrie und Komfort, desto weniger Phantasie, Mystik und Natur. Je weniger Bäume, desto weniger Naturgeister. Die spirituellen Kräfte mußten, müssen sich sammeln, um von der Ignoranz der verblendeten Menschheit nicht vernichtet zu werden.

Die Botschaft der Arche Noah widerspiegelt den Rückzug des Eingeweihten, um die Sintflut zu überdauern. Der daoistischen Überlieferung zufolge versammelten sich auf dem Feenberg Penglai die achtzehn großen Magier der Erde, die Hüter des Wissens aus aller Welt, um die bedenkliche Lage der Menschheit zu diskutieren. Sie entschieden, die Essenz aller Menschenrassen, Tier- und Pflanzengattungen in das Innere der Erde zu ziehen und eine Welt in der Welt zu schaffen, um die Eskapaden der verblendeten Zivilisation zu überdauern. Dieses bereits vor ein paar tausend Jahren. Auch das vorchristliche irokeltische Volk der »Thuata de Danaan« – das Volk der Adlergöttin –, das laut Überlieferung der Urgöttin Danaa entstammt, die ihrerseits Mutter und Tochter des höchsten himmlischen Druiden Dagda und somit die Gebärende aller Götter ist, soll sich laut Legende in den ersten Jahrhunderten nach der Geburt Christi durch ihre hohe Kunst der Magie in das Erdinnere zurückgezogen haben, in die vielen Feenhügel Irlands, mitunter »Brüste der Danaa« genannt. Auch historische Forschungen deuten darauf hin, daß in der Vorzeit Chinas einzelne Stämme alter Völker als einzige Umweltkatastrophen überleben konnten, da sie Qigong-Techniken praktizierten.

Die alten Unsterblichen der Inseln selbst werden von reisenden Kaufleuten des vorchristlichen China oft als langgliedrig und fein gewachsen beschrieben, mit großen langen Ohren und unchinesisch großen Nasen, mit einem kunstvollen Fiedergewand gekleidet (wie dazumal die Druidenpriester), das die Fähigkeit der Schwerelosigkeit unterstreicht. Kniend werden sie als Grabwächter mit zwei großen Behältnissen dargestellt, einem kubischen und einem runden, die den Nektar von Erde und Himmel bergen. Reisende Kaufleute, die im alten China per Zufall einem Unsterblichen begegneten, beschrieben ihn als umherspringenden, lachenden und tanzenden Priester, der die Spontaneität des Kindes ausstrahlt. Die Unsterblichen der Feeninseln erfreuten sich berauschender Feste und frönten den Künsten der hohen Sinne. Es sind diese Unsterblichen der alten Zeit, die als die legendären Begründer des Daoismus gelten, die mit der auserwählten Priesterschaft das Geheimnis des kosmischen Elixiers teilten – das Geheimnis der hohen Gesundheit.

Die daoistische Priesterschaft gilt als Nachkommenschaft der Unsterblichen (Xian). Der Weg eines jeden Daoisten ist es, während seines Lebens in diesen freien und materiell ungebundenen Zustand des Xian zu gelangen und zu diesem Zwecke die Kräfte der Natur zu verstehen und in seinem eigenen Wesen zu speichern. Neben den drei reinen kosmischen Wesen werden verschiedenste Xian verehrt, nach denen unzählige Schulen gegründet wurden. Als die wesentlichen Unsterblichen gelten die Xian der acht Horizonte (Baxian), die in allen Zweigen des Daoismus verehrt werden. Zu diesen acht zählen aufgestiegene Meister männlichen wie auch weiblichen Geschlechts. Die Lebensgeschichten der Baxian klingen in der Regel sehr ungewöhnlich. So erscheinen sie in Drachengestalt oder verwandeln sich aus einem Tierkörper in die Gestalt des Unsterblichen, wandeln von Form zu Form, wie das in den afrikanischen, indianischen, nordischen oder druidischen Legenden sehr ähnlich überliefert ist.

Sagenfiguren wie Houyi, der himmlische Bogenschütze, der gegen die Dämonen kämpft und die kosmischen Kräfte ausgleicht, um den Menschen Wohlstand zu bringen, zeichnen das typische Bild des Himmelskriegers, der zwischen den Sphären wandelt, einmal im Himmel wirkt, einmal in der Welt, einmal in der Unterwelt der

Der Unsterbliche, wie er als Grabwächter bekannt ist. Er behütet die irdischen und kosmischen Essenzen und geleitet die Seelen der Verstorbenen ins Jenseits.

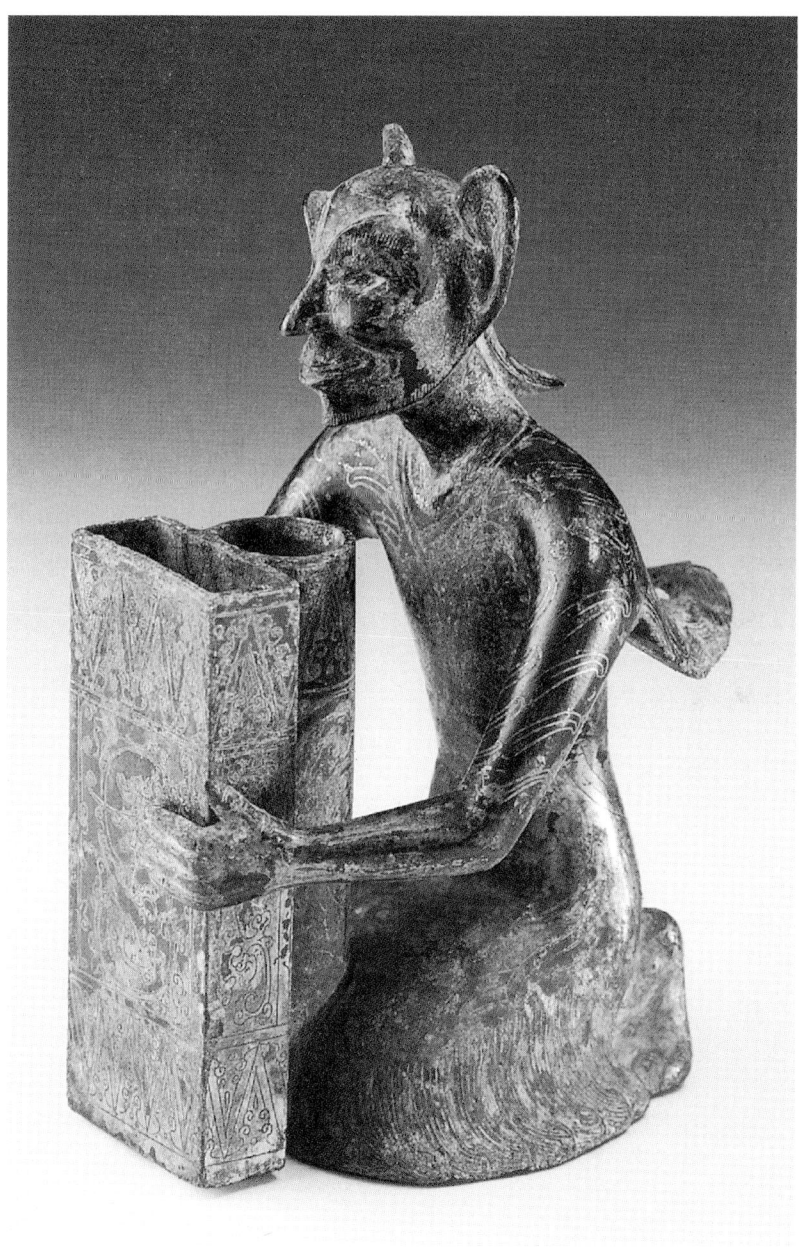

Dämonen. Houyi symbolisiert den Sonnenpriester, der die Kräfte des Lichtes verwaltet und vom Halbgott durch seine irdischen Neigungen schließlich zum fleischlichen Menschen wird. Höhlenzeichnungen und andere Spuren dieser symbolischen Sonnenpriester sind in nahezu allen Kulturkreisen anzutreffen, sei dies in der ägyptischen, der keltischen, indianischen oder der vedischen Gemeinschaft. Man denke an den Sonnenkult der Maya, an europäische Sonnentempel wie Stonehenge, die Externsteine in Deutschland oder an den ägyptischen Sonnengott Ra.

Die Sonnenkraft gleich dem Feuerelement mit der Wasserkraft im Gleichgewicht zu halten, ist zur möglichen Verhinderung von Dürrekatastrophen oder Überschwemmungen in der alten Zeit immer und überall ein zentraler Überlebensfaktor gewesen. So galt es, die natürliche Balance des Feuers mit dem Element des Wassers zu fördern – die Magie des Rituals war das Mittel zur Fruchtbarkeit der Erde und zum Wohlstand der Menschen. In den neuzeitlichen, christlich geprägten Zeitaltern ist jedoch häufig die von der Kirche aufoktroyierte Angst vor der Hölle und der Unterwelt zu beobachten, demgegenüber sich in den chinesischen wie auch den vorchristlichen westlichen Mythologien der Ursprung des Daoismus auch in der Beziehung spiegelt, wonach zuviel Licht ebenso vermieden werden soll wie zuviel Freude, um das Yang nicht zu erschöpfen. Dabei wird das Licht aus der Dunkelheit geboren, da man es ansonsten gar nicht erkennen könnte. So wie sich das ungeborene Kind im Mutterleib in materieller Dunkelheit befindet und bei der Geburt dann schreiend das materielle Licht erblickt. Die Frage ist die Sichtbarkeit des Lichtes. Das ungeborene Kind ist im Mutterleib durchdrungen vom Licht des Geborgenseins, während der Säugling nach der Geburt von der Mutter organisch getrennt wird und dieses Licht der Liebe nicht mehr so unmittelbar wahrnehmen kann. Die Sterne im Himmel würde man nicht sehen, wären sie nicht im dunklen Kosmos von Sonnen beschienen. Dunkel und hell oder warm und kalt sind jedoch nur Annäherungen an das wahre Licht, das jenseits der Dualität ist. Houyi, der die neun Sonnen abschießt.

Licht und Dunkelheit, Freude und Angst, Yin und Yang in Harmonie zu vereinen bedingt, sich mit dem Schatten ebenso auseinanderzusetzen wie mit dem Licht, um die Angst vor dem Schatten zu durchbrechen und eines Tages festzustellen, daß Licht und Dunkel denselben Ursprung haben. Die Angst vor dem Fegefeuer hat sehr viel gemein mit derjenigen vor dem eigenen Schatten, dem eigenen Unterbewußtsein. Wenn man den Schatten und die Dunkelheit ignoriert, läuft man Gefahr, daß der Schatten, das Yin an Eigendynamik gewinnt; die Ignoranz des Yin führt dazu, daß das Unterbewußtsein durch einen immer tieferen Graben vom Bewußtsein getrennt wird.

Ich sehe dieses Verdrängungsmuster als Ursache der pauschalen Schizophrenie der Zivilisation, die dazu führt, daß die Natur »ausverkauft« wird. Aus einer in sich harmonischen und natürlichen menschlichen und natürlichen Einheit wird ein in sich künstlich aufgetrennter Biochemiereaktor Mensch auf einer kalkuliert genormten Welt stilisiert. Die Folge ist, daß aus Himmel und Erde Himmel und Hölle suggeriert werden, da die lebendige Erde wie das lebendige Unterbewußtsein und die lebendige Dunkelheit (die Weiblichkeit) nach wie vor unter den Teppich gekehrt werden. Die noch von den Inquisitoren dem Volk eingetrichterte Angst vor dem Jüngsten Gericht läßt viele Menschen noch heute dem Tode in Furcht und Nervosität entgegentreten. Die Ignoranz des Todes läßt die Menschen in Angst erstarren und kettet sie an die Materie, an die Befriedigung der niederen Lüste.

Die alten Priester Europas, die Druiden und die weisen Frauen, wußten, wie der Mensch mit der Natur die Einheit bewahrt. Da hieß es nicht, beutet die Erde aus im Sinne von »macht euch die Erde untertan«, sondern »schwimme wie ein Lachs gegen den Strom und über alle Hürden zu deiner geistigen Heimat« oder »erhebe dich aus der Asche, der Dunkelheit in deiner Seele wie der Phönix empor zur Sonne« oder »feiere den Mond in seiner Pracht und nimm ihn als Wegweiser für deinen Alltag«. Die alten Menschen wußten mit den Sonnen- und Mondzyklen in Einklang zu leben. Der Tod gehört zum Leben wie der Mond zur Erde und die Erde zur Sonne. Ohne den Tod würden wir nicht leben. Unsere Haut, die wir wahrnehmen, die unsere Organe und unser Blut zusammenhält, die unser Gefäß, unsere Mauer des Tempels ist, besteht aus der von uns wahrgenommenen äußeren Hülle aus toten Zellen. Nur tote Zellen ermöglichen es der Haut, sich zu erneuern. Wie die Schlange, die sich regelmäßig häuten muß, um zu leben. Die tote Hülle, die sie zurückläßt, ist das Zeugnis für ihre Wandlung, für ihre Wiedergeburt. Und so geschieht dies andauernd in unserem Körper. Bestünden wir nur aus »lebenden« Zellen, hätten wir keine Haut, keine Knochen und auch kein funktionierendes Immunsystem. Wenn das Immunsystem zu viele Abwehrzellen bildet, »frißt« es den eigenen Organismus auf. Man kann das Sterben nicht mit Technik überwinden, man kann es nur mit bewußtem Leben überwinden, mit einem natürlichen und spontanen, an den Sternen ausgerichteten Leben.

Der solaren Yang-Sphäre mit dem Vermittler der Menschen, Houyi, steht die lunare Yin-Sphäre mit der weiblichen Vermittlerin Chang E gegenüber. Sonne und Mond, die universellen Kräfte, die den Menschen am offensichtlichsten betreffen. Interessanterweise sind in der daoistischen Mythologie der Hase und die Schildkröte ebenfalls Bewohner des Mondes, und dies ist bei alten Indianerstämmen im Falle des Hasen ebenso. In späteren Aufzeichnungen wird Chang E »im Zuge der Herrlichkeit des Mannes« verleumdet, aus Selbstsucht das Elixier genossen zu haben, die authentischen Überlieferungen deuten jedoch auf die innigste Liebe Chang Es und Houyis, zwischen Mond und Sonne hin.

Die Legenden mögen vor allem auch auf die inneren psychologischen Kämpfe hinweisen, die man auf dem Wege der Adeptenschaft durchlebt. Wie fühlt sich der »schlafende« Embryo, wenn er zur Welt kommt? Er schreit, hilflos der neuen Situation der Polarität ausgesetzt. Danach wächst der Mensch, sammelt seine Kraft und holt zum Schlag aus. Die Kosmogonie des Pan Gu schildert das Wachstum und den Prozeß des Menschen, der nach Ausdruck in der Schöpfung strebt. Mit dem infernalen Schlag beginnt der eingeweihte Mensch, seine kosmische Identität wahrzunehmen, und bricht aus seinem Ei aus, erlebt die Extreme der Dualität, steht mit den Füßen auf der Erde und den Händen im Himmel, wandelt zwischen den Sphären, um an der Schöpfung teilzuhaben.

Ich habe einst vor langer Zeit ein Bild geschenkt bekommen, das in den Spiegel fotografiert war. Es zeigt einen gefiederten Gottmenschen aus einer ureuropäischen Mythologie, der sich aus dem Ei erhebt. Wenn mich nicht alles täuscht, nennt sich dieses Wesen Abraxas, das mich stark an den Mythos des chinesischen »Sonnenraben« erinnert. Der schwarze Rabe, der durch das Zentrum der Sonne in eine andere Welt fliegt. Wenn man die mystische Geschichte solcher Legenden entschlüsselt, ist es naheliegend, das Ei als Fruchtbarkeitssymbol zu sehen. Dies kann wiederum bedeuten, die eigene Kraft der Sexualität zu entwickeln und zu transformieren, um in die höheren Welten zu finden resp. durch die transformierte Kraft der Sexualität wahrhafte Gesundheit und Vitalität und daraus die spirituelle Wandlung der Seele zu entfalten. Im alten vorchristlichen Europa war es ebenfalls das Ei, das die Fruchtbarkeit der Natur symbolisierte. Bestes Zeugnis dafür legt der Brauch des Ostereis ab – alter Wein in neuen Schläuchen.

Im Laufe der chinesischen Geschichte erweckten die Lehren Laozis vor rund zweitausendfünfhundert Jahren einen neuen Zeitgeist. Das Daodejing, das auf Laozi zurückgeführt wird, ist das meistgelesene spirituelle Buch nach der Bibel und drückt die Vergänglichkeit des polarisierten Lebens in der Materie aus. Es ist ein weiser Ratgeber und Wegweiser für Menschen aller Couleur. Laozi wird meist als alter, verknitterter Priester dargestellt, der auf einem Ochsen in die Ferne reitet und einen gewundenen Zauberwanderstab aus Holz mit sich führt.

Entscheidende altchinesische philosophische Strömungen, die durch das Daodejing oder durch Konfuzius ausgelöst wurden, entstanden in einer sehr instabilen und wirren Zeit Huaxias. Das Land war durch Kriege und Intrigen auseinandergerissen worden, und es herrschte Anarchie. Da ist es natürlich, daß auch ein großes Bedürfnis der Menschen nach Ruhe und Reinheit aufkam.

Nichtinformierte Historiker nehmen diese Zeitspanne des Laozi als Gründerzeit des Daoismus an. Es war auf dem gesamten Globus eine sehr unruhige Zeit, als dann überall entscheidende kulturelle und spirituelle Akzente gesetzt wurden. Als Beispiele seien nur die Bildung der keltischen und der griechisch-römischen Kultur in

Laozi, Begründer des philosophischen Daoismus

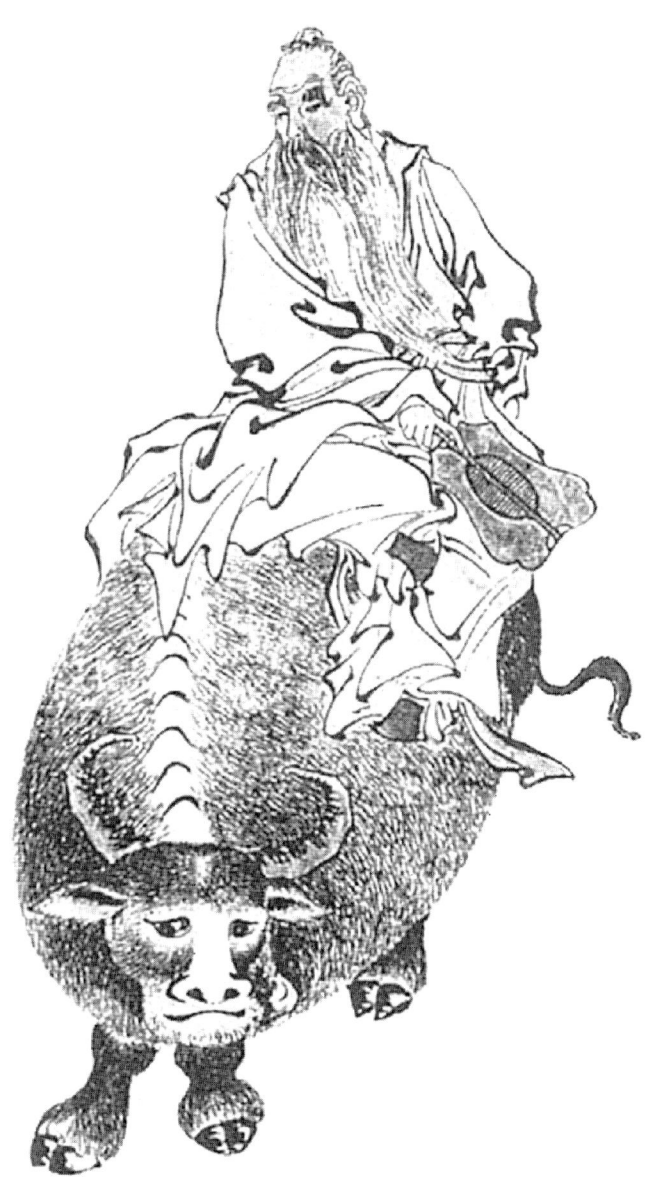

Europa oder die später allmähliche Ausdehnung des Buddhismus in Asien erwähnt. Der bedeutende Daoist Zhuangzi beispielsweise wirkte um dieselbe Zeit wie Aristoteles, und beider Denkvorgänge weisen erstaunliche Gemeinsamkeiten auf. Große Philosophen prägten neue Sozialstrukturen, eine diffundierende Spiritualität ermöglichte im Laufe der Geschichte Synthesen wie zum Beispiel die Verschmelzung des Buddhismus mit dem Daoismus, was später zu Blüten wie dem Shaolinquan, dem berüchtigten Gongfu der Shaolinmönche (deren echte Vertreter leider fast ausgestorben sind) auf der Grundlage des Chan (jap. Zen) führte.

Der Chan-Buddhismus entstand tatsächlich aus einer Synthese der effektivsten Elemente der Kampfkunst, des Buddhismus und des Daoismus. Die Geburt des Chan wird dem legendären indischen Mönch Boddhidharma (Damo) zugeschrieben, der, seinerseits vom traditionellen Daoismus geprägt, den buddhistischen Mönchen eine Art des Taijiquan beigebracht haben soll, um diesen eine Methode aufzuzeigen, die sowohl die körperliche wie auch die geistige Erfahrung der Mönche fördern und der vorzeitigen Alterung des Körpers durch das lange regungslose Sitzen vorbeugen sollte. In der Tat habe ich in China einst einen Mann getroffen, der diese taijiquan-ähnliche Form des Shaolinquan praktiziert, das tatsächlich sehr viel Ähnlichkeit mit dem authentischen Taijiquan zeigt und Shaolin Rouquan genannt wird. Boddhidharma pflegte also demnach regen Austausch mit daoistischen Meistern, die ihm eine Urform des heute unter dem Namen Taijiquan – die absolute Boxkunst (Faust) beibrachten, denn das Taijiquan wie auch das Qigong sind ohne Zweifel daoistischen Ursprungs und gehen aus daoistischen Ritualen hervor.

Das überaus Interessante an dieser ganzen Entwicklung in der chinesischen Geschichte der spirituellen Schulen ist jedoch, daß sich die vordergründig verschiedenen Religionen oder Philosophien immer wieder direkt gegenseitig befruchteten, denn die buddhistisch/daoistische Schule des Chan beeinflußte wiederum prägend die späteren Schulen des Neodaoismus. Die spirituellen Meister der alten Welt pflegten regen Kontakt und Austausch untereinander. Die daoistischen Klöster schickten ihre Adepten indes auf Forschungsreisen in ferne Länder, um deren spirituelle und magische Systeme und Kulturen zu studieren und voneinander zu lernen. So ist es auch nicht weiter erstaunlich, daß ein indischer Mönch die buddhistisch geprägten Shaolinmönche mitunter in daoistischen Techniken unterwiesen hatte. Man muß bedenken, daß ab einer gewissen Ebene der Entwicklung des Menschen keine gravierenden Unterschiede verschiedener Religionen oder Kulturen dazu Anlaß geben könnten, sich anzufeinden. Wie mir bedeutende buddhistische Meister Chinas beteuerten, existieren heute nur noch sehr wenige Eremiten, die das alte und wahrhaftige Chan praktizieren. In Japan und im Westen wird es nicht anders sein. Vergessen wird in der heutigen schnellebigen Zeit meistens, in welchem Umfeld früher eine Lehre entstand und praktiziert wurde. Die einen kultivieren nur den Körper

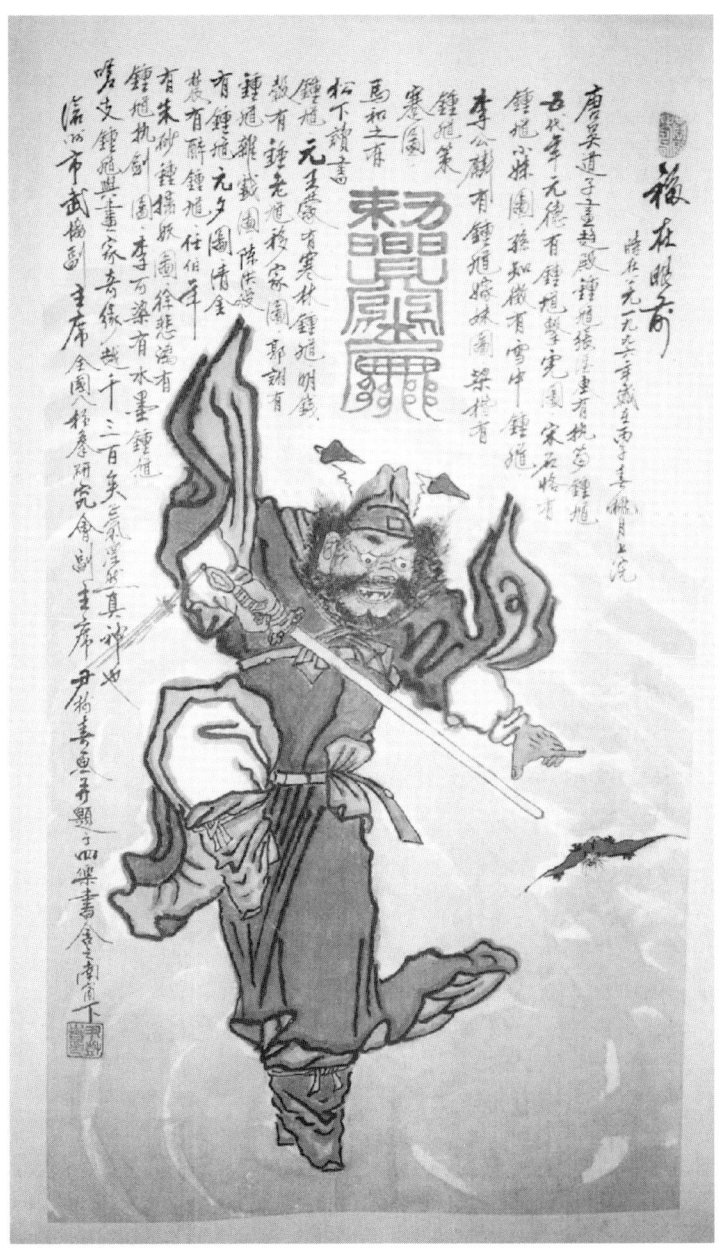

durch die Kampfkunst, die anderen nur den Geist durch die Meditation; beide Seiten vergessen, daß das eine durch das andere entstanden ist und sich gegenseitig bedingt.

> *Der Weg*
> *Es ist Yin und Yang, das die Wandlung des Dao ausdrückt*
> *Man öffne sich den Strömen der Natur und wird Dao erfahren*
> *Alles Sichtbare und alles Unsichtbare trinkt Dao – entsteht aus ihm und endet in ihm*
> *Seine allumfassende Fülle erfährt man in der Leere*
>
> *Taishang Laochun (Laozi)*

Das Allerweichste durchdringt das Allerhärteste: Die schlichte und ergreifende Weisheit um den Mythos Laozis stellte das vom Aberglauben geprägte Volk in Frage. So wurden durch den Einfluß Laozis die Götter zunehmend wieder als verschiedene geistgewordene Manifestationen der einen Kraft angesehen – des wahren kosmischen Pfades, des Dao. Die Staaten, die Landwirtschaft und der Familiensinn wurden in ein gemeinsames Denkmodell nach den Lehren von Yin und Yang, den Fünf Wandlungsphasen und dem Buch der Mutation choreographiert, was dem chinesischen Kaiserreich zu immer mehr Wohlstand verhalf.

Die daoistische Priesterschaft nennt den dem Laien bekannten Laozi Taishang Laochun. Taishang Laochun wird als höchster der daoistischen Meister verehrt, sein Siegel ist das der Alchimie.

Es mögen einen die Hochkulturen faszinieren, von denen keine schriftlichen Theorien überliefert worden sind, im Wissen, daß sie von Laien der Zukunft sowieso falsch interpretiert würden. Wobei daoistische Werke wie das Daodejing eigentlich keinen Raum für Spekulationen bieten, auch nicht durch die Interpretation des Laien, da das Unfaßbare zelebriert wird. Genauso ist es auch bei den »Büchern« der Körpertransformation und Kampfkunst, diese sind in der Regel nicht auf Papier, sondern in Bewegungsfolgen, in Formen geschrieben. Diese ehemals geheimen »Bücher der Bewegung« werden in der heutigen Zeit jedoch leider oft nur als »inhaltslose und unverstandene Verse« rezitiert. Ein Buch richtig zu lesen und vor allen Dingen zu verstehen will gelernt sein. Denn es ist nicht das Lesen an und für sich, sondern die Lebenserfahrung und die Anwendung des Gelesenen, das Früchte tragen wird.

Konfuzius' Lehren, die aus den daoistischen Urgründen entstanden, waren für die Kaiser später ein vorzügliches Instrument geworden, der Menschen Tugend, Moral und Staatsglaube zu fördern. In der besagten wirren und fürchterlich chaotischen

Zeit der Streitenden Reiche (481–221 v. Chr.) verließen viele wichtige Beamte, aber auch Bauern und Menschen aus allen Schichten ihre Stellungen und pilgerten in die Einsamkeit der Berge, um dem Beispiel Laozis zu folgen und dem Ruf der Reinheit und Einfachheit der heiligen Berge zu folgen. So war die neue konfuzianistische Familien- und Staatsetikette, die die Gemeinschaftlichkeit unterstrich, für China ein Schritt in eine geeinte und stabile Richtung, auf der sich ein riesiges Reich aufbauen ließ. Der neue Kodex der Moral und der Ehre, der Familie als Staat und des Staates als Familie, endete letztendlich jedoch in einem außerordentlich hierarchischen, überstrukturierten Staatsgebilde mit Abertausenden von Verhaltens- und Prüfregeln im Kaiserreich von Huaxia.

Doch allen Unkenrufen von Geschichtsschreibern zum Trotz stößt man beim genauen Studium der Lehren von Meister Konfuzius auf sehr eindrückliche Gedankengänge, die entgegen der sich im Laufe der nächsten zwei Jahrtausende daraus entwickelnden Staatsetikette eine sehr praktische Philosophie der Natürlichkeit und des gesunden Menschenverstandes postulierten.

Die daoistischen Lehren waren vor Konfuzius in ihrem magischen Kern nur eingeweihten Adepten vorbehalten oder wurden von der Bauernschicht als schamanischer Götterglaube praktiziert, was dazu führte, daß das Dao häufig als Aberglaube verkannt wurde. Konfuzius' Verdienst war es, die kosmischen Lehren in einer sozialverträglichen und harmonischen Weise dem Land zugänglich zu machen. Andererseits schuf er mit seiner Moral und Ethik eine Mehrklassengesellschaft, und die Kaiser mißbrauchten den aufkommenden Konfuzianismus als philosophische Legitimation zur Unterdrückung des einfachen Volkes. In den mythischen Zeiten der Xia- und Shang-Dynastie war in China jeder Mensch ein Bauer, Jäger oder Priester, so waren auch die mythischen Kaiser relativ bescheidene Herrscher.

Obwohl zu diesen Zeiten das Patriarchat dominierte, wurde viel entscheidendes esoterisches Wissen wie in den Urzeiten matrilinear vererbt, das heißt von Mutter zu Tochter. Im Gegenzug zu Jinhua, der weitverbreiteten Schule der männlich dominierten Alchimie der goldenen Blume, gab es vermutlich lange vor diesem Zweig der inneren Alchimie die weibliche lunare Alchimie, die geheime Silberblume – Yinhua. Die daoistischen Priesterinnen, die ich in den heiligen Bergen traf, haben mich in ihrer Ausstrahlung und Reinheit zutiefst beeindruckt.

Nüwa, die Göttin der Menschen und der Erde, war die matriarchale Mutter aller Lebewesen. Die Menschen stellten sich die irdische Schöpfung in den Vorzeiten weiblich vor, was durch die gebärende und der Erde Blut zollende Frau naheliegt. Die Blutslinie der Menstruation zwischen Frau und Erde ist wohl in allen matriarchalen Frühkulturen unseres Planeten ein zentraler Faktor gewesen. Die Frau opfert in diesem Licht gesehen der Erde regelmäßig Blut. Ein Kraftakt, der leider selten bewußt unterstützt wird. Nachdem die Dekadenz der »kriegssüchtigen Einfältigkeit

Die Blume der Weisen
Das hermetische Ei birgt die kosmische Drachenkraft und symbolisiert die alchimistische
Verwirklichung zu den drei Blüten des Goldes (rot), der Weisheit der Blumen (blau) und
der philosophischen Inspiration (Quecksilber), durch den Stern symbolisiert.
(aus dem Alchimistischen Manuskript 1550, Universitäts-Bibliothek Basel)

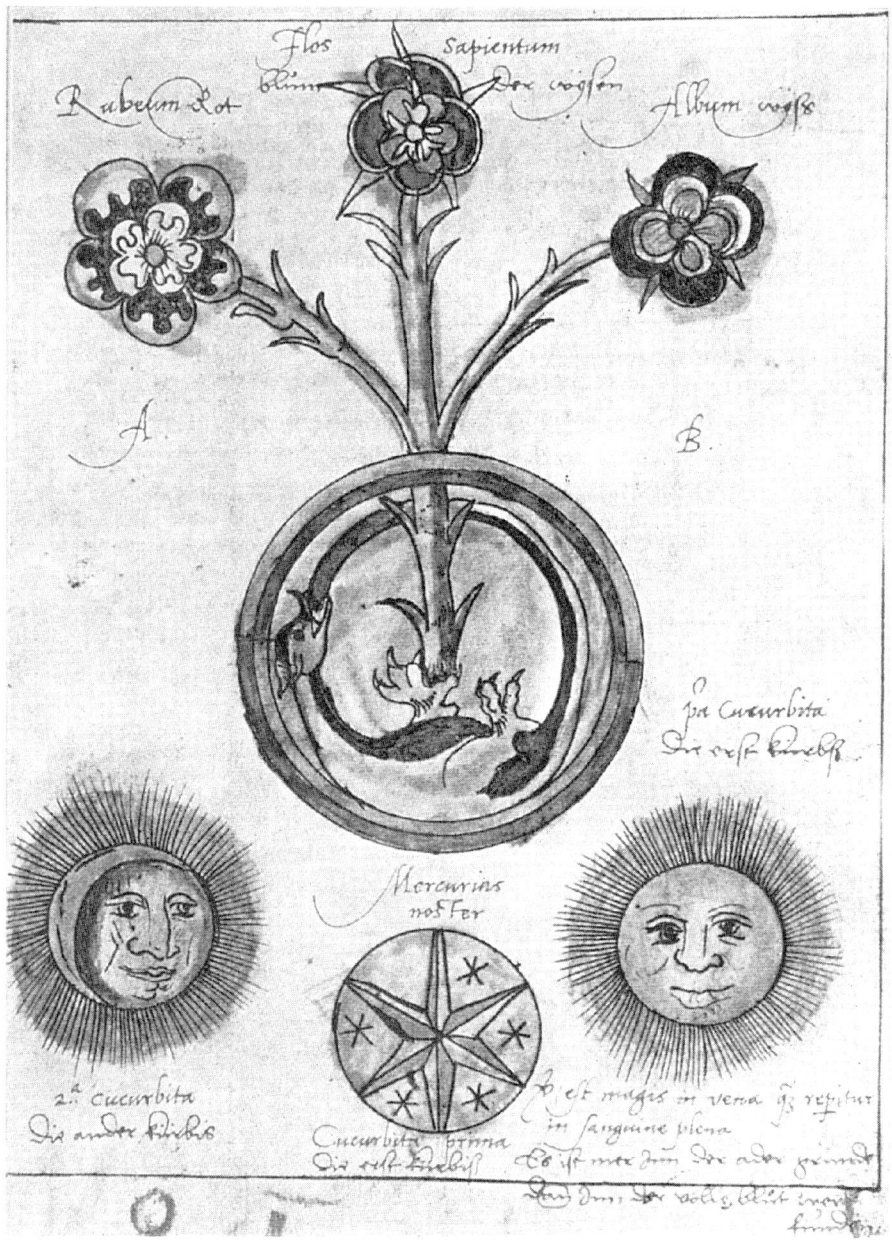

68

der entwurzelten Manneskraft« die Herrschaft der Völker an sich riß, wurde das Blut der Frau in zunehmendem Maße als schädlich und sündig angesehen, wobei die Männer vollständig vergaßen, daß sie selbst daraus entstanden waren. Nicht nur die Frau wurde immer öfter ignoriert, sondern mit ihr das Kindsein des Menschen: die göttliche Naivität und Kreativität des sinnlichen Menschenkindes.

Das beste Beispiel war die Inquisition und globale Missionierung im Namen des Allvaters im Westen; ein immer noch nachwirkendes Szenario der Ausrottung der Natur, des weiblichen Prinzips. Vielleicht werden die Menschen sich eines Tages wieder an Nüwa oder an die ureuropäische Danaa erinnern und sie darum bitten, mit Hilfe ihrer göttlichen Alchimie die Kristalle der Fünf Farben zu verschmelzen, um Ozonlöcher und ähnliches zu stopfen? Nur ist die wahre Botschaft in den alten Sagen ja vor allem eine Aufforderung an die Menschen, selbst die Elemente und Kräfte in die Hand zu nehmen, um den Kosmos in seiner Harmonie zu fördern, anstatt abzuwarten, bis irgendein Gott oder eine Göttin sich die Ehre erweist, in großzügiger Haltung den Segen zu spenden.

Die weibliche Gottheit (eine ursprünglich androgyne Erscheinung), die auch im heutigen China noch stark verehrt wird, ist Guan Yin, die Göttin des Mitgefühls, Patronin der altchinesischen Heilkunst.

Laß dich nicht von deinem unbewußten Schatten lenken, sondern öffne deinen Schatten, dein Unterbewußtsein. Boxe mit deinem Schatten, kämpfe mit ihm – nicht gegen ihn. Mach dir deinen Freund nicht zu deinem Feind, sondern mach deinen Feind zu deinem Freund. Fasse den Mut, die Faust zu formen und du selbst zu sein …

Guan Yin, die Du auf dem Lotus stehst, der Dich durch die Welten trägt.
Guan Shih Yin, die Du den Drachen mit einem lächelnden Blick zähmst,
Deine Zauberperle in der einen, das heilige Gefäß in der anderen Hand haltend.
Guan Yin, die Du der Herrschaft der materiellen Macht widerstehst – in Liebe und Mitgefühl,
die Du die Wesen der Unterwelt befreist.
Sei geehrt

Die daoistische Körpertransformation ist ein alchimistischer Prozeß, Yin und Yang zu vereinen. Der mikrokosmische Tempel der Seele, der irdische Körper, wird von den psychisch-organischen Mustern, die einen nach der Geburt immer mehr aus dem kosmisch reinen Urzustand werfen, gereinigt und geläutert. »Künstliche« Gedanken, die sich zu »künstlichen« Lebensstrukturen verwickeln, werden aufgelöst. Im Prinzip handelt es sich um eine Rekapitulation jeder Körperfaser, denn in jeder

Körperfaser kann ein unbewußter Gedanke gefangen sein. Muskel für Muskel, Sehne für Sehne, Knochen für Knochen läutert man seinen Tempel und vernetzt sich mit der Natur. Schicht für Schicht nähert man sich dem Kern des eigenen Wesens, jede Schicht birgt wieder eine neue Überraschung. Das Unausgesprochene, zwischen den Zeilen Stehende, das nicht Manifestierte, das Ursprüngliche, das Ungeborene wird angestrebt. Der Mensch, die Natur ist wie ein riesiges Puzzle. Die Teile gehören zusammen und halten zusammen, sind sich dessen aber nicht bewußt. Der Mensch hat vergessen, daß das Puzzle aus einem Bild stammt, daß jedes einzelne Fragment das ganze Puzzle bilden kann, die kleinen Bilder aber eigentlich Teile eines großen Bildes sind.

Lerne, ein Teil des Gemäldes zu sein und gleichzeitig das Gemälde als Beobachter zu bestaunen
Lerne, im Bild darin zu sitzen, und das Bild gleichzeitig zu malen

In der daoistischen Körpertransformation, chinesisch Yangsheng genannt, läßt sich das Geschehen wie ein Puzzle in direktester Weise zusammenfügen. Teil für Teil, Bild für Bild, Erfahrung für Erfahrung, Gedanke für Gedanke, Schritt für Schritt, Laut für Laut, Blick für Blick, Geschmack für Geschmack fügt sich das große Bild zusammen. Dieses Bild ist derart beschaffen, daß es aus der Sicht des Betrachters nur wahrgenommen werden kann, wenn er oder sie die Augen schließt und nicht sehen will, sondern sich das Bild sehen läßt. Es ist nur die Motivation und die Situation, die aus ein und derselben Sache verschiedene Begriffe zeugt. Yangshen (=Nähren des Wesens) hat nichts mit Kampfkunst gemein, es handelt sich um die Klärung der Energie des Lebens – um die Rückkehr in einen natürlichen Zustand. Neijiaquan – die Faust der inneren Familie, die innere Kampfkunst nennt sich aus diesem Grunde Kampfkunst, weil Kampf etwas mit Konfrontation und mit Transformation zu tun hat und einen auf praktischer Ebene in verschiedenster Weise die Polaritäten erleben läßt, nachdem man die kosmischen Prinzipien von Konstruktivität und Destruktivität im menschlichen Sinne überwunden hat. Neijiaquan ist die praktische Umsetzung der alten Lehren, die sämtliche Sphären des Lebens beinhalten. Konfrontation ist Yin, Transformation ist Yang – oder umgekehrt? Genau, ebenso umgekehrt, denn alles läßt sich umdrehen, solange es zusammengesetzt ist. Yin und Yang, die in Harmonie zueinander das Absolute – Taiji – zeichnen, können nur wirklich erfahren werden, wenn die Furcht abgestreift wird, Yin und Yang zu demaskieren. Yin und Yang kann man nur demaskieren, wenn man sie erkennt, dadurch, daß man sie gelebt hat. Taijiquan, Xingyiquan und Baguazhang sind die drei Pfeiler der inneren Kampfkunst des Dao, die Faust des Absoluten, die Faust der Formgebung durch

Konzentration und die Faust des sich wandelnden Kreises (=des Yijing-Orakels der acht Trigramme).

Der große Yü gilt als der Wegbereiter des »modernen« Daoismus der letzten tausendfünfhundert Jahre, hören wir kurz, was er uns Interessantes zu berichten weiß:

> *Sektierertum*
> *Wer durch die drei Hindernisse der Vorstellungen von der Wirklichkeit der Dinge, der Nicht-Dinglichkeit der Leere behindert wird, ist unfähig, die drei Lehren, Konfuzianismus, Daoismus und Buddhismus, zu versöhnen. Diese Haltung führt zu sektiererischen Meinungsverschiedenheiten und Zwistigkeiten. Die Konfuzianisten kritisieren die Nicht-Dinglichkeit des Daoismus, die Daoisten kritisieren die Leere der Buddhisten, die Buddhisten kritisieren den konfuzianistischen Weg – und so geht es endlos weiter, vor und zurück. Sie alle erkennen nicht, daß es zwar drei Lehren gibt, die sich vielleicht voneinander unterscheiden, daß die Grundlage aber in Wirklichkeit dieselbe ist. Sie nehmen Unterschiede wahr, was entzweiend wirkt, weil sie sich durch ihre Prinzipien behindern lassen.*
> *Urahn Lü aus der »Inschrift der Hundert Zeichen«*

Yangsheng reinigt und öffnet die Tore zur Kraft und birgt das Geheimnis, das Lebenselixier wiederherzustellen. Neijiaquan läßt einen die Kräfte mittels der kosmischen Kunst des Kämpfens zelebrieren und seinen Himmel sich mit seiner Erde vereinen. Das Sonnengeflecht sich mit dem Sonnensystem vereinen, die Atome mit den Planeten, die Gedanken mit den Pflanzen, die Spiralen mit den Spiralen. Die Kreise mit den Kreisen …

… und die Essenz davon ist Taiji Hunyuan Qigong, das Thema dieses Buches.

Die Grundlagen von Hunyuan Qigong

Die Ursprünge des Hunyuan Qigong liegen viele Jahrtausende zurück, als die weisen Menschen der Natur und sich selbst sehr nahestanden. Damals galt man als gesund, wenn man in Einheit mit dem Kosmos lebte, als krank, wenn einen die eigenen Emotionen übermannten. Die Tiere waren keine Feinde, sondern Freunde. Die Natur wurde nicht ausgenutzt, sondern verehrt. Man schulte sich in Demut und Versenkung, lernte voneinander. Solche daoistischen Eremiten, die heute noch zurückgezogen in den chinesischen heiligen Bergen leben, sind die Urväter und Mütter dieser Transformationstechniken, die darauf abzielen, mit der großen Unergründlichen Naturkraft in Einklang zu leben. Auf diesem Wege der Vervollkommnung des Daseins birgt die Schulung die persönliche Wahrnehmung des Adepten. Es sind dies auch die alten Schriften, die Wissen vermitteln helfen können, aber nur insofern der lernende Mensch bereit ist, aus eigener kreativer Motivation für die Natur und die Weiterentwicklung der Lehren zu forschen. Ein alter Meister kann dann ruhig sterben, wenn er weiß, daß ein geeigneter Schüler an seinem Lebenswerk weiterforscht. So haben sich die Lehren der alten Weisen über unzählige Jahre und Geschichtsepochen hinweg bis in die heutige Zeit überliefert und verfeinert, in dem Maße, wie die Meister potentielle Nachfolger fanden, die nicht nur ihren Lehrern nacheiferten, sondern, dem Dao, der Schöpfung verpflichtet, das Leben pflegten.

Die Mutter aller Lernprozesse des Daoisten ist die Natur. Die Bewegung der Natur erkennt der Naturforscher anhand des Gesetzes des polaren Spieles der kosmischen Urkräfte Yin und Yang. So ist die spontane Natürlichkeit im Leben, dies in jeder Lage und Form, Grundsatz eines Daoisten.

Wenn Sie mögen, beobachten Sie einmal entspannt die Natur. Haben Sie schon einmal einen geraden Regenbogen gesehen? Haben Sie schon einmal eine Kaulquappe beobachtet, die gerade schwimmt? Oder haben Sie vielleicht schon eine gerade Wolke, einen geraden Baum, eine gerade Schlucht, einen geraden Kopf, gerades Wasser, eine gerade Wirbelsäule, Schlange oder Zunge gesehen? Alles, was wirklich natürlich besteht, entsteht wellenförmig. Jede Form von natürlicher Bewegung ist wellenförmig, da physikalisch gesehen ja alles schwingt. Selbst ein Laserstrahl ist in seiner innersten Bewegung nicht schnurgerade, kann er ja gar nicht, denn auch der Laserstrahl ist an die Polarität gebunden und bewegt sich somit wellenförmig fort, auch wenn man dies mit bloßem Auge nicht sehen kann. Dazu im nächsten Kapitel mehr.

Qi kann man sich am besten vorstellen, wenn man sich eine Stunde bewegungslos vor einen Baum stellt und geschehen läßt, was geschieht. Denn das Qi sollte man nicht intellektuell zu erfassen versuchen, sondern wirklich erleben. Ich will trotzdem versuchen, ein paar erklärende Worte zu finden. Qi ist nicht etwas »Neues«, sondern Qi ist ein Überbegriff einer kommunikativen Ebene in der Natur, die im fein-stofflichen Bereich alles mit allem verbindet und auf dieser morphischen Ebene Austausch ermöglicht, so wie beispielsweise in der Astrologie der Merkur auf einen körperlichen und auch seelischen Zustand eines Lebewesens wirken kann. Qi ist ein verbindender Begriff, den man mit dem Odem (Atem) des Kosmos erläutert. Qi, oder schlicht Schwingung, muß nicht in einer ersichtlichen Form manifestiert sein, es gibt also unzählige Arten von Qi, je nachdem, in welcher Umgebung und in welchem Zusammenhang es wirkt. So haben wir in unserem Körper für jedes Organ eine spezielle Qualität von Qi, denn jedes Organ hat seinen eigentümlichen Charakter und seine spezielle Aufgabe und somit Energie. Die Biophotonen sind für die Natur ein wesentlicher Bestandteil des Qi, denn dies sind kleinste Lichtträger, die Licht von einer Form zur anderen Form bewegen und austauschen. Ein interessanter Abschnitt in Marcus Schmiekes Betrachtung zum Biophotonenfeld des Menschen führt in die wissenschaftliche Sichtweise des Lebenslichtes:

Biophotonen sind durch einen extrem hohen Grad an Ordnung ausgezeichnet und können als eine Art biologisches Laserlicht bezeichnet werden, das zur Interferenz fähig ist und für viele Effekte verantwortlich zu sein scheint, die gewöhnliches nichtkohärentes Licht nicht leisten könnte. Seine hohe Kohärenz verleiht der Biophotonenstrahlung die Fähigkeit, Ordnung zu schaffen und Informationen zu übermitteln, während chaotisches, nicht-kohärentes Licht lediglich Energie überträgt. Ein Hinweis auf die ko-härenten Eigenschaften der Biophotonen wird durch die experimentell nachgewiesene Erkenntnis gegeben, daß die sogenannte induzierte Bio-photonen-Emission hyperbolisch abfällt, was eine ausschließliche Eigen-schaft kohärenter Strahlung darstellt. Es gibt deutliche experimentelle Hin-weise, daß die Biophotonen wichtige Steuerungsfunktionen innerhalb der einzelnen Zellen, aber auch zwischen den verschiedenen Zellen haben. Möglicherweise wird der gesamte lebende Organismus durch ein kohärentes Biophotonenfeld durchdrungen, das seine Funktionen auf verschiedenen hierarchischen Kontroll- und Organisationsebenen beeinflußt und steuert. Die einzelnen Zellen scheinen mit Hilfe des Biophotonenfeldes miteinander zu kommunizieren, indem sie stehende Wellen ausbilden. Das Biophotonen-feld wäre demnach ein stark strukturiertes Informations- und Steuerungs-feld, das auf holographische Art und Weise mit Lichtgeschwindigkeit die einzelnen Teile des Organismus verbindet und ihre Funktion aufeinander abstimmt. Es hat ein großes Spektrum verschiedener Frequenzen und Polari-sationen und damit eine sehr hohe Informationsdichte. Dem heutigen Stand der Forschung entsprechend geht die Biophotonenstrahlung vom Chromatin der Zellkerne aus. Berechnungen zeigen, daß das spiralförmig geformte DNS-Molekül als Hohlraumresonator ideale geometrische Formen aufweist, die es ihm ermöglichen, sehr effektiv Licht zu speichern.

Ebenso wie das Licht in der inneren Alchimie im Zinnoberfeld – dem menschlichen Zentrum der Gravitation – gespeichert wird, geschieht dies auch in biochemischen Prozessen in der Zelle und in makrokosmischen Prozessen von Galaxien oder in Klimaströmungsspiralen. Das Lebenslicht des Leibes wird im zentralen Kontinuum der Schwerkraft zusammengezogen, kanalisiert, sublimiert und gespeichert. Zelle nennt sich auf chinesisch »kleiner Raum« als Gegenstück zum Raum, der ein Zimmer oder irgendeine räumliche Einordnung betrifft. Von der DNS-Spirale zur galaktischen Spirale – es handelt sich um die Energie der Schöpfung, wie auch der Embryo, das Schneckenhaus und die schlafende Schlange sich in die Schöpfungsspirale winden.

Der Daoist lernt vom Embryo des Menschen oder Tieres, der schlafenden Schlange oder Katze, Energie in einer Ruhe- oder Schlafstellung in einer sich dem Mittelpunkt zuwendenden Spirale zu speichern resp. die Lebenskraft in dieser Haltung im Wesen zu halten. Die materielle Raum- und Zeitquantität, die physisch oder technisch wahrnehmbar ist, kann man als unwesentlich klassifizieren, bedenkt man die Genialität der schöpferischen Konstruktionen. Kosmos ist Kosmos, sei dieser nun Mikro- oder Makrokosmos. Raum ist Raum, stehe er als Synonym für eine Körperzelle oder für den intergalaktischen Raum. Energie ist Energie, sei es ein winziges Hormon oder die Strahlenkraft der Sonne. Wenn man durch ein äußerst sensibles Elektronenmikroskop die Spirale einer Doppelhelix bestaunt, kann es gut sein, daß man in Tat und Wahrheit gleichzeitig die Weiten einer Galaxie wahrnimmt, ohne dies zu bemerken – denn es herrscht die Regel der raumunabhängigen Synchronizität im Kosmos, und diese gestaltet sich fraktal. Schau in den Himmel. und du siehst dein Inneres. Schau in dein Inneres – und du wirst den Himmel entdecken. Die Lehren des Dao unterweisen uns: Das Kleinste überwindet das Größte, das Allerweichste durchdringt das Allerhärteste, die einzige faßbare Tatsache ist die der Leere, die unsere Reizüberflutung überwindet und die jenseits des Geschehens ist. Die Leere, die die freie Wahrnehmung ohne ideologische Färbung erlaubt.

Die moderne Quantenphysik nähert sich trotz ihrer Kopflastigkeit allmählich den uralten Erkenntnissen der Magier an: Licht ist »kreativ«, der Kosmos in einem unvorhersehbaren magischen Wandel. In Experimenten an amerikanischen Universitäten versuchten Forscher, Biophotonenlichtstrahlen zu teilen und zu manipulieren, indem sie die Photonen vor die Alternative stellten, den einen oder anderen Weg zu gehen und über halbversilberte Spiegel zu reflektieren. Das für den

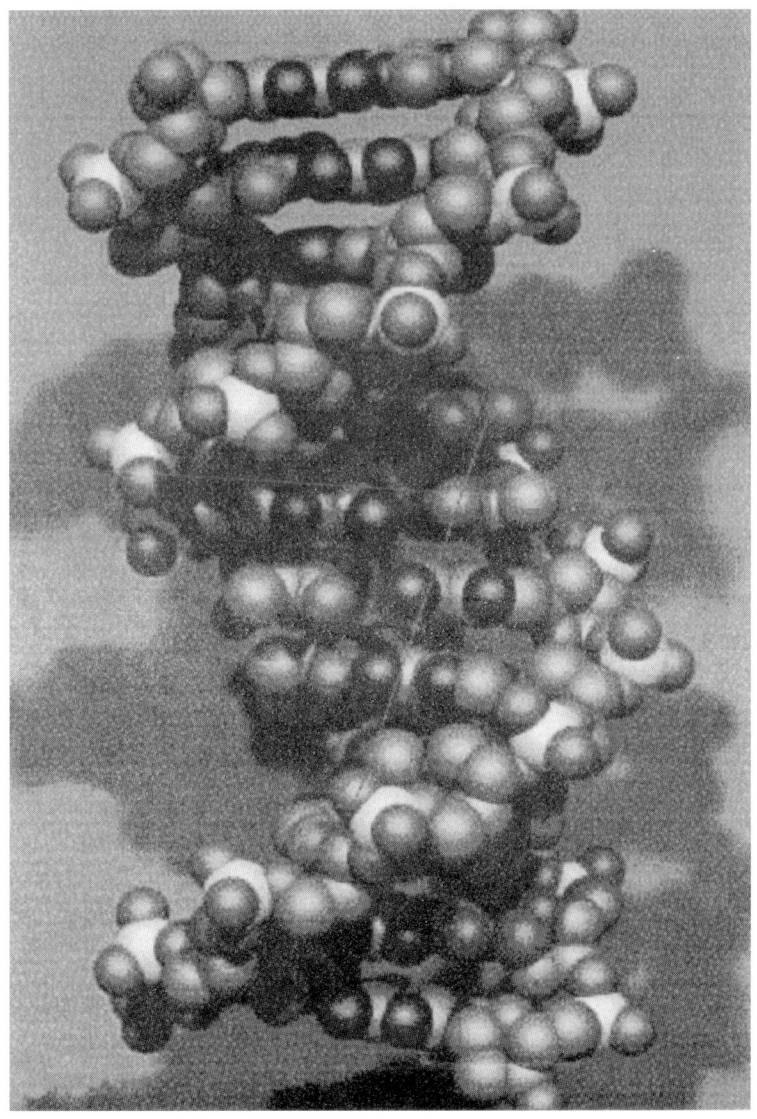

empirischen Forscher erstaunliche und für den Naturforscher logische Resultat war, daß es technisch nicht möglich war, den Weg des Lichtstrahls vorherzusehen oder zu manipulieren, denn natürliches Licht hat eine Eigendynamik. Also ist es die Kreativität, die das Licht, die Energie zu sammeln weiß, besser gesagt: die Spontaneität. Biophotonen sind so spontan, daß Astrophysiker annehmen, daß sehr weit entfernte Sterne von der Erde aus doppelt gesehen werden, daß uns die Kreativität des Universums Streiche spielt, Zeit und Raum aufgrund der Tatsache der Spontaneität von Biophotonen zu technisch unvorhersehbaren Faktoren werden, so lange, wie die »kalte« und berechnende Technik von der »warmen« und kreativen Naturmagie getrennt betrachtet wird. Dazu eine wissenschaftliche Ausführung des renommierten Physikers John Archibald Wheeler:

> *Von allen Merkmalen des Schöpfungsaktes ist es das elementare Quantenphänomen, das aufsehenerregendste das Verzögerungs-Auswahl-Experiment (wie eben kurz beschrieben, LT). Es geht zurück in die Vergangenheit der scheinbaren Opposition zur normalen Ordnung der Zeit. Die Distanz der Reise eines laboratorischen Strahlenspaltungsexperimentes kann 30 Meter betragen und die Zeitdauer den Zehntel einer Mikrosekunde. Die Distanz hätte jedoch genauso Millionen von Lichtjahren und Jahre von Dauer betragen können. In dieser Weise hat der beobachtende Kunstgriff im Hier und Jetzt in Übereinstimmung mit seiner letztendlichen Wirkung in die eine oder andere unvorhersehbare Richtung, eine unwiederbringliche Konsequenz dessen, was jemandem das Recht gibt, über das Photon zu sagen oder nicht. Denn das Photon ist schon lange bevor jeglichem Leben im Universum.*

Die Daoisten wie auch die Druiden, die alten Magier der Natur, haben das Schöpfungslicht schon immer als etwas Spontanes und Kreatives angesehen, noch heute gilt eine grundlegende aber meistens ignorierte Eigenschaft des Qi: die Kreativität, die Spirale. Spiralen sieht man auf Hunderten, viele tausend Jahre alten Höhlenzeichnungen des cisalpinen Raumes, dieselben Muster wie in Chartre, den druidisch geprägten Spirallabyrinthen in der Bretagne, in Irland und Schottland. Solcherart »Schlangenuniversen«, wie man sie auch auf magischen Diagrammen der Daoisten oder afrikanischer Schamanen sieht, bedeuten die Spiraldynamik, die eben wissenschaftlich beschriebene »Kreativität« der kosmischen Wirkkraft. Der kreative Mensch vermag deswegen am meisten Qi zu bilden. In der daoistischen wie auch in der druidischen Ausbildung war aus diesem Grunde die Ausübung einer Kunst wie Musizieren, Dichten oder Malen ein fundamentaler Bestandteil der Ausbildung späterer Naturpriester.

Perfektioniere den Klang, die Poesie, die Farbe, das Licht und die Vibration, finde deinen urpersönlichen Ausdruck von Schöpfung und vervollkommne das Sein durch die Perfektion der Künste

Die Gravitonen sind für den Qigong-Übenden ebenfalls von wichtiger Bedeutung, die energiegeladenen Kleinstteilchen, die uns mit der Erde und dem Kosmos verbinden und an sie ziehen. Wie wir die gravitonischen Energien kanalisieren können, wird einführend im Kapitel der »Einpendelung« beschrieben. Wer nicht an die alldurchdringende Kraft der Gravitation der Planeten und somit der Astrologie glauben kann, vergegenwärtige sich die Gezeitenkraftwerke, wo der Effekt von Ebbe und Flut energiewirtschaftlich genutzt wird; durch die Gravitation des Mondes werden Turbinen des sich verschiebenden Wasserspiegels angetrieben. Ungeheure Energien sind da am Werk, deren Potential kaum genutzt wird; die Wirkung von Abertrillionen von kleinsten Gravitationsteilchen, von denen natürlich der Mensch nicht ausgeschlossen ist. Wir sind also durchdrungen und umgeben von verschiedensten Schwingungsformen, ob wir dies wollen oder nicht.

Um mit diesen Schwingungen umzugehen, diese zu kanalisieren, zu verdichten und in ein natürliches Gleichgewicht zu bringen, dafür steht der Begriff »Gong«, einfacher auch mit »Arbeit« oder schöner mit Entfaltung zu umschreiben. Es gibt in der Natur verschiedene Beispiele von Lebewesen, die Qi als tatsächliche »bio-elektrische« Energie speichern können und damit ihr Überleben sichern. Solche Wunder der Natur gelten für den Daoisten als Vorbilder, das Studium solcher Wunder ermöglichte die Entwicklung der vielfältigsten Lebensschulungen.

Das eindrücklichste Tier in dieser Beziehung ist vielleicht der Zitteraal. Dieser bis zu zwei Meter lange Fisch besitzt Organe, worin er Biostrom speichern kann, um danach seine Opfer mit Stößen bis zu 600 Volt zu lähmen und sie anschließend zu verspeisen. Übrigens wußten schon die alten Römer lange vor Christus um die heilende Wirkung des Fleisches von Zitteraalen und verabreichten den Fisch mit Erfolg an Schizophreniepatienten, eine Urform der Elektrotherapie.

Ein anderes Beispiel der Kunst der Verdichtung von Energie ist der Hirsch. Der Hirsch läßt sein ganzes Qi über seinen Kopf strömen, wo er es in seinem Geweih wie in Antennen verdichtet. Durch die Aufwärtsbewegung seines Qi ist der Hirsch ein müheloser Berggänger, der sich im Fluß seiner Lebenskraft ohne nennenswerte Anstrengung über Berggipfel bewegt. Durch die Aufwärtsbewegung des Hirschqi lernt der Naturforscher, sein eigenes Qi über dem Kopf zu sammeln und steigen zu lassen, um Höhendistanzen und Erdgravitation zu überbrücken.

Ein anderes Beispiel sind Tiere wie die Gazelle oder auch ganz einfach die Katze, die durch ihr Können des Speicherns und »Steigenlassens« von Qi riesige Sprünge vollziehen können. Die Katzen sind Meister des Qigong, denn durch das Speichern,

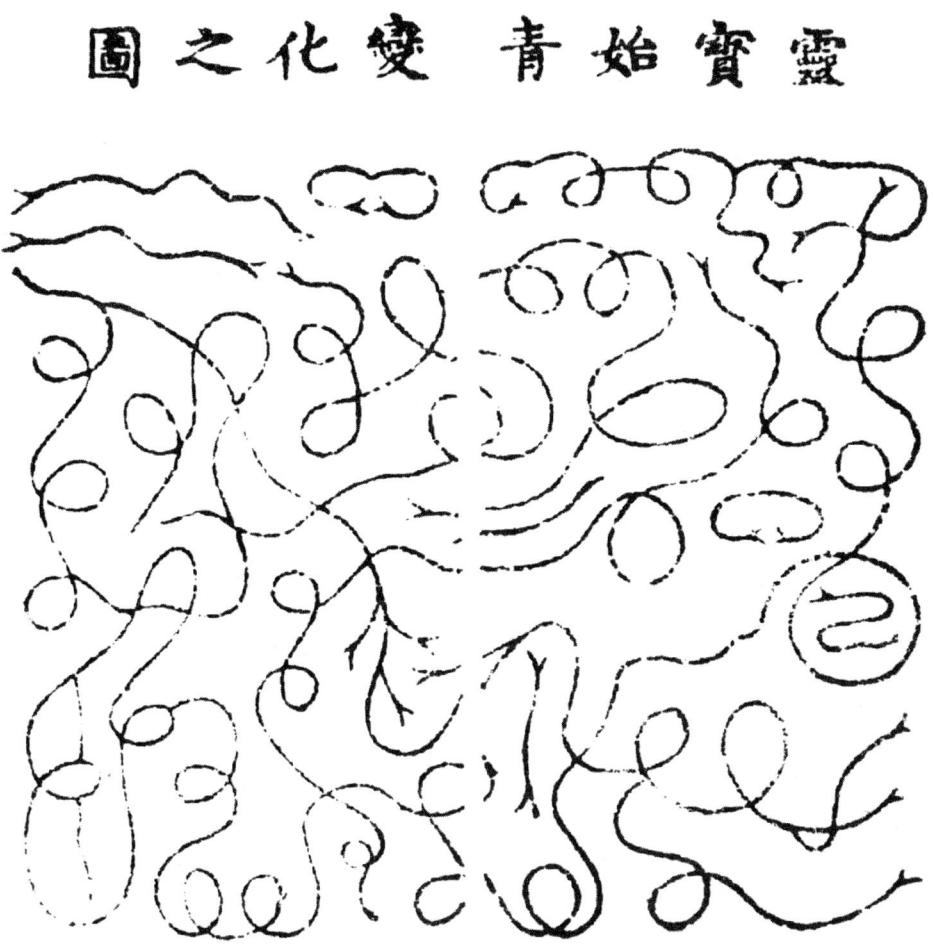

靈寶始青變化之圖

Steigenlassen und auch das Sinkenlassen von Qi sind diese Raubtiere sehr geschickt und flexibel. Wenn man eine Katze beobachtet, wie sie sich konzentriert (Yi), ihre Kraft sammelt (Qi) und dann springt oder angreift (fali), aber auch wenn man bedenkt, daß die Katze durch ihre Fähigkeit des Qigong immer auf den Füßen landet, kann man nur staunen.

Vom Qigong der Tiere kann man unheimlich viel lernen, so ist die Kunst des Qigong schlechthin – und natürlich auch die Kampfkunst, die darauf aufbaut – entwickelt worden. Die Hirschgeweihe werden in China leider aus den genannten Gründen als tonisierende Medikamente vermarktet, im Westen gelten sie als begehrte Jagdtrophäen, die für die Manneskraft des Jägers stehen. Tatsächlich symbolisierte der Hirsch in Europa den Waldgott, das männliche Naturprinzip. Es sollte nun logisch erscheinen, warum: Das männliche Qi ist aufsteigend (Phallus, Geweih – aufsteigendes Yang – Feuer), das weibliche sinkend (Menstruation – sinkendes Yin – Wasser). Das weibliche Prinzip mit dem männlichen vereint, erlangt man die große Kunst des Kreisenlassens, der Weg des Hunyuan Gongfu.

Der primäre Faktor der daoistischen Transformationslehre ist: Lebensenergie speichern, lenken, regulieren und verfeinern. Dabei unterscheidet man esoterische und exoterische Methoden, die jedoch immer den Sinn verfolgen, die Lebenskräfte zu vermehren und damit den körperlichen und/oder geistigen Tod zu überlisten. Die älteste daoistische Praxis der Körpertransformation nennt sich Yangsheng, ist körperbezogen und weist auf die »Nährung« des Körpers (Knochens) hin. Dabei spielen Sexualpraktiken eine wichtige Rolle. Bei diesen Methoden ist es auch der physische Körper, der zur Unsterblichkeit führen soll, der Körper wird nicht als buddhistisch/hinduistische Täuschung (Maya) angesehen, sondern im Gegenteil als das unumgängliche Laboratorium, um das Unsterblichkeitselixier zu gewinnen. Der religiöse Daoist, der Yangsheng praktiziert, transzendiert den Geist durch den Körper, um eine psychosomatische Erleuchtung zu erfahren. Im Gegensatz zum buddhistisch geprägten philosophischen Daoismus, wo es der unsterbliche Geist ist, der angestrebt wird, ist es beim ursprünglichsten Daoismus wie gesagt Körper, Geist und Seele, die im Gleichklang in Einheit die Freiheit der Erdungebundenheit suchen.

Im Buddhismus sehnt man sich nach einem Zustand der Erleuchtung, der anfangs sehr abstrakt ist und durch tiefe Meditation immer klarer erscheint. Es ist ein zukünftiger Zustand der Erleuchtung (Nirwana), den der Buddhist durch die »Reinwaschung« seines Schicksals (Karma) sucht. Der Daoist hingegen erstrebt, im Augenblick des Jetzt selbst die spontane Natur zu sein, ist mit seinem Bestreben also der Gegenwart verpflichtet.

Unsterblichkeit soll jedoch nie buchstabengetreu verstanden werden. Alles wandelt sich, so gibt es auch keine absolute Unsterblichkeit. Über der daoistischen Unsterblichkeit, die etwa mit einem physischen Lebensalter von bewußten achtzig

Jahren beginnt, steht der zhenren, der wahre Mensch. Der wahre Mensch ist jenseits von den Wünschen des unbefriedigten Geistes, was der Unsterblichkeitsgedanke letztendlich auch sein kann. Unsterblichkeit beginnt, wenn der Adept die Naturkräfte zu lenken beherrscht, sie endet, wenn der Adept dieses Stadium des Transformierens und Speicherns von Lebenskraft erfolgreich hinter sich gelassen hat. Danach kann sich der Meister auf das Studium der wahren Phänomene des Kosmos konzentrieren, die vom materiell verhafteten Geist nicht wahrgenommen werden können. Unsterblichkeit im daoistischen Sinne bedeutet also nicht ewiges körperliches Leben, sondern die Überwindung der üblichen Spanne des körperlichen Zerfalls und die Geburt als bewußtes Lichtwesen.

Yangshen bedeutet »Nähren der Seele« und bewirkt auf geistig/seelischer Ebene eine Kanalisierung und Sublimierung der feinstofflichen Schwingungen im Körper, die allen psychosomatischen Strukturen zugrunde liegen. Yangshen bedeutet den eben beschriebenen Begriff der Transformation und Loslösung von Geist und Seele, kann jedoch auch bedeuten, den Astralkörper bewußt auszubilden, um zum gegebenen Zeitpunkt den irdischen Tempel bewußt zu verlassen, den physischen Tod als befreienden Übergang in die Astralwelt zu erleben. Im Yangshen liegt das Hauptaugenmerk auf dem Geist, der Seele, der Philosophie, Askese und Meditation, im älteren, eben beschriebenen Yangsheng auch auf der Alchimie, Magie und Geomantie.

Im Laufe der Geschichte überschnitten sich die verschiedenen Richtungen öfter. Man sagt, daß Yangsheng und Yangshen beide zum selben Resultat der Vervollkommnung führen, wobei das urdaoistisch und eher magisch orientierte Yangsheng als der schnellere Weg zur »Unsterblichkeit« gilt als der asketische, vom Chan-Buddhismus beeinflußte Weg des Yangshen. Dabei ist der letztere der langsamere, aber dafür auch sicherere Weg. Das urdaoistische Yangsheng vereint viele schamanische Elemente aus der Vorzeit.

Man unterscheidet grundsätzlich drei Arten von Qi im Menschen. Das vorgeburtliche Qi, das sich aus unserer Erbsubstanz (Jing) bildet und unserem Körper die individuellen Merkmale verleiht. Als zweites haben wir das »erworbene« Qi, die Lebensenergie, die wir durch die Nahrung und Atmung entwickeln, und dann noch das feinstofflichere Qi, das wir durch unser Gedanken- und Konzentrationspotential bilden. Qi ist ein Überbegriff für feinstoffliche Lebensenergie, die lebensspendendes Licht in verschiedenen Frequenzen beinhaltet. Die authentischen Lehren ermöglichen es dem Adepten, diese drei Kreise menschlicher Vitalität zu synchronisieren und damit zu harmonisieren, wodurch sich die schiere Lebenskraft entfalten kann.

Hunyuan ist ein schwierig zu übersetzender daoistischer Begriff, den man sich am besten folgendermaßen vorstellt: Stellen Sie sich den Kern einer menschlichen Zelle vor. Das Chromatin, die Erbsubstanz, die sich innerhalb des Zellkerns chaotisch oder besser gesagt spontan bewegt, ist wie das vorgeburtliche Chaos, die »Ursuppe«, der kosmische Urozean. Die Chromosomen sind in diesem vorgeburtlichen und chaotischen Zustand unsichtbar, nicht zu fassen. Wenn sich die Zelle nun zu teilen anfängt, bilden sich zwei energetische Pole, und das vormals »chaotische« Chromatin fängt an, sich spiralförmig auf die Pole zuzubewegen, bis die einzelnen Pole genügend Kraft gesammelt haben, um eine eigene Zelle zu bilden. Hunyuan umschreibt den Moment, wo Ursuppe oder das »Äußerste Höchste« (Taiji) die Polarität schöpft und somit in die verschiedenen Erscheinungsformen tritt, um letztendlich wieder in die Einheit zurückzukehren. Hunyuan zeichnet den heiligen Prozeß der Entstehung einer Form, die aus der Leere entsteht. Nun ist das Hunyuan-typische aber, daß diese Prozesse in einer ungemein runden Weise ablaufen. Dazu im nächsten Kapitel.

Möchte man Qi als universelle Wirkkraft definieren, würde man vorzugsweise zwei grundlegende Eigenschaften herausstreichen: die faßbare und die unfaßbare Wirkkraft. Zuvor sprach man von kohärenter Energie, die gezielte Steuerungsmechanismen bewirkt, und der chaotischen, nichtkohärenten Form von Lebenslicht, die lediglich Energie überträgt.

Ich möchte zur Vereinfachung noch einmal zur Körperzelle als Anschauungsbeispiel kommen. Das chaotische und unfaßbare »Ur-Qi« im Zellkern, das Chromatin, setze ich mit dem männlichen Prinzip im Kosmos gleich – der dionysischen, ekstatischen, tanzenden und mitunter auch aggressiven universalen Wirkkraft, die die »Wut« in sich birgt, den Herzschlag, den Tanz der Sterne und der Hormone anzutreiben, das sinnliche Fest und in Ekstase ausufernde unbegrenzte Prinzip des Waldgeistes Cernunnos oder Pan, des Pan Gu, der seine Eierschale sprengt, um seine antreibende Kraft in die Erbauung der Welt strömen zu lassen. Diese dionysische, ungebändigte Wirkkraft des Qi ist ohne Zweifel Yang; erhellend, aufsteigend, erzeugend, sich verausgabend, unbegrenzt, aber in seinem Übermut überbordend – Feuer. Das notwendige ergänzende apollinische Gegenstück von universellem Qi ist die »weiche«, spiralige weibliche Kraft, die das ungebändigte Feuer des Mannes löscht, die Schöpfungsspirale, die Geborgenheit des Eis – das Fruchtwasser, das konstruktive, erschaffende Moment, das so essentielle »Sinkenlassen« des Qi im Qigong und Taijiquan, der beruhigende Regen nach dem Sturm. Das authentische Taijiquan vereint diese zwei Prinzipien aufs treffendste; getragen von der spiraligen Wellenbewegung des Wassers, baut sich der ausufernde Wirbel der männlichen Entladung auf, um weiterzufließen im Strom des immerwährenden Flusses.

Das authentische Yangsheng, die ursprüngliche daoistische Lehre der hohen Gesundheit, geht auch auf die Initiation der Kaiser zurück. So wurde gemäß der Überlieferung auch Kaiser Qin (221–207 v. Chr.), der China einte, getreu der Formel des Himmelskaisers auf das Kunlungebirge geführt, um in Einsamkeit die Initiationsriten zu empfangen. Xiwangmu, die Königinmutter des Westens, eine der

Moderne wissenschaftliche Erkenntnisse decken sich mit dem uralten Wissen der Weisen. Das Taiji-Symbol stellt die Spiraldynamik von schöpferischen Prozessen wie der Zellteilung symbolisch genauestens dar.

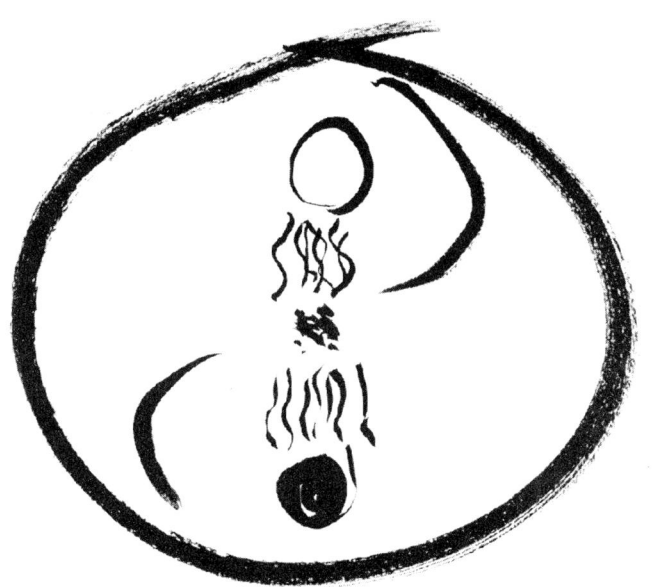

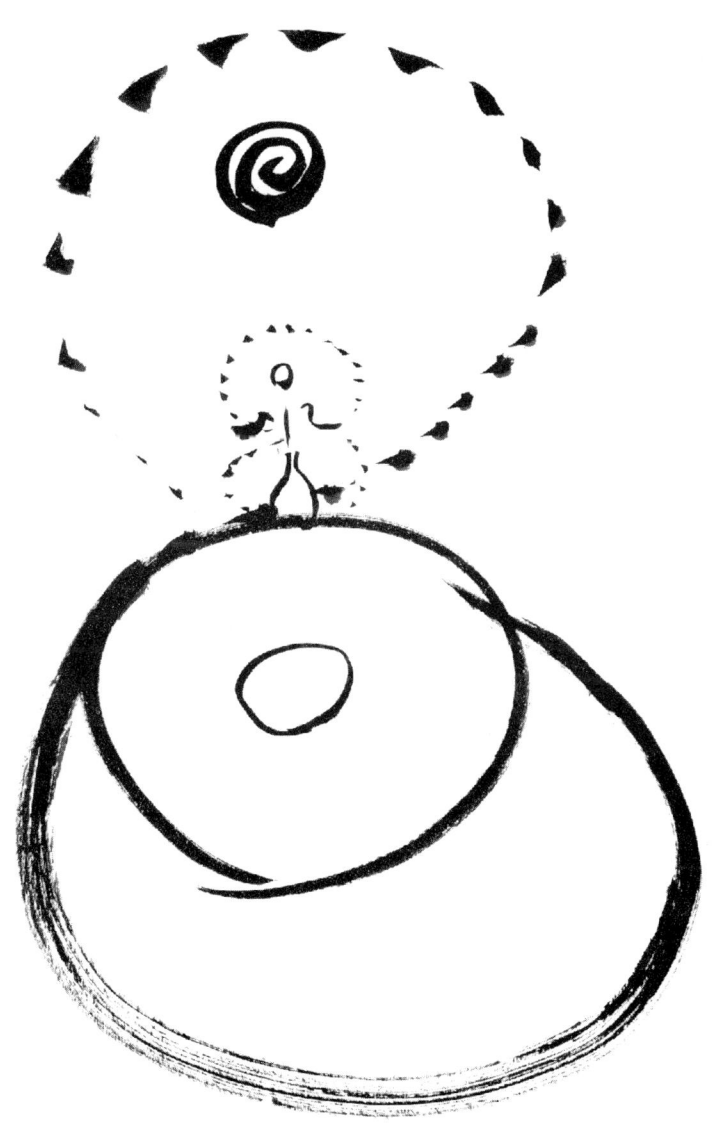

wichtigsten daoistischen Gottheiten, die Mutter der Gestirne und des westlichen Paradieses, ist die Hüterin der göttlichen Pfirsiche, die zu Unsterblichkeit führen. Es ist die »Göttin«, das weibliche Naturprinzip, das auch in den Zeiten der Himmelssöhne, der Kaiser, die Initiationen in die kosmischen Lehren bedeutete.

Die Lehre der Pfirsiche ist wie alle Mythen symbolisch zu verstehen und umschreibt die Initiation in die reine Frucht. Alle sechstausend Jahre reifte die göttliche Frucht zum Unsterblichkeitselixier. Die daoistischen Priester und Priesterinnen wurden damals verstanden als die Hüter des heiligen Wissens des Himmelskaisers. Die Priesterschaft war die irdische Familie der Unsterblichen auf Erden, des Himmelskaisers, und dazu da, die Sprößlinge des Himmels, die Kaiser, auszubilden und zu unterstützen.

Die Initiation und die Magie dieser streng geheimen Riten birgt in ihrem Kern die Essenz der drei Kreise. Die hohe altchinesische Heilkunde, die nur der Priesterschaft und der Kaiserfamilie vorbehalten war, basiert auf den drei Kreisen. Diese drei Kreise stehen einerseits mit den Mondzyklen in Zusammenhang, nämlich dem zunehmenden, dem Voll- und Lehrmond, und dem abnehmenden Zyklus, andererseits mit den drei Kraftzentren: dem unteren, animalischen, irdischen Kreislauf, der die Sexualkraft bildet, dem mittleren, der die eigentliche menschliche Ebene steuert, und dem oberen Kreislauf, der die seelische Ebene steuert. Die Körpermeridiane sind sekundär und diesen drei Kreisläufen untergeordnet. In diesem Buch arbeiten wir hauptsächlich mit dem unteren Kreislauf, der gravitatonischen Wesensmitte, wobei wir immer wieder auf die anderen zwei zu sprechen kommen. Die später beschriebene Übung »Öffnung des Erdtors« entspricht dem unteren Kreislauf, die »Ausdehnung des Mittleren Kreises« auf Höhe Solarplexus dem mittleren, und die Übung »Der Kreislauf des Auges« dem oberen. Letztendlich ist die Essenz dieser Schule des Kaisers, diese drei Kreise in eine synchrone Schwingung zu bringen. Nur wenn diese drei Sphären menschlichen Lebens ausgeglichen und verbunden sind, kann man von wahrhafter, vollumfänglicher Gesundheit sprechen, und nur dann ist man in der Tat in der Lage, in den vierten Kreis, die vierte Dimension einzutreten. In meinem Buch »Die Kreise des Goldenen Drachen« wird man die Möglichkeit haben, einen Einblick in dieses Mysterium zu gewinnen.

Die Lehren des Hunyuan Gongfu gehen auf diese unverfälschte Zeit des Daoismus zurück. Historisch gesehen gehen authentische Gesundheits- und Kampfübungen, die auf der Beobachtung von Tieren und Naturerscheinungen fußen, auf die allerersten Ursprünge der Menschheit zurück. Das Yangsheng, die Transformationslehre, aber auch Taijiquan, Xingyiquan und Baguazhang, kurz die innere Kampfkunst ist die praktische Umsetzung dieser Mysterien, die in der heutigen Welt nur noch sehr selten in ihrer reinen Form anzutreffen sind. Interessant wäre hier aber noch anzumerken, daß in der weiteren Geschichte des Daoismus beispielsweise die Klöster der Wudangberge, die heiligen Berge der daoistischen Kampfkunst und Magie, sich aus rebellierenden Bauern bildeten, die sich nicht mehr von der Kaiserfamilie unterdrücken lassen wollten und in die Berge flüchteten. Daoistische Eremiten und – so die Legenden – die aufgestiegenen Meister der zweiundsiebzig Gipfel nahmen sich der Bauern an; das Resultat ist, daß sich eines der bedeutendsten spirituellen Zentren Chinas auf den Bergkämmen bildete, die Bauern wurden von der Kraft der heiligen Berge assimiliert und bildeten die spätere Priesterschaft, die bis heute überdauert hat. Die vielen tausend Jahre der Geschichte Chinas bescherten diesem Land vielfältigste, teilweise (für den westlichen Geist) kontroverse Strömungen von Kultur und Erfahrungswissenschaft.

Im Westen heute auch bekannte Exponenten des Qigong sind die Übungen des legendären Arztes und Meisters Hua Tuo, der gegen Ende der Han-Dynastie um 141–203 lebte. Hua Tuo gilt als einer der Väter der chinesischen Medizin; so soll er auf dem Huashan zeitweise als Eremit gelebt haben, wo er die Wirkung von Heilpflanzen erprobte. Auf Hua Tuo wird das »Spiel der Fünf Tiere« zurückgeführt, eine effektive ursprüngliche Form des Qigong, die später im Kapitel der acht Wunder beschrieben wird. Aber auch hier ist es die Geschichtsschreibung, die unzulänglich ist, denn es ist mit an Sicherheit grenzender Wahrscheinlichkeit anzunehmen, daß Hua Tuo sowohl die Pflanzenheilkunde wie auch das daoistische Qigong von ansässigen Priestern erlernt hatte, denn diese praktizierten solcherlei Systeme schon seit Urzeiten.

Ein weiterer bekannter historisch erfaßter Meister des Qigong war Quan Zhongli (608–905). Dieser galt als ein großer daoistischer Magier und soll die »Achtfachen Brokatübungen« – auf chinesisch »Baduanjing« – kreiert haben, die ihrer simplen Bewegungen wegen heute global sehr verbreitet sind, jedoch meistens nur sehr oberflächlich geübt werden, da den heutigen »Adepten« das magische Verständnis der Natur fehlt. Um diese Zeit der Tang-Dynastie entstanden überaus vielseitige Richtungen der Kampfkunst und der Körpertransformation.

Die Daoisten ordneten sich in der Regel nicht einer irdischen Instanz unter, sondern waren nur dem Dao verpflichtet. Wenn ein Kaiser reinen Herzens war, unterstützten sie ihn, wenn nicht, versuchten sie ihn auf den rechten Weg zu bringen, denn er galt als der Himmelssohn. Aber letztendlich ist den Daoisten allen gleich, daß sie in Ruhe gelassen werden wollen, um den Kosmos zu erforschen und sich in Meditation zu versenken.

In den Augen vieler Chinesen sind die Daoisten nur Nichtsnutze, die der Gesellschaft zur Last fallen, denn sie verdienen kein Geld, sondern sind auf Unterstützung angewiesen, ausgenommen die nicht wenigen der begnadeten Künstler unter den Priesterinnen und Priestern. Andererseits gibt es seit der Gründung des Zhenyipai, die es erlaubt, weltliches Leben mit dem spirituellen zu verbinden, enorm reiche

Geschäftsleute und daoistische Geheimlogen, die die Geschäftswelt in ganz Asien und letztlich des gesamten Globus beeinflussen. Diese Kreise unterstützen die Klöster und die Abertausenden in Einsamkeit lebenden Priester und Priesterinnen. Viele Eremiten wünschen sich jedoch keine Unterstützung in Form von sicheren Leitern, die über die senkrechten Felswände in den Gebirgen zu den Höhlen und einfachsten Behausungen der Meister führen. Auch wollen sie keine institutionalisierte Nahrungs- oder Postzulieferung, die sie in ihrer geistigen und rituellen Freiheit einschränkt und in ein komfortables Abhängigkeitsgefüge bringt. Die vereinfachten Wege führen auch unreife Pilger zu den Meistern. Durch die globalen Verwicklungen der Materie sahen sich viele Priester gezwungen, sich auf die höchsten Berggipfel, in die abgelegensten und unwirtlichsten Gegenden zurückzuziehen.

Hunyuan Gongfu stammt direkt aus den Wurzeln des Daoismus und gelangte in einer ununterbrochenen Linie von Meister zu Schüler in die heutige Zeit. Und ich habe die Verantwortung von Feng Zhiqiang übernommen, der noch die Magie des alten China in sich trägt, die Linie gebührend weiterzuführen.

Die Quellen von Hunyuan Qigong stammen hauptsächlich aus der »Kunst der Form aus Geisteskraft aus den sechs Schätzen der Verschmelzung von Herz und Konzentration (Liuhe Xinxingyiquan)«, dem Ursprung des späteren Xingyiquan, aus den alchimistischen inneren Schulen des religiösen Daoismus, dem Daoyin, den daraus entstehenden »Spielen der Fünf Tiere«, den Atem- und Meditationstechniken des »Tuna Fa« und aus der »Kunst der Faust des Absoluten (Taiji)« aus dem authentischen Taijiquan. Durch meine persönliche Forschung kommen in aller Bescheidenheit zusätzliche alchimistische Elemente aus den Ursprüngen des Taijiquan, dem Wudang-pai, der Polarsternschule wie auch dem Huashanpai, der Himmelsachse, den Geheimnissen der heiligen chinesischen Berge dazu. Diese uralten daoistischen Lebensschulungen beinhalten in ihrer ursprünglichen Form, die es heute kaum noch gibt, nicht nur die Heilkunde und Kampfkunst, sondern Transformationssysteme, die sämtliche Bereiche des Lebens umfassen – die Künste der Wandlung von Resonanzen, von Schwingungen. Genaugenommen trifft der Begriff Qigong nur begrenzt zu, denn man könnte ebenso Neigong, Gongfu, Jinggong oder Shengong dazu sagen. Warum, werden Sie im Laufe des Buches erfahren. Zusammenfassend kann man all diese Ebenen als innere Meisterschaft, Neigongfu, bezeichnen.

Die Übertragung dieser authentischen Systeme in die heutige Zeit ist ohne allen Zweifel ein Wunder, wenn man bedenkt, was die Welt in letzter Zeit erlebt. So wurden während der Kulturrevolution Chinas beispielsweise Vegetarier als Konterrevolutionäre verhört und gefoltert. Heilkundige und Kampfkunstmeister wie auch Priester und Mönche, falls erkannt, in Umerziehungs- und Straflager verbannt. Meinen alten Lehrern erging es nicht anders. Unter den Nationalisten davor muß es auch sehr ungemütlich gewesen sein.

Chen Fake, Großmeister des authentischen Taijiquan der 17. Generation, 1887–1957

Hu Yaozhen, genialer Arzt und Xingji-quan-Meister – die Kampfkunst der Formgebung durch den Geist, 1890–1973
Einer der Urväter des Hunyuan Qigong, der uralte alchimistische Elemente des Daoismus wiederbelebte.

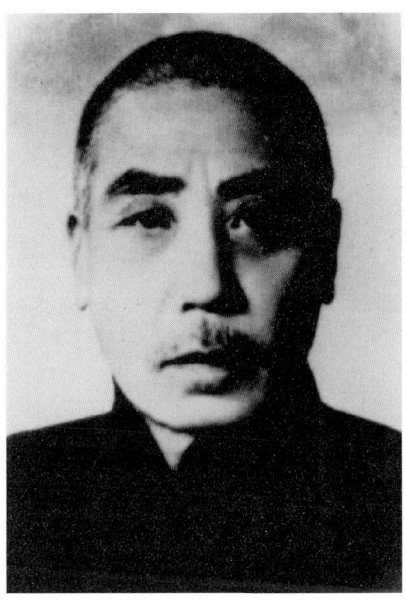

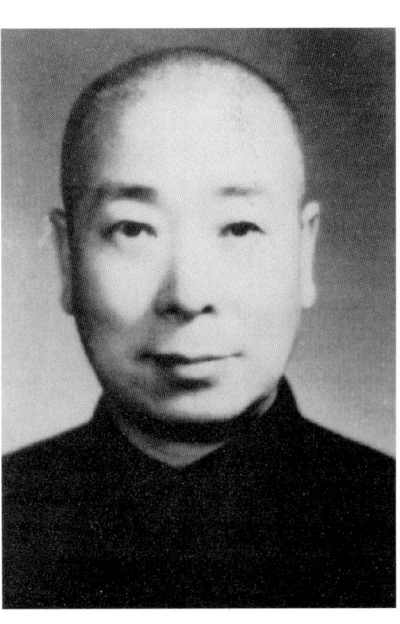

Feng Zhiqiang, Oberhaupt der 18. Generation des authentischen Taijiquan
und Luc Théler, 19. Generation des authentischen Taijiquan

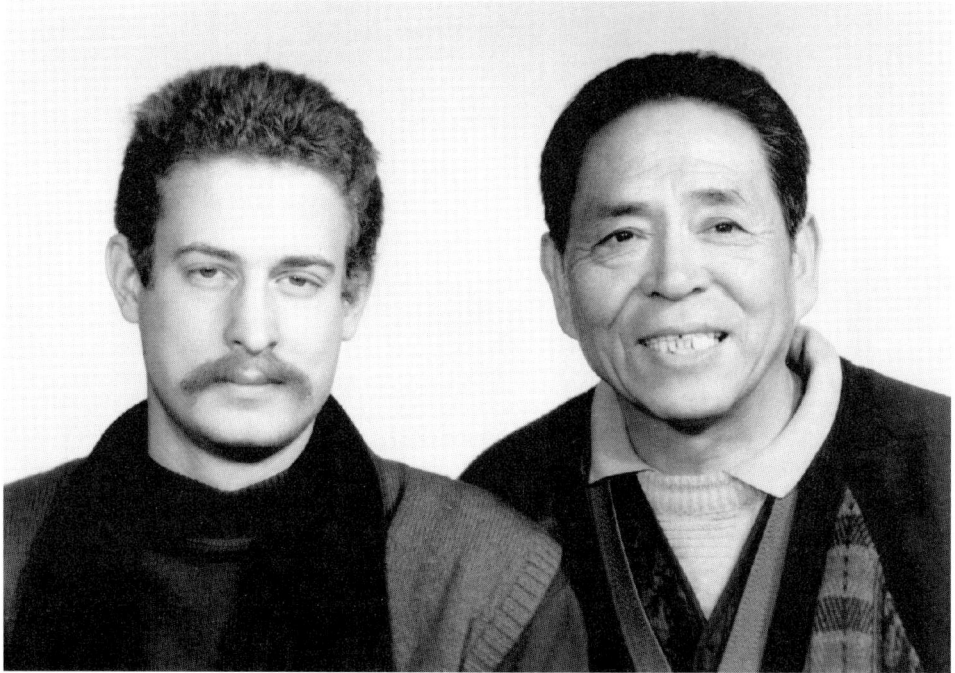

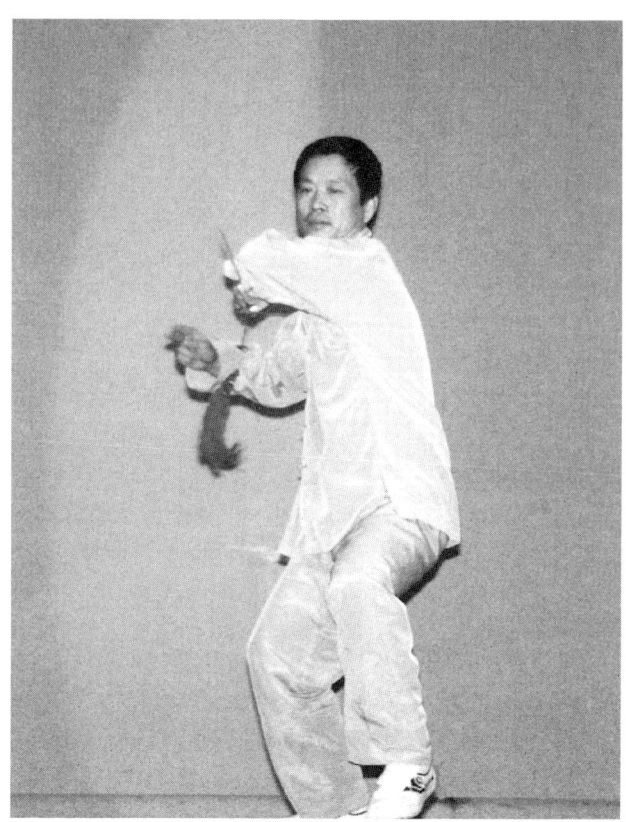

Schlüsselfigur des heutigen Hunyuan Qigong ist Großmeister Feng Zhiqiang aus Beijing. Er brachte mir das Vertrauen entgegen, seine alten, fast ausgestorbenen Traditionen in die Zukunft zu tragen. Seine wichtigsten Lehrer waren Hu Yaozhen, begnadeter Heiler (Arzt) und Liuhe Xingyiquan-Meister (1890–1973), und dessen Freund Chen Fake, der legendäre Taijiquan-Meister (1886–1957).

Mein geistiger Vater, Großmeister Feng Zhiqiang, ist heute in den Siebzigern bei bester Gesundheit (immer noch schwarze Haare) und einer der bekanntesten und bedeutendsten Meister der Kampfkunst und des Qigong auf dieser Welt. So ist er beispielsweise offizielles Oberhaupt des Chen-Stil Taijiquan, des authentischen Schattenboxens. Feng Zhiqiang ist einer der wenigen Menschen auf dieser Welt, die als Kulturträger das Erbe von Jahrtausenden von Weisheitsgeschichte in sich tragen. Ein Meister einer ausgestorbenen Kunst – die ich als sein Nachfolger im Andenken an die unzähligen Ahnen in der ununterbrochenen Linie der Überlieferung in Ehren und Dankbarkeit gegenüber allen Meistern weiterführen werde.

Der Kreis und die Spirale

Einen Kreis zu ziehen ist wohl die einfachste Art, eingefaßten Raum zu definieren. Man kann danach unterscheiden, dies ist der Raum innerhalb des Kreises und dies alles der Raum außerhalb. Wenn wir vorher darüber gesprochen haben, daß die Eigenart der Natur es ist, sich sehr rund zu bewegen, dann hat das seine Entsprechung in vielerlei Weise. Von klimatischen Strömungen über das Knochenwachstum und den Bewegungsaufbau eines Muskels bis hin zur Milchstraße und dem Andromedanebel, es handelt sich um den Kreis in Bewegung. Die Chromosomen unseres Erbmaterials in den Zellkernen sind spiralig ineinander gewundene Kraftfäden, die das Elixier des Lebens speichern. Man hat errechnet, daß diese Energielinien in unseren Zellkernen in gestrecktem Zustand 100 000 bis 1 000 000mal länger als der Kern selbst sind. Und in jedem einzelnen Zellkern haben wir 46 dieser Essenzenträger. Wenn wir einen Berg hinaufklettern wollen, werden wir nicht in gerader Linie wandern, sondern, um die Steigung zu erleichtern, in einer Wellenlinie. Wenn wir mit einem Segelboot zur See fahren, werden wir nicht in einer schnurgeraden Route segeln können, sondern wir »kreuzen« in einer Wellenlinie. Ein Motor erzeugt seine Schubkraft in einer Drehbewegung und erzeugt damit Energie. Ein Propeller dreht sich und bewegt alsdann das Gefährt. Auch die Wirbelsäule wird am gesündesten durch aus den Beinen entstehende Wellenbewegungen koordiniert. Die Fortbewegung von Energie. Natürliche Energie wird während der Aktion nicht verbraucht, sondern sie wird im Kreise, der immerfort sein Zentrum in sich hat, spiralförmig aufgebaut.

Dieser Dynamik bedienen sich die Körpertransformation, die Kampfkunst und die Magie des Dao. Jegliche Form von runder und spiralförmiger Bewegung nutzt sich also nicht ab, sondern sie baut sich auf. Andererseits würde das bedeuten, daß alles, was extrem gerade ist, zuviel Widerstand bietet, um sich langfristig zu bewähren. So ist es. Schauen Sie sich die Entwicklung von Fahrzeugen an. Je länger, desto runder, sparsamer und schneller. Alles, was gerade ist, wird wieder rund werden, kehrt in seinen urnatürlichen Zustand zurück.

Die Galaxie, in der wir uns als Mikroben bewegen, die Milchstraße, ist in einer Spirale angeordnet. Im Zentrum dieser Spirale, was wird da sein? Der Nullpunkt? Angelpunkt in eine andere Dimension? Ein schwarzes Loch, das alle Materie auffrißt? Wenn etwas aufgesogen und »gegessen« wird, wird es verdaut, umgewandelt, wird Energie abgezogen und Ballast ausgeschieden. Wenn, wie die Astrophysik annimmt, im Zentrum unserer Galaxie eine supernaturale Konzentration von Schwerkraft herrscht, die die Strahlungskraft von gut zwei Millionen Sonnen auf kleinstem Raum verdichtet, die so aufgeladen ist, daß nicht einmal mehr Licht seinen Platz dort finden kann. Wenn dort die totale Zentrierung und Umwandlung von Licht

Solche Symbole sind in alten Kirchen oder aber auch in Tempeln in Asien und der Karibik zu finden.

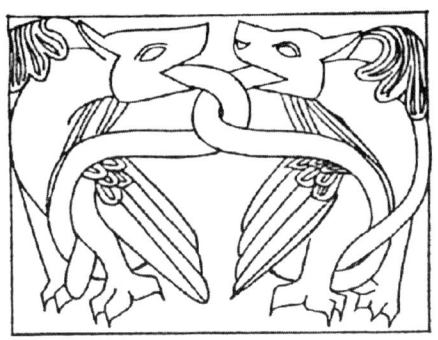
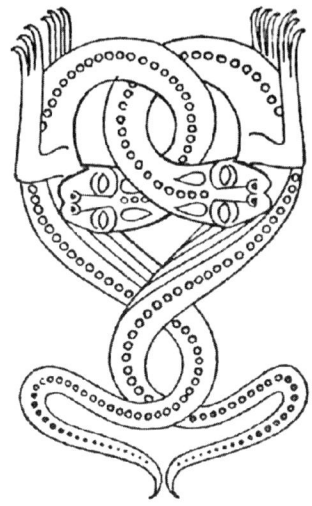
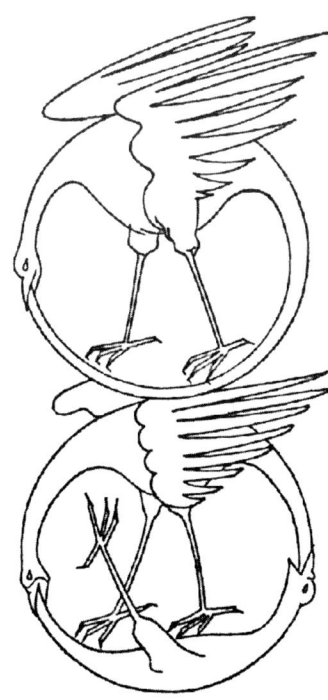

stattfindet. Wie die »kleinen« menschlichen Spiralen Energie absorbieren und resorbieren, passiert es auch in astrophysischen Prozessen. Ist das nicht genau dasselbe, wie wenn aus einem unserer Milliarden von Zellkernen, dem Zentrum der Gravitation und Kraft der Körperzelle, sich die Kraftspiralen bilden und auf die Pole zubewegen, um einen kosmischen Akt der Zeugung neuen Lebens zu erwirken? Ist unsere Milchstraße ein »Wesen«, Zelle eines größeren Wesens? Ist die Spirale der Milchstraße das Abbild unserer Milliarden von DNS-Spiralen, die Qi speichern, um sich weiterzuentwickeln und zu reproduzieren – oder ist es umgekehrt? Anders gefragt: Ist die Betrachtung der Größe eines Phänomens entscheidend, oder ist es das Phänomen an und für sich, das unabhängig von Zeit und Raum das Leben zyklisch bestimmt? Wenn eine Ebene jenseits von Zeit und Raum existiert, und diese Ebene ist unbestreitbar, denn sie ist der Nährboden jedes Schöpfungsprozesses, ist dieser Zustand, der in der Meditation und im höheren Stadium des Qigong, des Taijiquan, der authentischen Körpertransformation, erreicht wird – der zeitlose, raumunabhängige Standpunkt der universellen Gesundheit, wohin bewegt sich dann die Gesellschaft des zwanzigsten Jahrhunderts, die Zeit und Raum zu vermarkten versucht?

Es ist im Hunyuan Qigong der Weg, rund zu werden. Rund in der inneren und in der äußeren Sphäre. Die authentischen Künste wirken, wie das Universum wirkt, durch die Spiralkraft, die den Widerspruch der Polarität, in der der Mensch steckt, zu überwinden imstande ist. In diesem Sinne unterstützen wir unsere inneren und äußeren Prozesse in ihrer Wechselwirkung und beschreiben mit jeder Bewegung auf jeder Ebene *Kreise*. Diese natürliche Art der Bewegung führt zu wahrhafter Gesundheit.

Die Wirbelsäule ist auch nichts anderes als ein spiralförmig gewundener Energiestab, vergleichbar einer Schlange. Haben Sie einmal eine »gerade« Schlange gesehen? Ich nicht. Der Schlange Zunge könnte wie unsere Zunge sein, die es uns erlaubt, uns verbal zu äußern, Energie aus der »Schlange« nach außen zu tragen; der Schwanz der Schlange ist unser Steißbein. Vom Steißbein bis zur Zunge ist das Zentrum der Kraftentfaltung. So wie sich eine Schlange, die steif ist, sehr schlecht fortbewegen kann, ist es auch mit unserem menschlichen Körper. Die Wirbelsäule soll sich so natürlich und so weich wie möglich in sämtliche Richtungen drehen lassen, um möglichst dynamische, flexible und geschmeidige Aktionen des Organismus zu gewährleisten.

Am schönsten sieht man diese Dynamik bei den afrikanischen, südamerikanischen und indischen Ritualtänzen. In der heutigen Zeit ist diese hohe Bewegungskunst nur noch sehr selten anzutreffen. Anstatt der ekstatischen, rituellen und spontanen Bewegung herrschen Statik und Pseudoästhetik vor. *Loslassen* von der künstlichen und aufoktroyierten Bewegung verschafft die Entfaltung und Gesundheit. Die

Effizienz eines Systems hängt von dessen Natürlichkeit und Flexibilität ab, insbesondere im Gesundheitswesen und in der Kampfkunst, ja ich denke, letztendlich in sämtlichen Lebensbereichen. In den natürlichen Künsten sehnen wir uns der Mitte entgegen, um danach von ihr auszuströmen in die Natur. Wie ein Propeller, der sich zuerst von innen nach außen dreht, während er eine gewisse Geschwindigkeit erreicht, in der Gegenrichtung im Gegenuhrzeigersinn zu drehen scheint, von außen nach innen dreht, um schließlich in einen Geschwindigkeitsbereich zu gelangen, wo er stillzustehen scheint. Zentripetal und zentrifugal, von innen nach außen und von außen nach innen, in die eine Richtung und in die andere, vorne und hinten. Die Bewegung des Kreises birgt das Geheimnis der hohen Gesundheit.

Wenn wir uns das Zeichen des Daoismus anschauen, das die zwei polaren Urkräfte Yin und Yang ausdrückt, stoßen wir auf die spiralige Linie, die sich wie eine Schlange oder ein Chromosomenstrang um die Gegenpole windet. Jahrtausendealte Weisheit, die übrigens auch im alten Europa lebte, wird bewußt. Die Schlange um den Stab des Hippokrates ist mehr als nur ein Symbol der westlichen Mediziner. Hunyuan Qigong ist ein Transformationssystem, das jeder erlernen kann, unabhängig von Alter, Geschlecht oder Verfassung. Es ist weder eine Religion noch sonst eine pauschale Glaubensrichtung. Hunyuan Qigong ist vielmehr die praktische Erfahrung mit der Natur und somit mit sich selbst – es ist die Kunst der Selbstheilung.

Der alteuropäische Stab des Hermes, des Schutzpatrons der Logen und Geschäftsleute, wird häufig dargestellt als zwei ineinander gewundene, sich vermählende Schlangen. Selbst in der christlich geprägten Kunst finden sich noch häufig Schlangen und Drachen als Symbole der Naturkraft, nur werden sie dort meistens gebändigt dargestellt.

Hatten Sie einmal das Glück, zwei Schlangen sich paaren zu sehen? Als Kind hatte ich in den Bergen die Freude – eine unbeschreibliche Ästhetik und Dynamik geht aus diesem Akt der Freude hervor.

Stellen Sie sich das folgende mittelalterliche Bild vor, wie es auf europäische alchimistische Weise das Dao beschreibt:

Der Kampf der beiden Urkräfte:
Auf der linken Seite des Bildes sitzt ein Mann auf einem Löwen, der den solaren alchimistischen Schwefel repräsentiert. Der Mann hat die Sonne zum Kopf und trägt einen Schild. Auf dem Schild ist der Mond abgezeichnet. Auf der rechten Seite des Bildes sitzt die Frau auf einem Greifen, der das lunare Quecksilber repräsentiert. Zum Kopfe hat sie den Mond, und ihr Schild zeichnet die Sonne. Beide Parteien zielen mit ihren Speeren auf des Gegenübers Schild.

Der Kampf der beiden Urkräfte
Aus einer mittelalterlichen, aus Europa stammenden alchimistischen Handschrift

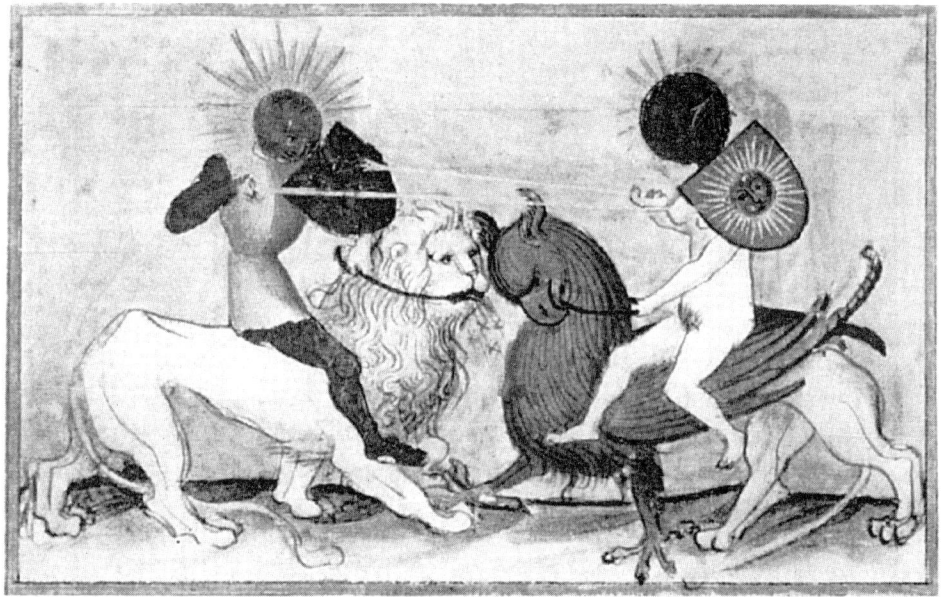

Siehst Du das Bild? Sehen Sie den Widerspruch? Der solare Mann zielt auf die lunare Frau. Die lunare Frau zielt auf den solaren Mann. Der Witz ist aber, daß die Essenz des Mannes die Frau ist und umgekehrt. Also trifft Yang auf seine eigene Essenz, wenn es seinem Gegenteil begegnet, und Yin trifft auf die eigene Quelle, wenn es mit Yang konfrontiert wird. Frau und Mann zielen mit ihren Speeren auf des Gegenübers Schild und treffen auf ihre eigene Essenz. Eine perfekte alchimistische Darstellung des Taiji-Symboles: Die Essenz des Weiblichen ist das Männliche, und die Essenz des Männlichen ist das Weibliche.

Lieber Leser. Siehst Du nun die irrsinnige Paradoxie von Mann und Frau – von Yang und Yin? Dieses phantastische alchimistische Bild des Spieles von Sonne und Mond birgt eine Botschaft für die Entwicklung der Transformation des Wesens der Dinge:

Alles ist in Nichts enthalten – Nichts ist in Allem enthalten – Die Essenz von Nichts ist Alles – Die Essenz von Allem ist Nichts – Die Essenz von Yin ist Yang – Die Essenz von Yang ist Yin – Die Mitte von Schwarz ist Weiß – Die Mitte von Weiß ist Schwarz – Das Gute birgt das Böse – Das Böse birgt das Gute

... und daraus geht hervor:

Wer sich nicht mit Yin oder Yang identifiziert, wird sich frei entfalten können. Wer behauptet, endgültige Gewißheit über die Dinge zu haben, wird eines Besseren belehrt werden. Der Weise distanziert sich von den starren Dogmen der künstlichen, sich selbst zerstörenden Realität und begibt sich in die Küche der sich selbst erschaffenden Realität, um staunend festzustellen, daß die Realität sich so gestaltet, wie sie individuell erschaffen wird.

... und genau hierin liegt die Quelle des Hunyuan – in einer Bewegung ist immer auch die Gegenbewegung verborgen. Eine Rechtsdrehung birgt die Linksdrehung. Dies ist das große Geheimnis der Naturkraft. Dies ist das Geheimnis der Transformation und Selbstregulation der Natur. In der inneren Kampfkunst ist die Abwehr gleichzeitig ein Angriff, und der Angriff ist gleichzeitig eine Abwehr, denn wir bewegen uns in Spiralen und lassen uns nicht auf das Spiel des Opfers und des Täters ein. Wenn man nun hingeht und diese Dynamik unterbindet, wenn man nun also meint, man wisse, wie man mit Hilfe eines technischen Wunderwerkes diese geniale selbstregulierende Naturdynamik umprogrammieren könne, begeht man den größten Fehler: Man »kastriert« die Natur.

Ein anderes Beispiel: Nehmen wir zwei Menschen, die in ihrem Dasein als Mensch genau gleich geschaffen, durch ihre Prägungen jedoch trotzdem grundverschieden sind. Wenn man diesen zwei Menschen nun sagt, sie sollen sich genau gleich bewegen, und annimmt, sie würden es tun. Dann sieht man zwei Menschen, die vortäuschen, sich genau gleich zu bewegen, was nach natürlichen Gesichtspunkten auf diesem Wege aber gegen jede Regel der Transformation verstößt. Die Gleichheit der Dinge, die die individuelle Spontaneität des Naturchaos ausschließt, kann sich nicht bewähren, denn die Natur ist letztendlich nicht statisch und technisch vorhersehbar, sondern sie schöpft sich laufend von neuem in zyklischen Rhythmen. Durch die verschiedenen Charaktere, Eigenschaften und Proportionen wird ein und dieselbe Bewegung bei beiden grundverschieden sein. Und dann wenn jeder der zwei seinen eigenen Weg der Bewegung geht, können beide Seiten auch voneinander profitieren und sich als Ganzes *selbst regulieren*.

Dies ist jedoch nur möglich, wenn sich beide gegenseitig den Raum gewähren, ihre eigenen Erfahrungen zu machen, und vor allen Dingen den Mut dazu aufbringen. Die Spontaneität, Kreativität und Toleranz sind der Schlüssel dafür, daß die beiden voneinander lernen können und sich ihrer beider Bewegung als Ganzes in ein selbstregulierendes Naturkontinuum gestalten kann. Dies geht nicht ohne Konfrontation. Die natürliche Konfrontation der beiden Parteien ermöglicht die Bildung der Polaritäten, welche auf der Erde die Notwendigkeit der Konfrontation und Transformation ermöglichen; Einheit – Zweiheit – Dreiheit – Unendlichkeit. Die beiden Parteien werden verschiedenste Phasen der Bewegung erleben, da sie der Bewegung des Kosmos unterworfen sind. Sie werden jedoch wieder zur Einheit gelangen, wenn sie ihre Reise des Kreises abgeschlossen haben. Denn das Zentrum des Kreises ist für alle dasselbe. Aber nur auf diesem natürlichen Wege ist eine Entfaltung möglich.

Wenn wir nun die zwei Parteien vermillionenfachen, wird das Ganze um so verquickter. Wenn jedoch diese Dynamik unterbrochen wird, indem man die Bewegung »kastriert«, damit meine ich, ihrer inneren, ungebändigten, spontanen Urkraft beraubt, degeneriert die Natur, degeneriert der Mensch. In diesem Sinne spreche ich von der natürlichen Bewegung, wo der *Weg* der Aktion das Ziel ist, wo ich nicht verstandesmäßig abschätzen kann, was passieren wird, mich aber der kosmischen Spiralbewegung anvertraue, die unendlich viel intelligenter ist als mein Verstand und von der ich im Einklang mit der Natur getragen werde, wo ich den Kreis schließe, wo ich den Kreis sich schließen lasse.

Im Gegenzug spreche ich oft von der kastrierten Bewegung, die vorgibt, den Weg der Zukunft zu kennen, aber starr, kalkuliert und künstlich ist, und in der keine Spontaneität zu spüren ist. Diese kastrierte Bewegung klammert sich an die Illusion der möglichen Kalkulation der Pole und ihrer Wandlung. Sie ist jedoch zum Scheitern verurteilt, da sie ihr Ziel zwangsläufig verfehlen wird. Denn die Natur und auch die Zeit können nicht kalkuliert werden. Als ob schwarz und weiß immer am gleichen Ort wären, als ob hoch und tief immer absehbar wären, als ob schlecht immer schlecht und gut immer gut wäre.

Um das innere Elixier wiederherzustellen und die höchste Entfaltung zu erlangen, soll man sich in seiner Mitte jenseits der Welt des Polaren einpendeln. In der Polarität zu leben und in seinem Innersten trotzdem davon befreit zu sein, erreicht man auf dem wahren Weg der Transformation. Das Gleichgewicht, um mit den Polen ungetrübt zu experimentieren und nicht von der materiellen Welt erdrückt zu werden, erreicht man mit wahrhafter Aufrichtigkeit durch die innere Kampfkunst. Die Spiralbewegung, die alles zu verbinden vermag, ist der Schlüssel, den Kreis zu schließen.

Der Daoist sagt sich, wenn etwas vorwärts geht, muß es auch rückwärts funktionieren. Zellteilung für Zellteilung geht man den Weg zurück, rekapituliert jede Phase des Lebens zurück zum Kind, zu des Kindes »Weichheit«, Spontaneität und Kreativität, Leichtigkeit und Flexibilität und darüber hinaus in den ungeborenen und unmanifestierten »leeren« Zustand, dann – wenn der Moment reif ist.

Laß Dich tragen vom Huixin, dem Wirbel des Echos der Kreativität

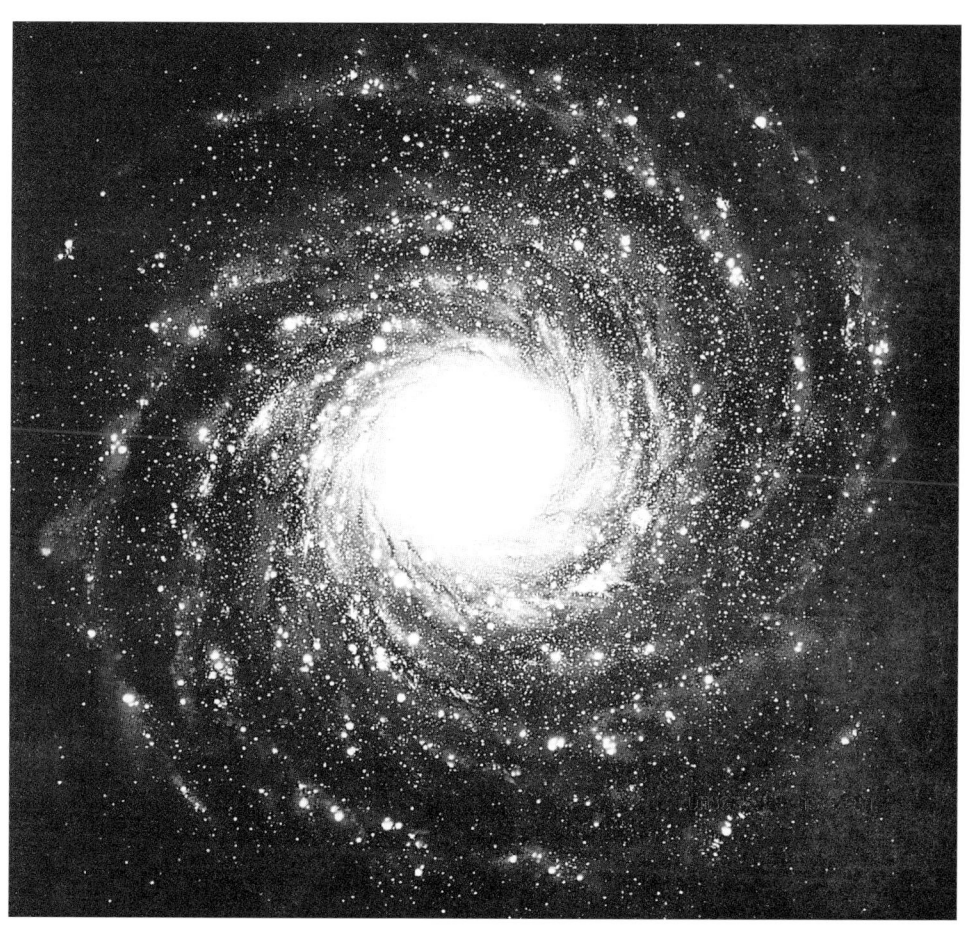

3. Die Acht Wunder des Dao

Die daoistische Lehre des Langen Lebens ist die Grundlage für die Erreichung des Lebenszieles des Daoisten: die eigenen körperlichen und geistigen Funktionen durch die Lenkung der Naturkräfte beliebig beeinflussen zu können und die Freiheit der bewußten Seele zu erlangen. Um diesen Weg zu beschreiten, existieren unzählige mögliche Methoden. Genaugenommen entwickelt jeder Mensch seine eigene Methode, denn jeder Mensch besitzt Eigenschaften, die ihm ureigentümlich sind. So entwickelt sich die Lehre des Dao, die Lehre zum Verständnis der Natur und der Perfektion des Seins laufend weiter wie ein Mühlrad, das sich immer weiter und weiter dreht. Sobald die jungen Adepten nun die Lehren falsch interpretieren würden und nur einfach die Methoden des Langen Lebens kopieren, ohne eigenen Enthusiasmus und Phantasie, ohne Eigeninitiative, dann bleibt das Mühlrad stehen. Es ist dies in den authentischen Lebensschulungen der Natur immer die Frage, die sich einer selbst zu stellen lernen muß, und die Antwort auf die Frage verändert sich mit jeder neuen Erfahrung. Dies ist der Vorteil der Erfahrungswissenschaften, die seit Bestehen der Menschheit, seit dem Bestehen der Natur existieren und im kollektiven Bewußtsein tradiert werden. Es ist die Wiederholung der intimen Erfahrung des Individuums, die den Organismus Erde, Kosmos, Mensch, Zelle im Gleichgewicht hält. Es ist das zyklische Kreisen der Kraft, das den Organismus in einen, man kann sagen, schwerelosen Zustand bringt, der eine wahrhafte Entfaltung des Geistes zu reiner, unvergänglicher und freier Seele bewirkt. Der Mond dreht sich um die Erde, die Erde dreht sich um sich selbst und um die Sonne, die Sonne dreht sich um ...?

Dem Naturorakel des Yijing entsprechend, werden die Unsterblichkeitslehren den acht Wundern des Dao zugeordnet. Wie sich Feuer und Wasser gegenseitig ergänzen, abstoßen, vernichten oder transformieren können, je nachdem, in welcher Beziehung, Situation und Mischung sie zueinander stehen, so ist es auch mit den verschiedenen Methoden der Lebenskünste. Man kann keine Transformation nur über eine gesunde Ernährung erlangen, ebensowenig wie Kampfkunst alleine noch kein Wesen lebensfähig gemacht hat.

Die acht Wunder des Dao bezeichnen die verschiedenen grundlegenden Disziplinen auf dem Lebensweg, die zueinander gehören und in einen harmonischen Kreislauf gebracht werden wollen. Man kann diese Anwendungen des Bagua-Naturorakels mit den indianischen Medizinrädern oder den alteuropäischen Steinkreisen, den Schilden der Druiden, in Verbindung bringen. Denn immer wenn

八卦圖

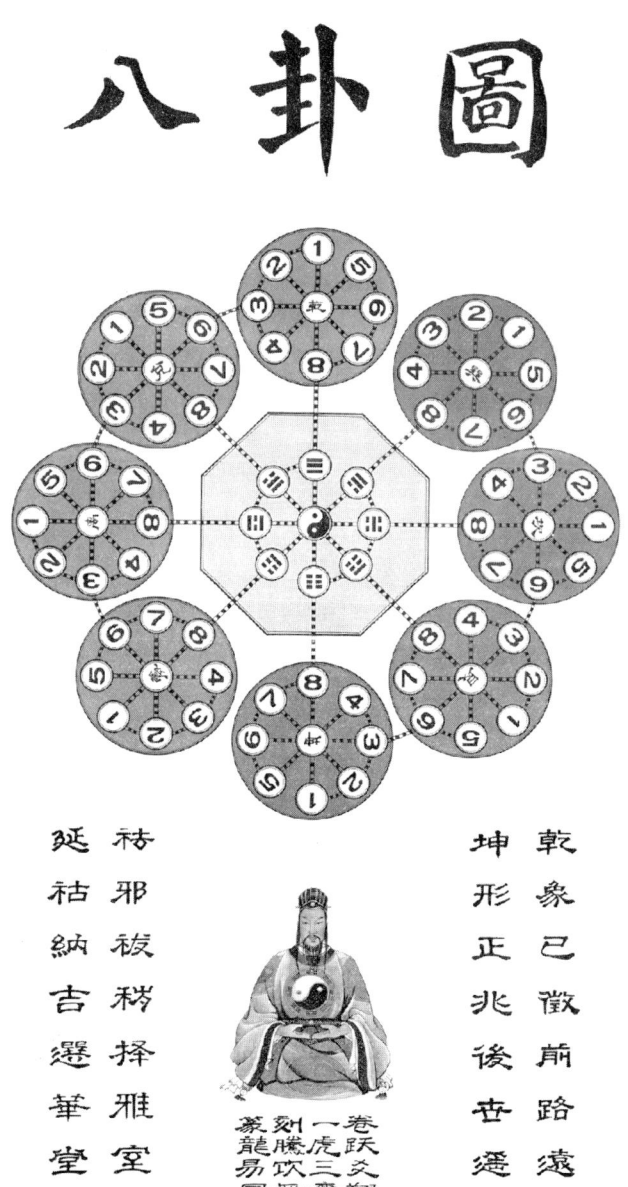

乾象已徵前路遠
坤形正兆後坦遲

祜邪祓秽擇雅室
延祜納吉遷華堂

卷跃爻翔
一虎三鴬
剣騰坎舞
篆龍易鳳

transformatorische Elemente in einer Kreisform angeordnet werden, handelt es sich um die Urmagie der Erde, die nicht von einzelnen Menschenrassen abhängen kann, sondern auf die Genialität eines über den Religionen stehenden Gremiums zurückzuführen ist. Wenn man die Künste des Bagua, eben dieser daoistischen Lehre der kosmischen acht Trigramme studiert, stößt man auf ein System, das es dem Adepten ermöglicht, das kosmische Rad nicht nur mental, sondern auch physisch zu begehen und so ein aktiver Bestandteil des Orakelrades zu sein, was den Vorteil birgt, nicht, wie bei anderen Kulturen üblich, den physischen Leib außer acht zu lassen, sondern das »organische Drehen der Spirale« zu üben, was zu einer wahrhaften Transformation der kosmischen Kraft führt, die sehr schwer in Worte zu fassen ist. Wenn man das Bagua begeht, ist es Ritual, Magie, Heilkunst, Orakel und Lehrerin gleichzeitig. Man befragt es nicht, muß es nicht durch komplizierte Rituale erwecken oder psychoaktive Drogen zu dessen Zugang einnehmen, sondern man wird ein organischer Bestandteil davon.

Aber jetzt geht es mir nicht in erster Linie darum, die Kunst des Bagua oder Yijing generell zu beschreiben, dazu wird ein eigenes Buch notwendig sein, sondern die verschiedenen Stationen des Lebensrades für die realistische Körpertransformation aufzuzeigen. Die wichtigste Achse des Rades ist die Erd-Himmelsachse. Für die Erde, das dreifaltige Yin (die drei Aspekte von Mutter Erde), plaziere ich die Kampfkunst, die es erlaubt, die grobe Materie im ersten Stadium umwandeln zu lernen und den Prozeß der heiligen Alchimie zu schützen. Als Sinnbild stelle man sich vor, man gehe durch das Leben, die Lebendigkeit der Transformation ist in einem jungen kleinen Vogel konzentriert. Nun ist dieser junge Vogel noch sehr schwach und zerbrechlich. Wir müssen ihn schützen, ernähren und pflegen. Wir halten ihn verborgen in unserer Faust, so daß ihn niemand verletzen kann. Die Faust bietet dem kleinen Vogel Schutz und Wärme, vom Schweiß, der sich in der Faust bildet, kann er trinken. Wir müssen in diesem Stadium lernen, die Faust derart perfekt zu koordinieren, daß der Vogel einerseits genügend Raum hat und nicht erstickt, daß er aber andererseits nicht herunterfällt, denn er kann ja noch nicht fliegen. Und, ganz wichtig: Niemand soll bemerken, daß ein kleiner, aber einzigartiger Vogel von einer einmaligen Farbenpracht in unserer Faust verborgen ist.

Diese Vorstellung soll sinnbildlich die Kampfkunst auf dem Platz der Erde darstellen, wobei die mitunter wichtigsten Aspekte es sind, Aggression und Schmerz im eigenen Wesen und auch im Wesen der Umwelt erkennen und umwandeln zu lernen. Solange man von seinem Schmerz, seiner Angst und seiner Lust gelenkt wird, kann keine wahrhafte Transformation stattfinden. Dies hat mit der ersten Umwandlung der Triebe und Emotionen in Körper und Geist zu tun, die zu Selbstentwicklung und Wohlbefinden führt. Die Kampfkunst auf dem Platz der Erde im Norden befähigt den Adepten, grobe Materie zu verfeinern und Aggressivität und Angst in

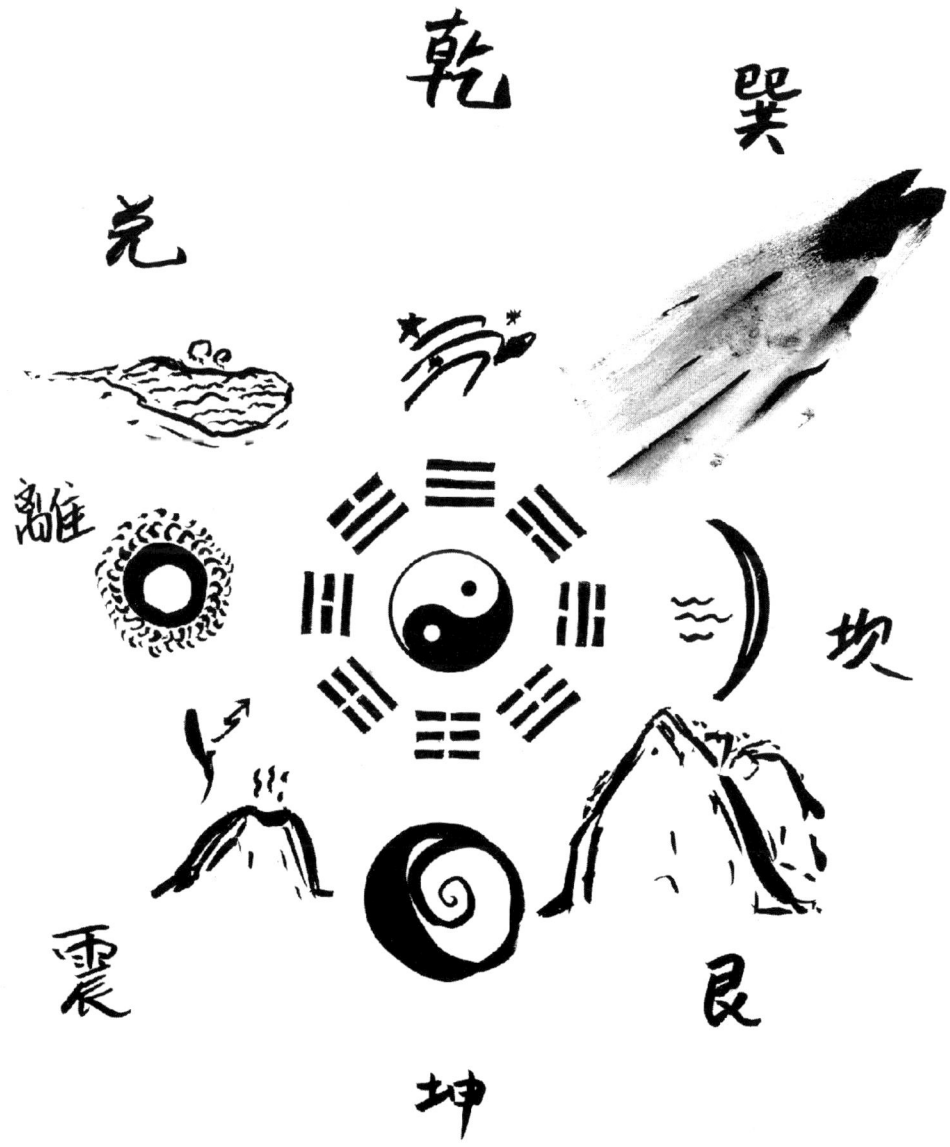

Lebenskraft umzuwandeln. Wenn der Vogel genügend gereift ist, braucht er die schützende und wärmende Faust nicht mehr, sondern er kann dann fliegen; bis dahin braucht es jedoch die Perfektionierung der Kampfkunst.

Der Weg von der Erde zum Himmel führt über den Lebensbaum oder anders gesagt über die Spirale der »Himmelsleiter«. Der alchimistische Prozeß von Yin zu Yang führt von der Meisterschaft über die Materie mittels der Kampfkunst zum dreifaltigen Yang, zur allumfassenden Meditation. In der daoistischen Kunst und dem daoistischen Ritual wird dieser Umwandlungsprozeß von der Schwere der Erde zur Leichtigkeit und Freiheit des Himmels mit dem weißen Kranich symbolisiert. Das alchimistische Wesen des weißen Kranichs ist bei allen daoistischen Ritualen der Magie der Natur das Totem der Freiheit und der Transzendenz. Was dazu beim Daoisten sehr passend erscheint, ist, daß der weiße Kranich ein sehr »verrückter« Vogel ist. Nach seiner Paarung sieht er tatsächlich wie ein ausgelassener und berauschter Mensch aus, der fliegen kann.

Das Trigramm des Himmels ordne ich der Meditation im Sinne der Klärung des Spiegels zu. Nur die wahrhafte, aufrichtig vollzogene und natürliche Meditation ist es, die alle Gedanken, Emotionen und Ängste zu verdauen und auszuscheiden imstande ist. Hierbei ist es weder die Technik der Atmung noch die Technik der Visualisation von Kreisläufen, Chakren oder dergleichen, sondern lediglich die nackte Aufrichtigkeit gegenüber sich selbst, die eine Klärung des Wesens herbeiführen kann, die bedingungslose Öffnung gegenüber dem höchsten absoluten Himmel, nenne man diese Wesenheit oder Nichtwesenheit nun Dao, Buddha, Christus, Allah, Gott oder Göttin. Wie muß sich das Wesen der höchsten Instanz amüsieren über die Absolutheitsansprüche kleinster Mikroben auf einem kleinen Planeten, den sie Erde, earth, monde, shijie oder wie auch immer nennen. Alle meinen, die eigene Sprache drücke das Eine besser aus als die des Nachbarn, ohne in die Sterne zu schauen und zu bemerken, daß die verschiedenen Namen für eine Sache aufgrund der Winzigkeit der Erde im Kosmos der Unendlichkeit absolut unbedeutend ist! Die wahrhafte Meditation ist die Leerwerdung von Namen und Begriffen, auf daß der Mensch ein eigenes unmittelbares Gefühl der Unendlichkeit wahrnehmen kann! Dies kann geschehen, wenn man bereit ist, sich selbst zu vergessen. Sich zu vergessen bedeutet nicht, Verantwortungen auf der Erde abzulehnen, im Gegenteil, es bedeutet, an dem Platz und in der Rolle, die man eingenommen hat, vorurteilsfrei und spontan die Umgebung zu reflektieren, ohne sich von anderen Individuen abzusondern oder sich über andere zu setzen, wie Meditation von den meisten Menschen unbewußt fälschlicherweise vollzogen wird. All dies hat nicht das geringste mit »Heiligsein« oder »Erleuchtung« zu tun, sondern lediglich mit geistig-seelischer Verdauung und Ausscheidung von grobem Ballast, der die Seele unnötig mit Gewicht anfüllt, was eine freie Entfaltung der Seele verhindert. So würde ich in Kürze die Grundzüge der dem Himmel zugeordneten Meditation erläutern.

Um die Transformation von der Erde zum Himmel und vom Himmel zur Erde mit Elementarkraft zu versorgen, braucht es Energie, wie jede Bewegung und jeder Umwandlungsprozeß Energie als »Arbeitsstoff« benötigt, der sich auf- und abbaut und wieder auf- und abbaut und so fort. Die grundlegenden Elementarkräfte zwischen Himmel und Erde sind das Feuer und das Wasser. Nachdem wir vorher die Erd-Himmelsachse beschrieben haben, zeichneten wir gleichzeitig die Nord-Süd-achse auf unserer Landkarte des Lebensrades, die Vertikalebene. Nun sind die Elementarkräfte Feuer und Wasser dem Osten und Westen zugeordnet, womit sie die Horizontalachse zwischen Erde und Himmel bilden. Somit können wir nun ein Quadrat ziehen und haben gleichzeitig die Erklärung für die quadratische Darstellung der Erde gewonnen, obwohl unser Mutterplanet ja rund zu sein scheint.

Das Feuer, das wir auch mit Wärme und Hitze im heilenden wie auch zerstörenden Sinne betrachten können, belege ich in der daoistischen Körpertransformation mit der Sexualität, denn die Sexualität ist eine Energie des Feuers, die in sich, gemäß dem Gesetz des Taiji, das Wasser birgt (Samen- und Eiflüssigkeit). Wie ich eingangs beschrieben habe, sind die Sexualtechniken im Daoismus der vorchristlichen Zeitrechnung wesentliche soziale und transformatorische Methoden zur Einswerdung der Gegensätze gewesen. Da der Mensch ohne das Feuer des Sex, besser des Nieren-Yang, nicht bestehen würde, sind diese Entwicklungen nichts anderes als logisch. Genauso logisch ist der weiterentwickelte Gedanke, daß die Mutter, die den zukünftigen Menschen in ihrem Schoß zur Reife gedeihen läßt, das Sagen im Volksbund hatte. Nun, ohne inneres Feuer hat der Mensch keine Wärme, seine Essenzen gedeihen zu lassen; Unfruchtbarkeit und Impotenz sind die möglichen Folgen.

Der Sexus, die Nieren und der Damm zwischen Geschlechtsteil und After werden mit dem Entfachen des Lebensfeuers in Verbindung gebracht. Wenn man eine Pfanne voller Köstlichkeiten auf den Herd stellt, ohne jedoch das Feuer darunter zu entfachen, wird die köstliche Mahlzeit nicht zubereitet und genossen werden können. Auch führt ein zu starkes Yin in den Nieren, das als Kälte zu verstehen ist, zu Angstzuständen, Frigidität, Blasenentzündung, Schlafstörungen, Unfruchtbarkeit und Impotenz sowie zu allen möglichen Erkrankungen des unteren Abdomens. Natürlich sind auch die psychologischen Komponenten des Mangels des Erdfeuers nicht zu vergessen: Alle mit der Sexualität verbundenen Emotionen, die ihren Ursprung in der Kindheit, in der Beziehung zu den Eltern, Geschwistern etc. haben, wie auch sämtliche geschlechtlichen Beziehungsangelegenheiten des Erwachsenseins sind sehr geprägt von und verbunden mit dem Gleichgewicht des Feuers und Wassers. Die Sexualhormone, die zu Lust- und »Belohnungsgefühlen« im limbischen System des Gehirns führen, sind für ein ausgewogenes Seelenleben maßgebend.

Wie eingangs erwähnt, ist die Wirkung von daoistischen Früchten wie der Akupunktur oder Qigong sehr gut über einen Transfer und eine starke Vermehrung von Sexualhormonen im fokussierten Bereich der Therapie nachzuweisen. Die Körperhormone sind alle bioelektrisch geladen, sind also zum Lebensfeuer »Feuerwasser« zu zählen. Die bioelektrischen und daher essentiellen Körpersäfte werden in der daoistischen Terminologie Jing genannt. Diese Feuersäfte gilt es im Sexualleben nicht zu verschwenden, sondern gezielt zu vermehren, zu kanalisieren und in feinere Lebenskraft umzuwandeln, alchimistisch von der grobstofflichen Schwingung in letztendlich reine Seelenkraft zu veredeln.

Praktisch gibt es dazu verschiedenste Möglichkeiten. Im Westen sind in den letzten Jahren die tantrischen Praktiken, die jedoch meistens einseitig aus dem Zusammenhang einer umfassenden Ausbildung des hinduistischen und buddhistischen Weges heraus praktiziert werden, bekannt geworden. Die daoistischen Liebeskünste, bis vor nicht allzulanger Zeit berühmt für ihre Vielfältigkeit und Poesie, haben allesamt zum Ziel, die Kraft des Orgasmus zu Lust- und Heilungszwecken auf ein schier unbeschränktes Maß an Intensität und Zeitdauer zu verlängern. Es handelt sich dabei um eine Art »organische Akupunktur«, mit deren Hilfe einzelne Regionen des Leibes wie ein erkranktes Organ gezielt behandelt werden. Es sei hier erwähnt, daß es bei allen Praktiken das Wesentliche ist, das Feuer nicht verlöschen zu lassen, sondern es behutsam zu entfachen, langsam zur Entfaltung zu bringen und nicht eine kurze Explosion anzustreben, sondern eher eine Art Implosion. Damit ist gemeint, wir sollen lernen, die Sexualkraft während des Aktes zu zentrieren und sanft und ungezwungen zu lenken. Anzustreben ist eine ekstatische Zeitlosigkeit während des Aktes, wobei eine Grenze des »Feuerns« überschritten werden muß, wonach der Prozeß unumkehrbar geworden ist und das Ausfließen des Samens oder der weiblichen Säfte nicht mehr mit dem Verlust des Feuers verbunden ist. In der inneren Alchimie geht es bei der Umwandlung des Sexualfeuers darum, das Energiepotential des Orgasmus in Wellen zum Gehirn und dem dritten Auge zu führen, wobei eine spezielle Atemtechnik und die korrekte Handhabung des Geschlechtsteiles maßgebend ist. Der Leser wird verstehen, daß solche Techniken in einem Buch nicht sehr wirkungsvoll dargestellt werden können, da solche Praktiken nur dann wirksam werden können, wenn ein entsprechender Aufbau und eine korrekte Einstellung dazu gewährleistet sind. Ich kann jedoch eine einfache, aber effektive Übung vorstellen, die es dem interessierten Leser ermöglicht, erste Schritte auf diesem Wege zu gehen. Die Übung kann stehend, sitzend oder liegend ausgeführt werden: Man nehme eine komfortable und entspannte Haltung in einem intimen und ruhigen

Umfeld zu Hause oder in der Natur ein und achte darauf, eine gerade und entspannte Wirbelsäule wie auch einen ruhigen Geist und Atem zu spüren. Man geleite nun die rechte Handfläche zur linken, reibe die Handflächen ohne besonderen Druck entspannt aneinander und blase den Lebensatem hinein, um die Hände aufzuladen. Wenn man schon Qigong oder Kampfkunst geübt hat, erübrigt sich dieses Aufladen der Hände. Darauf führe man die rechte Handfläche zum Geschlechtsteil, so daß die Spitze des Mittelfingers den Damm berührt und die Handfläche entspannt das Geschlecht umfaßt. Die linke Handfläche führt man indessen zum Bauchnabel, wo sie entspannt und ohne Druck zu liegen kommt, um das Zinnoberfeld mit dem aufsteigenden Feuer des Geschlechts zu füllen und die Essenzen zu sammeln. Nun kann man zu Beginn entspannt ein wenig die Dammgegend (das Erdtor Huiyin) stimulieren und die Erdflamme darüber visualisieren, worauf sich schon nach kurzer Zeit ein Kribbeln in den Hoden oder Eierstöcken bemerkbar machen wird. Nachdem die Flamme aktiviert ist, braucht man den Damm nicht mehr zu stimulieren, sondern kann sich ganz dem Sammeln des Erdfeuers im Zinnoberfeld widmen. Je länger man in dieser Stellung verharrt, am besten versunken, mit geschlossenen Augen und die Sinne des Kopfes hinter der Hand des Bauchnabels fokussiert, um so mehr kann sich das Feuer sammeln. Ich empfehle mindestens fünf Minuten dieser Übung.

Nachdem diese Übung erfolgreich vollzogen worden ist, zum Beispiel nach ein paar Monaten des Übens, kann ein Pärchen dazu übergehen, diese Übung im Yin-Yang-Kreislauf zu vollziehen. Man steht oder sitzt mit einem Abstand von einem bis drei Meter voreinander mit aufgerichteter und entspannter Wirbelsäule und konzentriert sich mit derselben Handhaltung zuerst auf das eigene Zinnoberfeld und nach ca. fünf Minuten auf das Zentrum des Partners. Nun bildet der Mann den Pluspol und die Frau den Minuspol. Wenn des Mannes Konzentration in der Mitte der Frau sitzt, während die Konzentration der Frau in der Mitte des Mannes sitzt, ja was ergibt sich denn da? Natürlich – das Taiji-Symbol der verborgenen Essenzen des Gegenübers in der Mitte. Nun heißt es nur noch, den Kreis der Energie zu schließen, die Kraft um beide Partner im Kreis zirkulieren zu lassen. Wichtig: Atem und Einstellung zu dieser Form der Übung sollen ganz ungezwungen und spontan sein. Man versuche nicht, Prozesse willentlich zu erzwingen, denn dann geht überhaupt nichts, im Gegenteil blockiert man sich mit dieser Einstellung noch mehr, als man es in dieser Haltung ohnehin schon ist. Dieses Prinzip der gesammelten Fokussierung der eigenen Geschlechtskraft im Zentrum des Partners und umgekehrt ist natürlich auch sehr wirkungsvoll während des eigentlichen Geschlechtsaktes möglich. Nur eben sei dieses von mir aus Gründen der seriösen Ausführung der Transformationslehren nicht in einem Buch beschrieben. Das zum Feuer.

Und nun zum Wasser, das es mit dem Feuer in ein dynamisches Gleichgewicht zu lenken gilt, um sich den sich wandelnden Polaritäten des Lebens in bestmöglicher Harmonie anzupassen, mental und leiblich. Zuviel des Feuers trocknet den Körper aus, verbrennt ihn und kann zu Wahnsinn führen, zuviel des Wassers überschwemmt ihn, erstarrt zu Eis, kann zu Depression führen. Die Zivilisation läßt viele Menschen in Eis erstarren, was den zeitgemäßen Seuchen Raum zur Ausbreitung bietet, da fremde Gifte im Eis konserviert und angesammelt werden, anstatt im wohltemperierten Wasser ausgeschwemmt oder gar durch die gelenkt dosierte Flamme des Lebensfeuers eliminiert zu werden.

Dem Wasser ordne ich die lebenswichtige Thematik der Ernährung zu, denn letztendlich wird im Körper jede Form von Nahrung zuerst in Flüssigkeit umgewandelt, was bereits mit dem Kauprozeß und der Einspeichelung (Speichel ist Yang, trägt bereits Feuerfaktoren der Umwandlung in sich) im Munde beginnt. Durch die Feuereinwirkung der Verdauungsenzyme werden die essentiellen Nahrungselemente aus dem Nahrungsbrei herausgefiltert und umgewandelt, um letztendlich wiederum durch den Oxidationsprozeß in der Zelle Energie für die Lebensprozesse des Körpers bereitzustellen.

Wenn man davon ausgeht, daß alle Enzyme und Hormone Yang zu bewerten sind, da sie bioelektrisch geladen sind und spezifische Lichtinformationen im Organismus transportieren, ist das überlebensnotwendige Gleichgewicht von Feuer und Wasser auch in biochemischen und physikalischen Prozessen nicht zu leugnen. In der daoistischen Medizin werden Nahrungsmittel in Yin- und Yang-Aspekte klassifiziert. Wobei im Westen häufig der Fehler gemacht wird, die Dynamik der Relativität von Yin und Yang außer acht zu lassen. Dadurch wird die Klassifizierung von Yin und Yang verschiedener Komponenten im mikrokosmischen und makrokosmischen Verständnis nur sehr begrenzt anwendbar, da beispielsweise wenig Knoblauch stark Yin, viel Knoblauch stark Yang wirkt und diese Klassifizierung je nach Umfeld und Situation stark variieren kann. Aus diesem Grund möchte ich an dieser Stelle keine allgemeingültigen Rezepte vorstellen, da sie durch ihre Allgemeingültigkeit bereits an Wirksamkeit verlieren würden.

Nur soviel sei gesagt: Man ernähre sich vielseitig, der Lokalität und der Saison entsprechend, die im eigenen Land aktuell ist. Wer also permanent Erdbeeren aus Südafrika und Melonen aus Südamerika im Winter Europas verspeist, sei gewiß, daß er sich damit keinen Gefallen tut. Salz und salzige Nahrung ist generell Yin, Zucker und gezuckerte Nahrungsmittel Yang. Grundsätzlich ist festzustellen: Die Menge macht das Gift. Fleisch gilt generell als Yang und Gemüse als Yin. Ausnahmen bilden die Kartoffel, die neutral wirkt. Yin ist absteigende, Yang ist aufsteigende Energie. Dementsprechend sollten Menschen mit niedrigem Blutdruck auf tonisierende Yang-Nahrung und aktivierende aufsteigende Übungen achten, während Menschen mit Bluthochdruck gegenteilig auf zuviel Zucker und starken Alkohol (stark Yang) verzichten und oft Übungen wie die »Innere Dusche« praktizieren sollten.

Dasselbe gilt für jedermann im Verhalten während der verschiedenen Jahreszeiten. Im Winter soll auf wärmeproduzierende Nahrung und Bewegung geachtet werden. Wer gerne ab und zu Fleisch ißt, wenn es denn nötig ist, sollte dies in Maßen vorzugsweise im Winter tun. Ebenso ist der Whisky oder Calvados beim gemütlichen Zusammensein eher im Winter als im Sommer zu genießen, da gerade für ältere Menschen starker Alkohol im Sommer, wo das Yang, das Feuer, schon im Übermaß vorhanden ist, schädigend auf Herz und Kreislauf wirken kann, während im Winter weniger mit solchen Komplikationen zu rechnen ist. Im Gegenteil verabreicht man unter Kälteeinwirkung kollabierenden Menschen gerne einen Schluck Schnaps, wie das Beispiel des Schweizer Lawinenrettungshundes beweist, der für solche Notfälle ein Schnapsfäßchen um den Hals trug. Auch »schützen« sich viele Menschen in Rußland, Alaska oder Nordchina mit Schnaps vor dem Erfrieren. Es geht hier nicht darum, den Alkoholkonsum zu postulieren, sondern die Energiequalität von Nahrungs- und Genußmitteln aufzuzeigen. In den warmen Jahreszeiten soll man das Gemüse, das überall wächst, genießen und wird sich bester Gesundheit erfreuen. Die Baumfrüchte und Nüsse gelten als sehr heilsam, wobei der Apfel energetisch neutral und die Nüsse Yang, auf den Energiehaushalt wärmend wirken.

Apropos Nüsse und Bäume: Die Samen, das Harz und die Nadeln der Fichte sind ein bevorzugtes Nahrungsmittel der Eremiten in den heiligen Bergen und sollen zu Unsterblichkeit verhelfen. Wenn ich befreundete Priester auf dem Huashan besuche, bekomme ich als Geschenk von ihnen jedesmal einen Sack selbstgesuchter Huashankiefernsamen geschenkt, die den Keim der Alchimie in sich bergen. Die Huashankiefer ist eine spezielle Gattung der Rotföhre, die sehr widerstandsfähig ist, was sie auf den hohen und überhängenden Haarnadelkämmen auch sein muß. Spanische Nüßchen sollen gut gegen Bluthochdruck, Augenleiden und Arteriosklerose sein, ebenso Honig, der auch eine abführende Wirkung bei Verstopfung hat.

Pilze sollen dem Verzehr von Fleisch vorgezogen werden; die riesigen Pilze des Wudangshan, der heiligen daoistischen Berge des Ursprungs des Taijiquan, schmekken besser als jedes Schnitzel und sind mindestens so kräftig wie Fleisch.

Natürliche Sojaprodukte wie Tofu wirken sehr ausgleichend auf den Hormonhaushalt, stärken die Knochen und beugen deren Verkalkung vor, führen das überhitzte Yang bei Magenkrämpfen ab, vermindern das Hungergefühl bei fettleibigen Menschen, gleichen den Cholesterinspiegel aus, können sich positiv auf Hautkrankheiten auswirken und sind, wenn abwechslungsreich und in Verbindung mit einer guten Sauce (zum Beispiel eine Viertelstunde in einer Marinade eingelegt) ein vorzüglicher und überaus gesunder Fleischersatz.

Orangen gelten trotz des hohen Zuckergehaltes als Yin und Karotten trotz der Eigenschaft des Gemüses als Yang. Aber eben, es ist die Menge, die Zubereitung, der Ort, die Situation und der Mensch an und für sich, all diese Komponenten relativieren eine endgültige Zuordnung und bleiben der Intuition des Kochs oder der Köchin vorbehalten, was sowieso zu empfehlen ist. Die Intuition ist die weiseste Ratgeberin in Zweifelsfällen.

Noch ein Tip zur Zubereitung von Speisen: Wenn man Nahrungsmittel wäscht, ziehe man sie bewußt durch das Wasserelement und visualisiere, daß alle Unreinheiten in der Schwingung der Nahrung vom Wasserelement geläutert würden, was auch wirkt, wenn man dieses »Reinigungsritual« bewußt vollzieht. Wenn man daraufhin die Nahrung oder auch Wasser kocht, stelle man sich vor, man »ziehe« die Stoffe veredelnd durch das Feuer, was ja sowieso geschieht. Aber wenn man die geistige Komponente der reinigenden Flamme visualisiert, kann man die Nahrung in ihrer Schwingung mit Bestimmtheit veredeln. Dies ist die Alchimie der Nahrung.

Noch ein letzter Tip für Menschen, die ihren Organismus von Zeit zu Zeit gerne vollumfänglich reinigen, entschlacken oder gerne fasten: Es hat sich in meiner Praxis und in Seminaren, die ich in den Bergen durchführte, sehr bewährt, frühmorgens nach dem Aufstehen neben reinem, abgekochtem Wasser, das man so heiß wie möglich in kleinen Schlucken trinkt (je heißer, desto keimfreier), einen Teelöffel mit Naturreis so lange zu kauen, bis er so flüssig wie Speichel wird, um diese Flüssigkeit dann in fünf kleinen Portionen zu schlucken. Danach noch einen Schluck abgekochten heißen Wassers, um alles nochmals runterzuspülen. Der eingespeichelte Vollreis entgiftet den gesamten Organismus sehr wirksam, da die Sporen des Reises Giftstoffe an sich ziehen und der Speichel an und für sich eine entgiftende und zersetzende Wirkung hat. Das keimfreie Wasser, das morgens als erste Substanz in das Körperinnere findet, tut ein übriges, um den Organismus zu reinigen. Die Nordchinesen trinken regelmäßig morgens und teilweise abends »Zhou«: Reisschleim-, Maisschleim- oder Hirseschleimsuppe. Ohne Salz oder irgendeine Zutat wird Reis, Mais oder Hirse mit Wasser so lange gekocht, bis sich eine schleimige Suppe bildet. Anfangs ist der Genuß dieser Suppen ungewohnt fade. Mit der Zeit schätzt man sie jedoch sehr und möchte nicht mehr darauf verzichten. Hier ist ebenfalls sehr rasch eine entschlackende und entgiftende Wirkung festzustellen.

Auf das Wesen des Wassers werden wir im Laufe der Betrachtungen noch öfter eingehen, denn es ist das grundlegende Element in der Körpertransformation. Deswegen können wir uns nun den unterstützenden weiteren vier Richtungen zuwenden.

Da nun die vier Hauptrichtungen des Lebensrades gekennzeichnet sind, bedeuten die vier weiteren Emanationen Energiewerte oder Stationen, die die Kunst des

Lebens in seinen vielen Nuancen weiter unterstützen. Die weiteren zwei Achsen des Bagua sind diagonale Ebenen, die die sozialen Disziplinen der Lebensschule auf dem Rad repräsentieren. Als nächstes beschreibe ich die Achse von Berg und See, Norwest-Südost. Dem Berg, der die Standhaftigkeit, die Ruhe und das Nachsinnen symbolisiert, schreibe ich die Arbeit zu. Es ist die Arbeit in der Haltung der Ruhe des Berges gemeint, die den Nutzen des Menschen im Bund mit anderen zu einem gemeinsamen Ziel von Wohlstand und Gesundheit im Einklang mit der Natur umschreibt.

In der daoistischen Ausbildung wird der Adept wie eingangs erwähnt auf die Initiationen vorbereitet, indem er seinen Geist zu beruhigen und seinen Körper im Rhythmus des Kosmos zu entfalten lernt. Das effektivste Mittel für einen noch unentwickelten und arroganten Menschen, der von falschem Stolz und von Emotionen geprägt ist, ist die Arbeit zum Nutzen des ihn umgebenden Kollektivs. Hierbei liegt der Sinn darin zu erkennen, daß sogenannte niedere Arbeiten wie Putzen oder Unterhaltsarbeiten genauso wichtig sind wie das eigentliche Studium der Mysterien oder der Kampfkunst. Außerdem ist die Arbeit der Reinigung des äußeren Tempels gleichzeitig die Reinigung des inneren Tempels, des eigenen Körpers und Geistes. Der Weg, der sich für den Adepten in diesem Stadium offenbart, ist es, wertfrei und urteilslos einem höheren Kollektiv dienen zu lernen, um den eigenen Egoismus in Grenzen zu halten, welcher, im Übermaß vorhanden, es dem Menschen unmöglich macht, höhere Zusammenhänge zu erkennen.

Bei der Arbeit wird, wie überall in der daoistischen Lehre, das Wuwei, die absichtslose Spontaneität angestrebt. Am heilsamsten ist die Arbeit in der Natur, um die Elemente zu erfahren und um zu lernen, sie zu bearbeiten. Ob Waldarbeit, Gartenarbeit, Putzen, Kochen, Schreinern oder Töpfern – die Arbeit überschneidet sich schon mit der Kunst; und genau dies ist der Sinn der Übung: Sei die Arbeit noch so unbedeutend, mache ein Kunstwerk daraus, auch wenn nur du es erkennst und sonst niemand. Erledige deine Arbeit wie ein Ritual, weihe sie der Natur, Gott, den Göttern, Christus oder Buddha. Welche Göttin oder welcher Nichtgott es auch immer sei, übe dich während der Arbeit in der inneren Ruhe des Berges, und sie wird sich wie von selbst erledigen. Man soll sich nicht mit der Arbeit identifizieren, sondern mit dem höheren Sinn, den sie erfüllt. Dies ist der Berg, rechts neben der Erde auf dem Kreis.

Auf der anderen Seite des Berges liegt der See, der zu Freude und Glück auffordert, jedoch auch in die Tiefen des Übermaßes überborden kann. Dem See und dessen Tiefen der Magie im Yijing ordne ich das Ritual zu, das in das Gleichgewicht mit der Arbeit gelangen soll. Wenn ich vorher von der ritualisierten Arbeit gesprochen habe, ist dies auf der anderen Seite des Achsmittelpunktes umgekehrt genauso. Der See wandelt sein Gesicht laufend, er lädt zur Vergnügung ein, man weiß jedoch nie genau, was er verbirgt, deshalb ist dem See ein Zweck zuzuordnen, um das Ritual einem Sinn zu weihen.

In den Urzeiten der Menschen hielt sich das Ritual mit der Arbeit von Natur aus die Waage, denn das Ritual war der Schlüssel zum Wesen der Natur, von der Natur war man in jeder Beziehung abhängig. So ist es auch heute noch, nur wird dieser Aspekt der Abhängigkeit gerne verdrängt.

Und doch sind in der zivilisierten Arbeitswelt Rituale immer noch gang und gäbe, auch wenn man heute vielleicht nicht mehr um das Feuer tanzt. Aber wenn man modernen Methoden von Managercoaching Aufmerksamkeit schenkt, erkennt man erstaunt, daß sich die geplagten Geldmagier organisiert in die Wüste zurückziehen, um sich wiederzufinden, oder ein modifiziertes Zen praktizieren. Auch hört man von vielen Wirtschaftsgeheimbünden, wo die wirklich großen Geschäfte abgewickelt werden; Rituale spielen dort eine wesentliche Rolle. Wenn in Hongkong ein neues Hochhaus eröffnet wird, muß es zuerst von einem Wind-Wasser-Berater (Feng Shui), einem »zivilisierten Magier« abgesegnet werden. Von der Planung über die Durchführung bis zur Bilanz ist die Magie des Rituals im Spiel. In Europa wird ein Lehrling nach erfolgreichem Abschluß häufig einer Wassertaufe unterzogen, um in die Welt entlassen zu werden. Alte Bräuche, die die Zeit überdauern.

Den Sinn des Rituals, etwa eine Kerze anzuzünden, um Verstorbene zu ehren oder einem Wunsch Ausdruckskraft zu verleihen, möchte ich an dieser Stelle jedoch den höheren Werten zuordnen. So wie das Osterei ein Relikt aus den europäischen Urzeiten darstellt, das im Frühjahr die Wiedergeburt der weiblichen Fruchtbarkeit in der Natur verehrt, oder das Verbrennen des Wintermannes ein Ritual, um die Wintergeister zu vertreiben, soll jeder Mensch seine eigenen Rituale pflegen, denn das Ritual ist der Balsam der Seele. Alleine oder mit der Familie oder mit Freunden ein Fest zu feiern erfreut die Sinne und den Geist. Wer neben dem Menschen die Rituale am dringendsten braucht, sind die Bäume, Berge, Winde und Flüsse, die Blumen, Schmetterlinge, Libellen und alle Emanationen der Natur, die um ihr Überleben kämpfen müssen. Man zünde eine Kerze für den Wald an, oder man spende dem See ein symbolisches Geschenk und ehre ihn damit. Man bedanke sich für das Wasser, das man trinkt, und für das Feuer, das einen wärmt. Man verehre die Sonne und den Mond, spende ihnen geistige Wärme und Dankbarkeit für ihre fürsorgliche Existenz. Man feiere die alten Feste des Vollmondes oder der Wintersonnenwende, man danke dem Frühling für seine schöpferische Kraft, die die Wesen auf ein neues erblühen lassen. Man entzünde ein Feuer, um sich bei der Mutter Natur und dem Vater Himmel zu bedanken, und sei des Lebens froh.

Die Achse von Berg und See in Harmonie ist ein weiteres Geheimnis der Gesundheit. Nun kommen wir zur letzten Achse des Lebensrades, der Donner-Wind-Achse, die sich diagonal von Nordost nach Südwest erstreckt und zur Vollständigkeit der acht kosmischen Trigramme führt. Auf dem Platz des Donners liegt die Domäne der gesundheitsgymnastischen Übungen, denen ein eigener Ort gebührt, da sie den Funken der Transformation des Körpers zur Medizin führt. Der Donner steht für Bewegung und Wachstum, daher ist die daoistische Gesundheitsgymnastik der ideale Aspekt des Donners. Diese Achse verbindet die eigentlichen Künste der Gesunderhaltung und Heilung des Menschen im Sinne des Wortes. Die Gesundheitsgymnastik kann als der wesentliche Aspekt der heutigen Präventivmedizin Chinas und auch immer mehr des Westens betrachtet werden, denn wer nicht krank wird, ist keine Last für die Gesellschaft, und diese Tatsache ist in der Zeit der Überbevölkerung wesentlich für das Gedeihen eines Völkerbundes.

Da die daoistische Gesundheitsgymnastik für dieses Buch eine so zentrale Rolle spielt, werden an dieser Stelle die Übungen des heute noch bekannten Urvaters des Qigong wiedergegeben, des genialen Arztes und Forschers Hua Tuo. Hua Tuo lebte während langer Jahre in einer Höhle auf dem Huashan und entdeckte die heilende Wirkung von seltenen Kräutern wie der Kalmus (Acorus). Er erkannte außerdem die anästhetische Wirkung von Hanf bei chirurgischen Eingriffen und wesentliche Aspekte der Akupunktur. Hua Tuo lebte ein für damalige Verhältnisse überaus langes Leben von sechsundneunzig Jahren (111–207 n. Chr.).

Es wird nun das Spiel der Fünf Tiere dargestellt, wie es in alten Büchern Chinas zu finden ist. Das Spiel der Fünf Tiere ist eine der Urformen des Qigong wie auch der inneren Kampfkunst. Bei diesen Übungsfolgen ist es nicht das Wesentliche, ganz genaue Bewegungsfolgen zu kopieren, wie das der Westler gewohnt ist; entscheidend ist vielmehr, sich in den Ausdruck des Tieres hineinzufühlen und durch dessen Bewegungsdynamik und Energie Lebenskraft aufzubauen. Je besser es einem gelingt, wie das jeweilige Tier zu fühlen, zu klingen, zu riechen, sich zu bewegen, desto mehr wird sich der heilende Prozeß bemerkbar machen können. Man lege alle Hemmungen ab und springe wie ein Hirsch durch den Wald oder rufe wie ein Kranich in den Wind. Diese sehr heilsamen Methoden lassen den Menschen sich wieder wie ein natürliches und spontanes Wesen fühlen, was zu unsagbarem Wohlbefinden und Lebenskraft führt.

士成絆虎勢戲

閉氣伛身擞拳如鹿转頭尾閭手身縮背立脚尖跳跌脚眼連天拄動升時振動或二三次可不時作一次更妙也

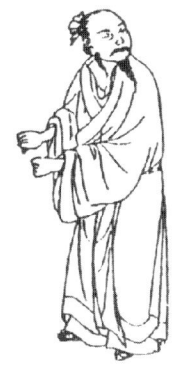

莫門虎勢戲

閉氣低頭拳戰如虎狀威勢兩手如捉千斤鐵輕起來莫放氣平身吞氣入腹使莫氣之上而復覺滑腹內如雷鳴或五七次如此行之一身氣脉調精神要百病除

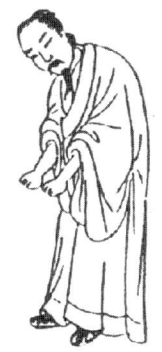

庚桑熊勢戲

閉氣拱本如熊身側起左立右擺脚去前接左立使氣兩胁伸小節皆響能安腹力能除腹脹或三五次止亦能舒筋骨而安神養血也

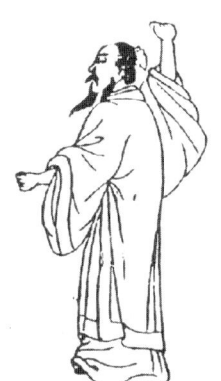

114

賓長房徒勢訣
開氣如徐手把肘一
技一隻手如捺真一
隻腳虛空撂起一
隻腳蹲身更搖神首
腳眼醒身更搖神首
建吞入股覽許出法
巴

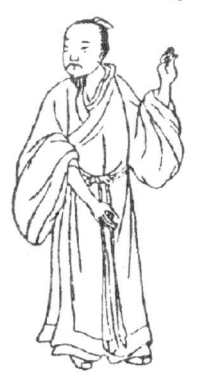

元命子鳥勢訣
開氣如鳥飛欲起尾間
氣朝頂双手躬前頭膜
仰起迎舞頂

Als letztes gelangen wir nun zum Wind, seinen Eigenschaften des sanften und durchdringenden Wirkens und einer hervorragenden Wirkung bei kleinstem Aufwand. Diese Eigenschaften sind die Grundhaltung und Wirkungsweise der eigentlichen chinesischen Medizin wie Akupunktur, Massage, Pflanzenheilkunde, Moxibustion etc. All diese Disziplinen gehen auf die ursprüngliche, jahrtausendealte Lehre der Alten Weisen zurück. Wie konnten die Priester nur das gesamte komplizierte Meridiansystem entdecken? Wie die Zusammenhänge über die Organe und Kreisläufe zwischen den verschiedenen Lebensebenen des Menschen? Es versetzt einen in Erstaunen, was die alten Priester leisteten. Ohne technische Hilfsmittel, wie man sie heute kennt, entwickelten sie ein universales System der Medizin, in dem es nichts gibt, was es nicht gibt, da alles und nichts die Grundlage jeden Erkennens von Gleichgewicht und Ungleichgewicht sind. Durch Kontemplation und Versenkung, durch Rituale und lebenslange Forschung über unzählige Generationen hinweg tradierte und erweiterte sich ein enorm hochentwickeltes System zur Erkennung und der Balance von Energie schlechthin, sei sie geistiger oder materieller Natur. Und das Unglaubliche ist, daß diese Tradition noch heute existiert, wenn auch größtenteils in einer verwässerten Form.

Bei der Medizin des Menschen wird jeder Aspekt einer Fragestellung mit einbezogen, sei dies nun die Lage des Schlafzimmers, der Charakter des Nachbarn, des Patienten Stimme oder dessen Puls, dessen Gesichtsröte oder die Lage eines Gewässers seiner Wohnumgebung, alles kann zu einer energetischen Disharmonie eines Lebewesens führen. Meistens sind solche mit einfachsten Methoden zu beheben. Beispielsweise kann einem depressiven Patienten, den das Pech in beruflichen Angelegenheiten verfolgt, geraten werden, einen Spiegel im richtigen Winkel an der Wohnzimmerwand aufzuhängen, um das Qi des Flusses, das in der Nähe seines Hauses fließt, in seine Umgebung fließen zu lassen, da ihm ansonsten »das Geld davonschwimmt«, denn Wasser wird mit Reichtum gleichgesetzt.

Einzelne Leser werden nun die Nase rümpfen und meinen, das sei ja reiner Aberglaube. Ja, das könnte schon sein, aber es geht mir nur darum, den Zusammenhang der makrokosmischen Energieflüsse mit der Krankheit eines Mikrokosmos, eines Menschen, aufzuzeigen. Mein Lehrer der altchinesischen Medizin hatte zu diesem Verständnis wundervolle Metaphern. So konnte er das Wesen einer Krankheit folgendermaßen beschreiben: »Stelle dir einen Lastwagen vor, der an einem Hang steht und aufgrund seiner Schwere nicht weiterkommt. Sieben kräftige Männer schieben den Lastwagen an, dieser aber rührt sich keinen Millimeter. Da kommt ein kleines verspieltes Mädchen angerannt und hält zum Spaß den kleinen Finger schiebend an den Lastwagen, worauf dieser den Hang hinauffahren kann.« Diese Metapher beschreibt die Relativität einer Problemstellung, daß es nun genau der kleine Finger des Mädchen erreichte, das Unmögliche zu erreichen. Auf die Therapie bezogen, bedeutet dies, wenn möglich nicht mit Bomben auf eine Ameise zu werfen, sondern zuerst die subtilen Methoden anzuwenden, die eine Krankheit häufig scheinbar mühelos zu heilen imstande sind. Die Voraussetzung dazu ist jedoch eine profunde Kenntnis über die energetischen Zusammenhänge im Kosmos und eine heilerische Intuition, die während langer Jahre trainiert werden muß, aber auch eine gewisse Sensibilität und Talent des Therapeuten erfordert.

Eine weitere Geschichte beschreibt, wie scheinbar positive Kräfte ebenso zerstörend wirken können und umgekehrt: Es lag einst die Gattin eines reichen Mannes schwer krank im Spital, und der Gatte grämte sich vor Angst und Trauer um die ausweglose Situation seiner geliebten Frau. Die Ärzte meinten, sie würde die folgende Operation mit größter Wahrscheinlichkeit nicht überleben, aber sie würden es trotzdem versuchen. Der Mann schluchzte vor Trauer und wartete tränenüberströmt im Wartezimmer. Da kam beschwingt der Oberarzt daher und rief freudig, die Gattin habe überlebt und werde sich binnen dreier Monate von ihrem Leiden erholen können. Da sprang der vormals trauernde Mann auf und hüpfte vor Freude im Saal umher und jauchzte vor Glück. Der Mann hatte jedoch ein schwaches Herz, das solch starker Emotion des Glücks nicht gewachsen war, und kollabierte. Der Gatte der geretteten Gattin verstarb auf der Stelle an einem Herzinfarkt. Meine Ehefrau, die Chinesin ist, erzählte mir eine ähnliche Geschichte einer fünfzigjährigen Dame aus der Nachbarschaft, die sich ob ihrer Glückssträhne im Kartenspiel um Geld dermaßen freute, daß sie ebenfalls auf der Stelle an einem Herzinfarkt verstarb.

Fazit: Die Gesundheit des Menschen hängt vom Gleichgewicht der Lebensenergien ab. Freude, obwohl ein positiv gewerteter Zustand des Glücks, kann für das Herz schädlicher sein als Trauer oder Wut. Man zügele seine Emotionen und befreie sich möglichst von äußeren Wertvorstellungen und Vorurteilen, und man wird dadurch einen ersten großen Schritt zur sprichwörtlichen Gesundheit vollziehen.

Da nun alle Stationen der acht Wunder des Dao erläutert sind, können wir zum Wesen des Hunyuan Qigong gelangen: Die Mitte des Lebensrades bildet das Taiji, das Kontinuum aller Richtungen und Stationen von Leben und damit der Schlüssel zur ewigen Gesundheit. Hunyuan Qigong birgt die Kunst der kosmisch-dynamischen Urkraft. Die kosmische Urkraft verbindet die Stationen des Lebensrades und birgt deren Essenz. In der Perfektion der Spiralbewegung erfährt der Übende die Geheimnisse der Natur und erlangt die Kraft des nie versiegenden Lebensquells. Hunyuan Qigong bedient sich der Wirkkraft des Taiji, des Zentrums des Lebensrades, um dem Übenden das Wesen der Natur zugänglich zu machen.

4. Die Medizin der Bewegungskunst

Die Mobilisierung der Körpergelenke

In diesem Kapitel werden wir auf die Wichtigkeit der Flexibilität des Bewegungsapparates eingehen. Da es in der daoistischen Medizin immer darum geht, statische und verhärtete Strukturen in flexible und fließende Formen umzuwandeln, soll hier eingehend auf die Funktionsweise und die Dynamik der physiologischen Beweglichkeit des menschlichen Körpers eingegangen werden.

Solange sich der Bewegungsapparat, das sind das Skelett, die Sehnen und Bänder und die Muskeln, in der relativen Bewegungslosigkeit des sinnbildlichen Eises befindet, können sich auch die höheren Ebenen des menschlichen Wesens nicht entfalten. Natürlich kann der Geist auch ohne das Training des Körpers entwickelt und zur Blüte gebracht werden; solange er während des Erdenlebens jedoch an den Körper gebunden ist, soll als erste Stufe des alchimistischen Prozesses des Wesens der Körper bewußt erfahren und entfaltet werden. Viele Menschen konzentrieren sich zu sehr auf energetische Prozesse wie die Kundalinienergie oder Chakraöffnung, ohne jedoch das Wichtigste davor wahrgenommen und gepflegt zu haben: den Tempel des Mikrokosmos, den eigenen Leib. Erst wenn die Essenzen des Körpers richtig gemischt und die giftigen und groben Stoffe verbrannt und ausgeschieden werden, ist man bereit für höhere Prozesse, die dann ganz von selbst geschehen, man wird zu einem Beobachter des Wunders der Natur. Wenn die Genialität des irdischen Körpers vernachlässigt wird, entfernt man sich von seiner Mitte und der Geist irrt, da er keinen gereinigten Ort hat, wo er sich ausruhen und entspannen kann. Deswegen ist der daoistischen Medizin erstes wichtigstes Merkmal, die Bewegungsdynamik und Funktionsweise des physischen Leibes zu erforschen und zu vervollkommnen, auf daß der Geist und die Seele ein gesundes und stabiles Umfeld und Zuhause haben.

Die wirkungsvollste Konstruktion, Lebenskraft aufzubauen und zu speichern, ist die Spirale. Es ist die Spirale, die wir in der Doppelhelix der DNS antreffen, die unsere und die Geheimnisse der gesamten Natur (Vererbungsfaktoren der Gene – das Gedächtnis der Natur) in sich birgt. Es ist dieselbe Spirale, in deren Dynamik der Embryo wächst. Es ist ebenso die Spirale unserer Galaxie, der Milchstraße. Es ist die schöpferische Urkraft, die sich manifestiert. Wenn wir nun zur Bewegungsentfaltung des Menschen gelangen, kommen wir letztendlich zwangsläufig wieder zur Spirale zurück.

118

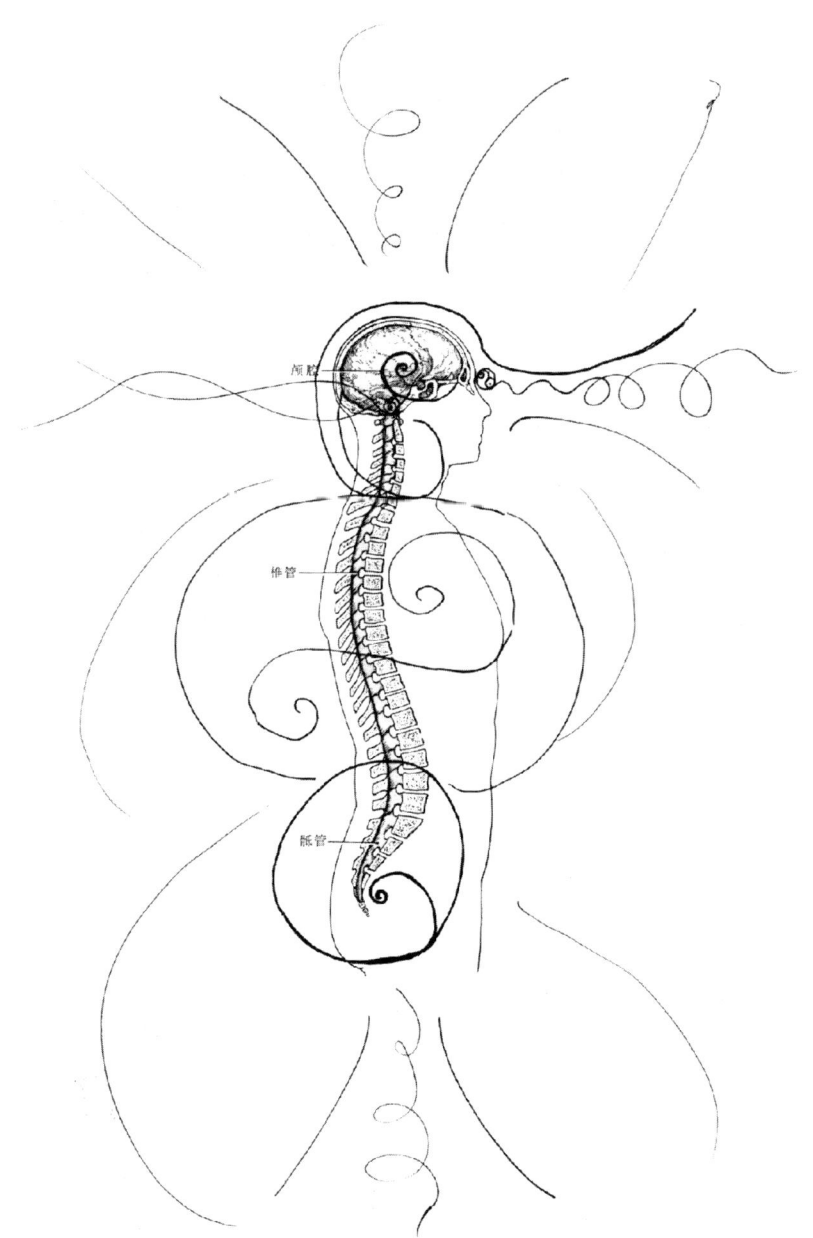

颅腔

椎管

骶管

Die zentrale Achse des Menschen, die unten und oben, links und rechts, hinten und vorne im menschlichen Organismus zusammenhält, ist die Wirbelsäule. An der Wirbelsäule sind sämtliche Organe »aufgehängt«, die Beine könnte man als Fortsatz der essentiellen Wirbelsäule betrachten, die durch ihre zweigeteilte Eigenschaft Bewegung in der zweigeteilten Welt ermöglichen. Ebenso kann der Kopf als ein Auswuchs der Wirbelsäule angesehen werden, der die goldene Krone und den Giebel des inneren Tempels darstellt. Von der Wirbelsäule aus verzweigen sich die Organe, Glieder, Nerven und Muskeln peripher und symmetrisch, mit Ausnahme des Kopfes, der in seiner Eigenschaft als ein Kopf den sensiblen Zugang zur Himmelswelt ermöglicht. Mit den zweigeteilten Eigenschaften des Tempels – den Armen, Beinen, Eierstöcken, Hoden, Augen, den zwei Gehirnhälften, Lungenflügeln, Nieren, Augen und Ohren – gilt es, Meisterschaft über die Welt zu erlangen, die ebenfalls den Charakter des Zweigeteilten in sich trägt und der Wandlung von Yin und Yang unterliegt. Die erwähnten zweigeteilten Eigenschaften unseres Wesens müssen jedoch von den *einen* Eigenschaften unseres Wesens geführt werden, da man sich ansonsten in einer sich abnutzenden Unentschlossenheit zwischen Yin und Yang bewegt, die Lebensenergie verbraucht und sich verschleißt. Wenn die dualen Aspekte jedoch der Führung der einen Aspekte unterliegen, wird der mikrokosmische Tempel zum Tor zu einer höheren Wahrnehmung und Existenz, die sich durch ganzheitliche Gesundheit auszeichnet.

Die wesentlichen Eigenschaften des menschlichen Tempels sind vereinfachend zusammengefaßt: der After, der Bauchnabel, die Wirbelsäule, das Herz, die Zunge, das dritte Auge mit Sitz zwischen den Ohren (Zirbeldrüse) und die Fontanelle. Dies ist die zentrale Achse des Menschen, die die Existenz zwischen Erde und Himmel ermöglicht. Die dualen Teile des Tempels sind alle dazu geschaffen, Lebensenergie und Bewegung für die einen Aspekte zu schaffen, kurz die Essenz zu nähren. Das Yijing, das Naturorakel, drückt die dualen, zusammengesetzten und der Erde zugewandten Teile als zwei Striche mit einem leeren Zwischenraum aus —— ——. Die einen, dem Kosmos verbundenen Teile werden mit einem durchgezogenen Strich dargestellt ————. Wenn die unterbrochenen Linien in der Waage, im Gleichgewicht sind, bedeutet das, daß die Polaritäten sich in Harmonie zueinander befinden. Diese eindimensionale Darstellung vermag diese Dynamismen natürlich nur sehr vage darzustellen, im Kapitel »Die Trinität – Illusion oder Schlüssel« wird diese Thematik ausführlicher behandelt.

Wie gesagt sind es die dualen Teile, die Energie und somit Bewegung erzeugen. Die Elektronen kreisen auch um den Atomkern und bauen Energie auf – ebenso wie die Planeten um die Sonne kreisen und somit Energie aufbauen. Auch beim Menschen soll es so sein, daß die zweigeteilten Ebenen unseres Wesens in ergänzender Harmonie zueinander Energie erzeugen, indem sie um die zentralen Ebenen unseres

Wesens kreisen. Diese Funktionskreisläufe sind in ihrem Mechanismus zwar sehr simpel, aber sehr schwierig mit geschriebenen Worten zu erklären. Deshalb muß ich mich in diesem Buch allgemein sehr vereinfachend ausdrückend, da es sonst zu kompliziert würde.

Wenn die dualen Teile um die zentralen Achspunkte unseres Tempels kreisen, wird Lebenskraft und somit Gesundheit und Wohlbefinden erzeugt. Die Beine beispielsweise müssen sich bekanntlich rhythmisch im Gleichklang bewegen, um ein Vorwärtskommen zu ermöglichen. Nur geht es ja beim Gehen weniger darum, daß die Beine gehen, sondern darum, daß der gesamte Organismus mit kleinstmöglichem Energieaufwand und Verschleiß Distanzen überbrücken kann. Um dies zu erreichen, sind verschiedene Komponenten zu beachten.

1. Die beiden Augen müssen Bilder ans Gehirn leiten, die unzählige Gedanken auslösen. Von diesen unzähligen Gedanken muß *ein* Zielbild festgelegt werden, so daß über die Wirbelsäule der nervliche Impuls an die verschiedenen Bewegungsfaktoren gelangt und die Beine ihren Schritt aufnehmen. Aus unzähligen Möglichkeiten geschieht laufend *eine* neuerliche Selektion.

2. Die Fußsohlen erspüren den Untergrund und nervliche Impulse wie auch Bewegungsimpulse, die laufend zwischen der dualen Peripherie über die Wirbelsäule und teilweise über das Gehirn (verlängertes Rückenmark) erfolgen; durch ständige Korrekturen wird eine Anpassung an die Umwelt ermöglicht. Es sind zwei Beine, die einen Körper bewegen, zwei Augen, die jeweils ein Bild aufnehmen, unzählige Gedanken, die eine Entscheidung ermöglichen – so wird zyklisch aus Yin laufend Yang.

3. Entscheidend für die optimale Übertragung von Yin zu Yang sind die Zwischenräume. Ich nenne diese Zwischenräume der Transformation von Energie Brücken. Man kann sie auch Himmelsleitern oder Lebensbäume nennen, für die physiologische Betrachtung des Gegenstandes ist die Brücke jedoch vorzuziehen.

4. Je direkter diese Brücken Energie in Form von Bewegung (Information) übertragen können, um so harmonischer und gesunder können sich die einzelnen Bereiche aufeinander abstimmen und somit ein vernetztes Ganzes bilden.

5. Bei der neuralen Reizübertragung nennen sich die Brücken Synapsen, bei der hormonalen Informations- und Energieübertragung Botenstoffe (Enzyme), bei der organischen Übertragung von Lebensenergie Meridiane (Jingluo) und bei der eigentlichen Bewegungsübertragung des Körpers Gelenke.

6. Die Brücke Nummer eins, die das Fundament des Tempels darstellt und alles zusammenhält, ist das Rückgrat – die Wirbelsäule (keine Standhaftigkeit, kein Rückgrat).

7. Das Becken, das die Brücke der dualen Energieübertragung der Beine zur Wirbelsäule und damit zum Oberkörper darstellt, ist die erste zu beachtende Instanz der Transformation der Bewegung von Yin zu Yang; die Hüftgelenke sind der wichtigste Bewegungsfaktor für die Harmonie des gesamten Organismus, die es zu mobilisieren gilt.

8. So wie ein Baum sich von der Verästelung der Wurzeln in den einen Stamm wandelt und sich in seiner Mitte nach oben hin mit der erneuten Verästelung gen Himmel spiegelt, ist es auch beim Menschen: Die dualen Beine wachsen in den Stamm, die Wirbelsäule, um sich in der Mitte gen Himmel zu spiegeln, sich im Schultergürtel wieder in die Arme und Hände zu verästeln.

9. Der Brennpunkt der Spiegelung zwischen Erde und Himmel, das Zentrum der Gravitation, ist beim Baum wie beim Menschen die Mitte zwischen Yin und Yang – die Mitte der Brücke, die es zum Verständnis immer zu beachten gilt.

10. Der Baum pumpt die essentiellen Nährstoffe der Erde (Yin) in seiner »Wirbelsäule« (Mittelkanal) zu den Ästen, um in den Blättern die Vereinigung mit dem Sonnenlicht (Yang) zu vollziehen. Beim Menschen ist dies ebenso; es gilt, die irdische Essenz durch die Beine (Bewegung) über die Brücke Hüftgelenke und durch die Wirbelsäule (Stamm) in die feineren Höhen (die drei Zinnoberfelder hinter Bauchnabel, Solarplexus und Zirbeldrüse, die drei Kreise der Kraft) zu pumpen, um dort die Vereinigung mit der Yang-Energie zu erfahren, die über die Wurzeln des Himmels (Arme, Hände, Kopf) aufgenommen wird.

11. Die Flamme der Vereinigung der Elixiere von Himmel und Erde geschieht in den drei Zentren (Dantian – Zinnoberfelder).

12. Das bedeutet, daß die duale Bewegung sich so harmonisch wie möglich durch die Peripherie der Fuß-Hand-Gelenke und Knie-Ellenbogen-Gelenke zu den Hauptbrücken Hüftgelenk und Schultergelenk entfalten kann, um die bestmögliche Kommunikation der zwei Hauptpole des Menschen, Becken und Kopf, zu ermöglichen.

13. Der Erdpol ist das Becken, der Himmelspol der Kopf – Yin und Yang. Wenn man das Taiji-Symbol betrachtet, fällt auf, daß sich zwischen Yin und Yang eine Spirale windet – diese Spirale ist die Wirbelsäule!

14. Die Wirbelsäule ist die Spirale, die den Menschen zwischen Erde und Himmel existieren läßt, also gilt es in der daoistischen Medizin als erstes, die Spirale der Bewegung im Körper zu entfalten, was automatisch zur Freisetzung von Lebenskraft führt, wie dies im Schöpfungsakt der Zellteilung mittels der DNS-Spirale ebenfalls geschieht.

15. Wenn sich die periphere Bewegung der dualen Pole Arme und Beine kreisend (spiralförmig) um die Hauptbrücken des Beckens und der Schultern gestaltet, wird die Wirbelsäule in ihrer Spiraldynamik unterstützt, die Wirbel des Körpers können sich um das Zentrum ihrer Gravitation in einer Spiralbewegung entfalten, was die Mobilität des Skelettapparates entscheidend erhöht und es dem Muskel- und Sehnensystem ermöglicht, mit geringsten Impulsen den gesamten Leib zu bewegen, ohne Energie zu verschleißen, sondern Energie während der Bewegung aufzubauen!

16. Wenn die Körpergelenke nach dem Vorbild der S-Form der Wirbelsäule spiralig mobilisiert werden, indem man darauf achtet, kreisende Wellenbewegungen zu vollziehen, wird der Blutkreislauf verbessert, die Nerven in ihrer Funktion und Belastbarkeit massiv gestärkt und der Qi-Fluß besser harmonisiert, als alle Atem- und Visualisationsübungen je vermöchten, denn auch wenn sehr viel Wasser in einem Strom fließt, vermag es nicht den Staudamm zu überwinden – dasselbe gilt für blockierte Körpergelenke, die bei den meisten Menschen zu beobachten sind.

17. Wenn die duale Energie der Bewegung bewußt an den entsprechenden Schlüsselpunkten konzentriert wird, um sie dann als Yang-Energie zu speichern oder durch Spiralbewegung die Wirbelsäule hinaufzupumpen oder sinken zu lassen, entsteht im unteren Zinnoberfeld hinter dem Bauchnabel die erste Flamme; der heißeste Ort der Flamme liegt jedoch über der sichtbaren (fühlbaren) Flamme – dieser Ort liegt über der Baumkrone, über der Fontanelle des Leibes.

Diese siebzehn Punkte sollen eine vereinfachte Übersicht der Bewegungsdynamik der essentiellen Gesundheitsübungen der daoistischen Medizin bieten. Nun wollen wir aber zur Praxis der Mobilisierung der Körpergelenke kommen, um unser Wesen in die Dynamik des Taiji-Symboles zu steuern, was zu einer ungeahnten Lebenskraft führt.

Praktische Übungen

Atmen Sie ein paar Atemzüge tief in Ihren Körper, ziehen Sie den Atem – während Sie in entspannter Haltung sitzen oder liegen – gelöst und ungezwungen in Ihr gesamtes Wesen und durchfluten Ihren Organismus mit frischer Energie, die Ihre verbrauchte Energie aus den Poren hinausschwemmt.

1. Konzentrieren Sie sich auf Ihre große rechte Zehe. Ziehen Sie sie an und entspannen Sie sie ein paarmal. Versuchen Sie dann, sie kreisen zu lassen. Sie werden bemerken, daß dies nicht ganz leichtfällt, da die Zehe es nicht gewohnt ist, bewußt einzeln bewegt zu werden. Schließen Sie nun die Augen. Konzentrieren Sie sich nun auf das Zentrum Ihres Zehengelenkes. Lassen Sie im innersten Zentrum des Gelenkes eine ganz subtile Spiralvibration entstehen, die sich ganz subtil in das Gelenk ausdehnt. Üben Sie ein paar Minuten, bis Sie ein leichtes Kribbeln spüren. Gehen Sie Gelenk für Gelenk Ihres Körpers in dieser Übung durch, lassen Sie sich Zeit dabei.

2. Nach der einführenden Entspannungsübung konzentrieren Sie sich wiederum auf Ihre rechte große Zehe und visualisieren wiederum aus dem Zentrum der Mitte des Gelenks eine Spiralvibration, die sich langsam ausdehnt. Wenn Sie das Kribbeln spüren, beginnen Sie behutsam, die Zehe aus ihrem Gelenk sanft zu bewegen, ohne die Zehenmuskeln anzuziehen. Üben Sie ganz ungezwungen, es wird Ihnen nicht auf Anhieb gelingen. Verwickeln Sie Ihren Willen beim Üben von Hunyuan Qigong nicht in Ihren Ehrgeiz, dieser hemmt jede natürliche Entwicklung. Versuchen Sie sich Schritt für Schritt in der energetischen Mobilisation Ihrer Gelenke. Besonders die Hüftgelenke und die Wirbelsäule sind zu mobilisieren, da auf diesen Gelenken am meisten Fehlhaltung und Gewicht lastet.

3. Nachdem Sie 1. und 2. erfolgreich geübt haben, werden Sie bemerken, daß eine sehr wohltuende Vibration durch Ihr Nervensystem auf Ihr gesamtes Wesen ausstrahlt. Beginnen Sie nun, eine Welle ganz langsam von den rechten Zehengelenken bis zum Hüftgelenk aus dem Inneren des Zentrums der Gelenke zu entfalten. Dasselbe können Sie mit dem rechten Bein und danach mit den Armen üben.

4. Wenn Ihnen die Wellenbewegung der Beine und Arme der 3. Übung gelungen ist, können Sie Ihre Konzentration behutsam zu Ihrem Steißbein lenken. Lassen Sie die Spiralvibration subtil die äußere Wellenbewegung lenken und mobilisieren

Sie Wirbel für Wirbel Ihr Rückgrat bis zum Scheitel und wieder zurück zum Steißbein. Stellen Sie sich dabei vor, die Dynamik einer Schlange würde die Spirale auslösen, den Atem lassen Sie hierbei ganz außer acht. Es geht bei diesen Übungen lediglich um die Mobilisierung der Körpergelenke.

Es gab in China Fälle, wo bettlägerige Spitalinsassen mit verschiedenen chronischen Leiden wie Polyarthritis und Lähmungen mit Hilfe dieses Schlangen-Qigong und von bewegungslosen Meditationen ihr Bewegungspotential und somit ihre Gesundheit wieder Schritt für Schritt aufbauen konnten. Eiserner Wille zur Heilung und damit regelmäßige Übung sind die Voraussetzung zum möglichen Erfolg.

Eine weitere Möglichkeit, die Gelenke zu mobilisieren, ist es, dies manuell zu vollziehen. Wenn Sie beispielsweise Ihr rechtes Fußgelenk im Schneidersitz auf dem linken Oberschenkel liegen haben und den Fuß mit der linken Hand halten und mit der rechten Hand den Unterschenkel oberhalb des Knöchels halten, können Sie durch die fachgerechte Manipulation in einer gegenläufigen Achterbewegung subtil das Spiralpotential des Gelenkes freilegen. Auch hierbei visualisiert man im Zentrum der Gravitation des Gelenkes die Spiralvibration und spürt in den Keim der Drehung der Verbindungsstelle der zwei Glieder. Ganz sachte vollzieht man gegenläufige Kreisbewegungen und bringt das Gelenk so in einen schwingenden, schwerelosen Zustand.

Bei sich selbst ausgeführt, ist dies schwer nachzuvollziehen, und bei anderen Menschen sollte man gut ausgebildet sein, bevor man solche Manipulationen versucht. Wenn man jedoch darauf achtet, die äußere Bewegung nach der inneren Logik der Naturdynamik der Spirale zu gestalten, kann man bei der notwendigen Sensibilität und Sachkundigkeit sämtliche Blockierungen durch regelmäßiges Mobilisieren in kleinen Portionen bei sich selbst und ganz vorsichtige Spiralmassage beim Partner behutsam auflösen. Essentiell ist dabei die Erkenntnis, daß alle lebenden natürlichen Strukturen von innen nach außen wachsen. Wenn diese Dynamik erkannt ist, erscheint es auch logisch, daß alle natürlichen Strukturen, denen eine Störung zugrunde liegt und die deshalb als krank oder blockiert gelten, auch nur von innen nach außen wieder in ihre geborgene Urschwingung gewandelt werden können. Die Spirale ist dabei immer der sicherste und wirksamste Weg, da er eine »Vergewaltigung« des Wesens ausschließt, denn die Spirale ist Schöpfungskraft der Natur.

Wenn man die Bewegungsfähigkeit eines Menschen beurteilen will, achte man auf folgende Kriterien:

1. Wo liegt der Körperschwerpunkt? Er sollte im Bauch liegen, und die Atmung soll von da aus geschehen.

2. Wo ist die Welle der Bewegung unterbrochen, wo kann das Wasser nicht weiterfließen, wo ist das Wasser gestaut? Wo das Wasser (Sinnbild für Bewegungsfluß) gestaut ist, entsteht ein Überdruck, das jeweilige Gelenk ist einseitig belastet und wirkt sich negativ auf die gesamte Körperhaltung aus. Durch eine Kettenreaktion kann eine einseitige Belastung beispielsweise der Füße sich über die Knie- und Hüftgelenke auf die Sakralgelenke übertragen, was zu Bandscheibenschäden oder einem blockierenden Gefühls- und Sexualverhalten führen kann, da die blockierten Körpergelenke erstens keine umfassende Bewegung und somit Selbstregulation der betroffenen Körperregionen zulassen, und zweitens der Jing- und Qi-Fluß (essentielle Körpersäfte und Regulation der bioelektrischen Lebensenergie) gestört ist. Das Yin als unterbrochene Linie dargestellt — — kann je länger, desto weniger die Waage halten und gerät in ein chronisches Ungleichgewicht, was sich auf das ganze Wesen des betroffenen Menschen ausdehnen kann.

Deswegen ist es völlig sinnlos, mentale Qigong-Übungen zu praktizieren, solange der Übende blockierte Gelenke mit sich trägt, was bei den meisten Menschen der zivilisierten Welt der Fall ist. Nur wenn die mentale Steuerung des Qi mit einer natürlichen Bewegung und Atmung übereinstimmt, wird sich wahrhafte Vitalität entfalten können. Wenn die Körpergelenke und somit das Bewegungspotential blockiert sind und man unabhängig davon Energieübungen praktiziert, sei dies der mikrokosmische Kreislauf, Chakrameditationen, Reiki oder welche Form der Energiearbeit auch immer, kann dies gefährliche Folgen haben, da der Geist mit dem Körper und der Energie nicht in Gleichklang gebracht wird, sondern auf die vorhandenen Fehlstrukturen lediglich ein neuer Teppich gelegt wird. Dies kann für Körper und Geist gleichermaßen sehr ungesund werden. Stellen Sie sich vor, Sie hätten einen alten, klapprigen Deuxcheveaux (alter Citroën), dessen Achsen angerostet sind. Man könnte nun die Achsen entrosten und erneuern oder einfach einen 200 PS starken Motor in das alte Automobil pflanzen, neue rote Farbe über alle Roststellen der Karosserie sprühen und denken, alles werde gutgehen. Die Leserin und der Leser mögen sich selbst ein Bild machen, wie lange dies wohl gutgehen kann.

Die besten Lehrer der natürlichen Bewegung sind die Tiere (mit Ausnahme der überzüchteten armen Viecher), die gar nie verlernen konnten, sich harmonisch zu bewegen, da sie kein Geld verdienen wollen, weil sie es nicht fressen, trinken noch sonst irgendwie gebrauchen könnten. Andere gute Lehrer der Spiralbewegung sind die ekstatischen Tänze der Urvölker, wie sie es noch in Afrika, Südamerika und Indien gibt und wie sie teilweise auch hierzulande wieder immer häufiger bei Trance- und Techno-Partys der jungen Generationen anzutreffen sind. Heute sind es Synthesizer und Computer, die die Klänge erzeugen, die Rhythmen sind jedoch häufig dieselben, sich auf- und abbauende Wellen von Vibrationen, die sich auf- und abbauende Wellen von Bewegung beim Tänzer auslösen. Wenn die Welle des Rhythmus des Klanges sich mit der Welle des Rhythmus der Tänzerin vereint, dann handelt es sich ebenfalls um die Spirale der Schöpfungskraft des Kosmos.

Wie wirkt Hunyuan Qigong

Hunyuan Qigong beinhaltet eine Vielzahl unterschiedlicher, ehemals geheimgehaltener »Langlebenssysteme«. Die Übungen werden hauptsächlich im Stehen ausgeführt, am Ende dieses Buches wird jedoch auch die sitzende daoistische Meditation des Wassers beschrieben.

Man kann Hunyuan Qigong in drei verschiedene Übungsformen unterteilen:

1. Runde und natürliche Bewegung, ohne daß sich einzelne Körperteile berühren, mit isometrischen Elementen. In der Anfängerstufe ist der Atem völlig autonom, das heißt, der Übende konzentriert sich nicht auf das Ein- und Ausatmen. Nun verbessert man das Atmungsvolumen und somit die Sauerstoffversorgung im Körper, der Blutdruck wird ausgeglichen, und die Nervensysteme regenerieren sich. Außerdem transformieren und öffnen sich die Körpergelenke, Sehnen und Muskeln; der gesamte Organismus fängt an, in Harmonie zu funktionieren.

2. Runde und natürliche Bewegung mit Körperkontakt. Streichende Selbstmassage. Sowie ganz entspannt fallenlassende und klopfende Bewegungen auf zum Beispiel Akupunkte oder die Hüftgelenke. Bei diesen Übungen wird das Lymphsystem aktiviert, um Giftstoffe aus dem Körper auszutreiben, die Blutzirkulation angeregt und die Meridiane mit Lebensenergie ausgleichend versorgt.

3. Bewegungsloses Stehen oder Sitzen mit Betonung auf den inneren Ausgleich. Innere Ruhe und Einheit wird angestrebt. Der Körper hat die Möglichkeit, seine eigene natürliche Organisation und Kommunikation zu finden und zu stärken. Körper und Konzentration werden eins – echte und uneingeschränkte Vitalität entfaltet sich.

Beim Üben wird nicht nur äußerlich oder nur innerlich bewegt oder meditiert, sondern auf allen Ebenen gleichzeitig in einer größtmöglichen Lockerheit. Diese Grundhaltung bringt den Übenden nicht in die übliche Verspannung, die man anfangs hat, wenn man ein neues System erlernt. Im Gegenteil schult man auf diese Art und Weise das natürliche Bewegungspotential, das jeder in sich trägt. Deswegen müssen die Bewegungen nicht unbedingt bewußt sehr langsam ausgeführt werden, sondern in der dem Augenblick innewohnenden Dynamik. Je nach Wetter, Tageszeit, Mondphase, psychischer und physischer Verfassung kann ein und dieselbe Übung in verschiedensten Varianten und Tempi ausgeführt werden. Wenn Sie Hunyuan Qigong üben möchten, fordere ich Sie dazu auf, experimentieren Sie. Wenn Sie sich an

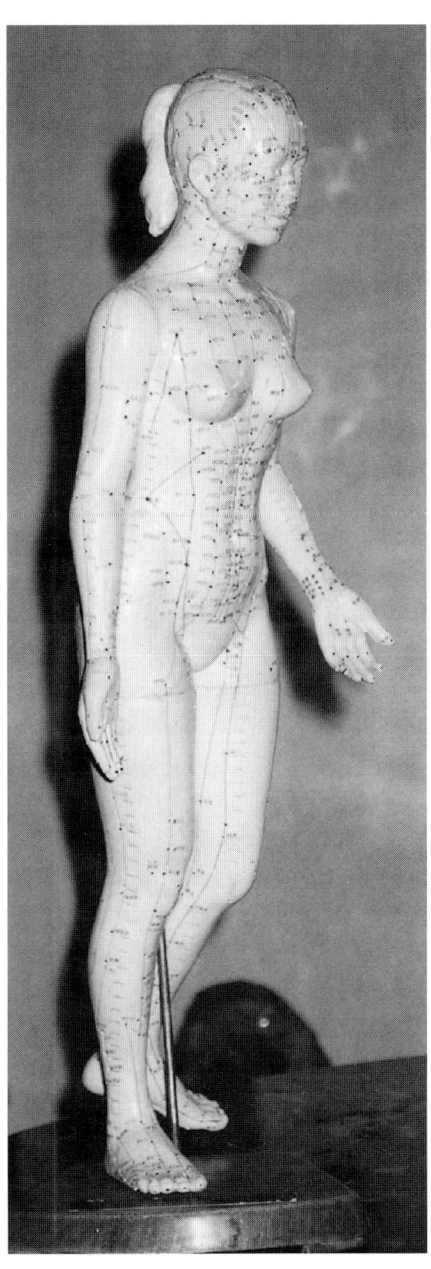

die Anleitung halten, fördert dies Ihre Lebenskraft binnen kurzer Zeit immens, und Sie werden Mühe haben, krank zu werden oder zu bleiben.

Wie wirkt Hunyuan Qigong? Wenn wir davon ausgehen, daß wir eine Übung, wie zum Beispiel einen Ball formen, angehen, ich mir innerlich den Ball vorstelle, wie er immer runder wird und Form annimmt, und mit dem ganzen Körper über die Hände dem Ball die äußerliche imaginäre Form gebe, ist wohl einfach ersichtlich, daß Hunyuan Qigong gleichzeitig von innen nach außen wie auch von außen nach innen wirkt. Durch die Kreativität, die Sie benötigen, um einen Ball zu formen, können Sie in die verschiedensten Bewegungen und Dynamiken finden, die nur möglich sind. Sie können ganz langsam und klein anfangen, bis der Ball immer runder, die Bewegung immer eigenständiger wird. Eines Tages bewegt der Ball Sie und nicht umgekehrt. Dies wäre gut, denn dann wäre Ihr Körper wie auch Ihre Geisteskonzentration so entspannt, das die gesamte Kraft der Natur sich in Ihnen manifestieren kann. Sie sind eins. So finden Sie Zugang zu einem uneingeschränkten Kraftpotential.

In den alten Lehren des Dao ist es die Essenz des Yangsheng, das Nieren-Yang steigen zu lassen, während das Herz-Yin sinkt. Die Quintessenz der Erdkraft ist nämlich Yang, wie umgekehrt ebenso die Quintessenz des Himmels für den Menschen Yin ist. Wenn man das Symbol des Taiji betrachtet, das das Absolute zeigt, ist im Zentrum von Yang immer ein Kern Yin verborgen, und umgekehrt ist im Kern des Yin immer Yang verborgen. Das Herz ist das Tor für die Seele des Menschen in die höhere Welt. Die Nieren sind das Tor der irdischen Kraft – also sind die beiden Organe Herz und Nieren die Grundpfeiler der Körpertransformation, deren Energie es in ein harmonisches Kreisen zu bringen gilt. Das Herz-Yin sinken lassen und das Nieren-Yang steigen lassen; wir werden im Laufe des Gespräches wieder darauf zurückkommen.

Falls Sie sich entschließen sollten, sich in der Kraft der Natur zu bewegen und dies dann auch wirklich tun, geschieht folgendes: Ihr Immunsystem wird bärenstark, durch das Durchströmen von Qi durch jede Körperfaser haben Sie einen phantastischen Zellstoffwechsel, und Ihr gesamter Organismus entspannt sich und wird flexibel wie Hartgummi. Durch die spiralförmigen Wellenbewegungen durch den ganzen Bewegungsapparat lösen sich die blockierten Gelenke vom Zehengelenk bis zum Atlas, dem obersten Halswirbel, zur Fontanelle hin. In den Körpergelenken blockiert sich üblicherweise viel Lebenskraft, abgesehen davon, daß die Bewegungsfreiheit enorm eingeschränkt ist und schnell Bandscheibenschäden, Hexenschuß und Arthrose etc. auftreten.

Wirkungsbereich Nummer eins ist natürlich das Nervensystem, das in seinen verschiedenen Funktionsebenen zu einer optimalen Informationsübertragung und Entspannung sämtlicher menschlicher Ebenen führt. Die Nervenfasern und -synapsen öffnen sich wie Knospen, die das erste Mal die volle Sonne genießen. Durch die spiralförmigen Bewegungen werden die inneren Organe massiert, und Schlackestoffe und Gifte werden sehr schnell verbrannt und über die Poren (Schweiß), Urin und Kot ausgeschieden.

Qigong wirkt kurzfristig und langfristig. Man sollte jedoch nicht nur üben, wenn es einem schlecht geht, sondern hauptsächlich vorbeugend. Natürlich ist Hunyuan Qigong auch sehr wirksam, wenn man bereits chronisch erkrankt ist.

Häufig werde ich gefragt, welche Übung für dieses oder jenes Problem am besten sei. Selbstverständlich sind einzelne Übungen für spezielle Leiden zu empfehlen, diese Art des Trainings geht jedoch wie erwähnt entschieden an der Sache vorbei. Man sollte nicht einzelne Übungen für einzelne Leiden praktizieren, sondern sich ein auf seine Situation abgestimmtes Programm erarbeiten und in Verbindung mit einer ausgewogenen Ernährung und Lebensweise vorgehen.

Wir erwägen das gesamte Umfeld eines Ungleichgewichtes und versuchen in diesem Sinne immer das gesamte Wesen einzubringen, um Dinge wahrzunehmen und zu beeinflussen. Mit kleinstmöglichem Aufwand in absichtsloser Haltung wirkt der Weise. Nicht einen ehrgeizigen Effekt erzielen wollen, dennoch bewußt sein, spontan und unwillkürlich wirken, die Ruhe der Einheit, mit anderen Worten die spontane Transparenz, die die Einheit mit der Natur fördert, dieser Ansatz ist der Schlüssel.

Was noch nicht angesprochen worden ist, ist der Lebensquell der Geschlechtsorgane, Nieren und der Hautporen.

Die Geschlechtsorgane spielen eine wesentliche Rolle in der Körpertransformation. In den ursprünglichen daoistischen Praktiken werden bei der Körpertransformation anfangs hauptsächlich die Geschlechtsteile und der Aftermuskel einbezogen. In diesem Bereich existieren unzählige Techniken, etwa die Hoden mittels Atemtechnik in den Rumpf zu ziehen, um einen wichtigen Angriffspunkt im Kampf zu verbergen und die Kraft des Sexus in den Bauch zu ziehen und sie in Lebensenergie umzuwandeln. Von diesen Praktiken ist ohne einen guten Lehrer und langjährige praktische Erfahrung abzuraten. Es kann durchaus sein, daß bei intensivem Training in einem fortgeschrittenen Stadium die Hoden sich automatisch heben und senken, in diesem Falle soll man der Natur selbstverständlich ihren freien Lauf lassen.

Durch die Konzentration auf die Geschlechtsteile und deren Kraft können jedoch sehr wirksame hormonelle Prozesse im Körper ausgelöst werden. Ja, es ist sogar unumgänglich, sich mit seinen Geschlechtsteilen auseinanderzusetzen, denn in diesem

Bereich setzen die meisten Krankheiten an. Forschungen über Akupunktur und Qigong haben ergeben, daß Sexualhormone eine Schlüsselrolle bei der Wirksamkeit dieser Systeme innehaben.

In der Tat sind es die Hormone, über deren Geschmack sich der Paarungstrieb in der Natur einstellt. Wenn das Weibchen sich dem Männchen zugesellt oder umgekehrt – und dies unter Umständen nur an einem möglichen Tag während des ganzen Jahres –, ist dies nicht auf die Farbe des Pelzes oder der Federn, die Form des Gesäßes oder die Haarfarbe, sondern auf den Austausch von geschlechtsspezifischen Gerüchen zurückzuführen. Der Geruch eines geschlechtsreifen Wesens verändert sich dramatisch, so auch bei Gefahr, bei Nervosität. Die Tierwelt kommuniziert auf diese Weise über die Gerüche und die diesen zugrundeliegenden Hormonspiegel. Wenn nun jemand einfach nie einen harmonischen Partner findet, kann das durchaus daran liegen, daß die fehlenden Hormone des verhinderten Beglückers eine physisch erotische Ausstrahlung in die Umwelt verhindern. Die Moschusparfums bedienen sich auch der Geschlechtsdrüsensekrete, um erotisch zu betören. Aufgrund der Ungleichgewichte, die wegen der modernen Chemie- und Medizinwirtschaft überall in der Natur festzustellen sind, können viele Menschen und Tiere nicht mehr hormonell kommunizieren; der Paarungsmechanismus degeneriert. Bei den Menschen liegt hierbei die größte Problematik bei den Antibabypillen; die riesige Mengen an Östrogen, die in die Kreisläufe gelangen, unterbinden die instinktiven Reizmechanismen unterschwellig, aber unbestreitbar. Dies meint nicht, daß die Sexualreize ausbleiben, sondern daß die Körper unter sich mit ihrem autonomen Austausch von Gerüchen, Geschmäckern und Energien in ihrer natürlichen Kommunikation gestört sind.

Die ganzen, im Westen häufig nur einseitig angewandten Chakrameditationen, sind nichts anderes als Versuche, über die Visualisation der Blüten die jeweiligen Hormondrüsen zu aktivieren, jedes Chakra steht für eine Drüse, die man zu »öffnen« versucht. Nur ist es wie mit allen Modeströmungen so, daß in der Euphorie ignoriert wird, daß ein gesunder, gut trainierter und mit Geist und Lebenskraft durchdrungener Leib keine Chakrameditation benötigt. Wenn die Lebenskräfte harmonisch zirkulieren, öffnen sich diese automatisch und gleichen sich gegenseitig aus, nicht die allein im Geist visualisierten Blüten oder Räder, sondern auch die sieben essentiellen Hormondrüsen. Bevor man mit diesen sehr sensiblen Bereichen experimentiert, sollte man in einer stabilen und ausgewogenen Verfassung sein, körperlich und psychisch – und sich einem authentischen und erfahrenen Lehrer anvertrauen.

Die alten Daoisten wie auch die alten Römer verzehrten Geschlechtsteile und Drüsen von Tieren, um die Sexualkraft zu erhöhen, den Kampfestrieb zu stärken und das Leben zu verlängern. Auch die Massai in Kenia sind bekannt für ihre

Fruchtbarkeitsrituale, bei denen das Blut von Stieren getrunken wird. Der Stier-kampf als nationales spanisches Ritual der Manneskraft, wo der Stier nach dem »Kampf« verspeist wird, ist noch im modernen Westen aktuell. Auch bei den alten Völker Europas war es durchaus üblich, die Herzen der Feinde zu verspeisen, um sich deren Lebensenergie einzuverleiben – ritueller Kannibalismus. Wußten die »blutrünstigen« Menschen der alten Zeit um die alles bestimmenden Hormone? Sie wußten nichts über Hormone, aber sie wußten um die Vitalität von Blut, Nieren, Herz und Hirn wie auch über den Geist der Leber; die Leberschau war in vielen alten Kulturen des Globus ein beliebtes Weissagungsritual.

Genauso, wie sich die Menschen früher ewige Jugend erträumten und dafür mordeten und zerstörten, ist es auch heute noch. Durch immer stärker präparierte Produkte der Medizin und Nahrungsmittelindustrie scheint sich das Leben der Menschen zu verlängern, der Preis dafür ist jedoch häufig der der Natürlichkeit. Die vorschreitende Synthetisierung der Welt läßt das essentielle Gleichgewicht der Naturkräfte schwanken. Die natürlichen Hormone und Immunsysteme spielen ver-rückt, die Natur könnte im schlimmsten Falle durch die von der Zivilisation hervorgerufenen Dissonanzen kollabieren – und dies angefangen in den kleinsten Räumen der Steuerung des Lebens. Durch die in der Zivilisation verbrauchten PVC-Stoffe und hormonwirksamen Medikamente, insbesondere die Rückstände von Psychopharmaka, können pseudohormonelle Prozesse bei Mensch und Tier, die über die Nahrungskette aufgenommen werden, im schlimmsten Falle zu einer Ver-zwitterung führen. Tatsächlich sind es die Hormone, die den Alterungsprozeß, die Fortpflanzung und die psychische Verfassung des Menschen entscheidend mitbe-stimmen. Das Wort Hormon stammt vom griechischen Hermes ab. Hermes ist eine der sagenumwobensten Figuren des europäischen Altertums und gilt als der Götter-bote, der des Menschen Seele ins Jenseits geleitet. Er gilt aber auch als Patron der Schreibkunst (Hermes-Schreibmaschinen), des Handels und vieler anderer Lebens-bereiche. Für uns am interessantesten ist aber, daß Hermes, dessen Ursprünge in Ägypten zu suchen sind, als Urheber der westlichen Alchimie gilt. Es ist die Alchimie, die niemand zu deuten vermag, der man sich durch undurchsichtige Schleier und Nebel nähern muß, die in allen Kulturen das magische Wissen der Hochzeit von Körper und Geist, von Himmel und Erde in sich birgt.

Es sind die Hormone, die essentiellen Körpersäfte, die der Daoist »Jing« nennt. Das Jing stellt eine wesentliche Zutat für das Lebenselixier dar. Es sind diese unsere es-sentiellen Stoffe, die wir in der Naturmedizin im Inneren unseres Wesens sammeln, vermehren, destillieren und so von den unreinen Stoffen loslösen, um unsere Ent-faltung zur umfassenden Gesundheit und zum reinen Standpunkt einzuleiten. Die Destillation der körpereigenen Hormone in der Meditation, dem wahren Qigong, kann helfen, das Desaster, das das Überborden der Zivilisation anrichtet, zu korrigieren. Die moderne Welt läuft Gefahr, sich in ihrer künstlichen Erstarrung selbst aufzulösen. Kein Medikament kann diesen Prozeß meiner Meinung nach aufhalten, kein Genpräparat, nur die Hingabe zur Natur. Jahrtausendealtes Erfahrungswissen gesellt sich einmal mehr zu modernen wissenschaftlichen Forschungsergebnissen.

Des öfteren hört man vom zunehmenden Schwund der Zeugungskraft des Mannes, der abnehmenden Vitalität der Spermien. Durch die Chemie- und Giftmagie der Geldmagnaten kollabiert die Natur, die Hormone der Tiere verweiblichen, überall entsteht Übergewicht des Östrogens gegenüber dem männlichen Testosteron.

In der inneren Alchimie, die die Grundlage der daoistischen Körpertransformation ist, wird das Sperma mit dem edelsten aller Metalle, dem Gold, gleichgesetzt. Es geht in der Alchimie ja darum, aus den unreinen, zusammengesetzten Stoffen die größtmögliche Veredelung zu bewerkstelligen und die schöpferische einmalige Quintessenz loszulösen. Dies ist ein ebenso physiologischer wie psychologischer Reifungs- und Umwandlungsprozeß, den wir im letzten Fall in den alten Mythen und Märchen antreffen, die die göttliche Erkenntnis inmitten des übelsten menschlichen Abscheus und Leides beschreiben.

Die Hauptfiguren der Ritter und Helden mußten meistens die größten Gefahren und Ängste bestehen, unbezwingbare Drachen besiegen und schwierigste Rätsel lösen, bevor sie den großen Preis, die Prinzessin, den Königstitel, die Macht, erhielten. Die Symbolik verschleiert jedoch den inneren Reifungsprozeß auf dem Weg der Erkenntnis, der das Durchbrechen des Tunnels der Angst beschreibt. Im Chan, japanisch Zen genannt, ist dieser Erkenntnisprozeß der Überwindung des Niederen erfolgreich systematisiert worden: Der Adept wird von seinem Lehrer mit einem absurden Gedankengang konfrontiert, der, in einem einzigen Satz formuliert, die gesamte momentane gedankliche Verwirrung des Adepten auf den Punkt bringt. Der Adept erhält keine weiteren Anweisungen, als diese für ihn im Augenblick undurchdringbare Absurdität zu überwinden. Diese bewußte geistige »Schranke« (Guan, Koan) ist wie eine Tür, die es aufzustoßen gilt, und ermöglicht es dem Adepten, seine Emotionen auf ein vorläufiges Ziel zu richten und Ordnung sowie eine daraus entstehende Erkenntnis über die Sinnlosigkeit der materiell ausgerichteten Existenz zu gewinnen. Diese Schranken werden bewußt so lange aufgebaut, bis sie der Adept in seiner Klärung des Geistes durchbrochen hat und eines Tages die Leere im Sinne der geistigen unverfälschten Freiheit des Seins erfährt, die ihn zur Erleuchtung führen wird.

Diese Systematik der dynamischen Ausbildung von Schülern, die einen zwingt, sich durch seine emotionellen Ängste und Psychosen durchzukämpfen, hat ihren Ursprung in der daoistischen Schulung, der inneren Alchimie. Heute ist das Chan oder Zen jedoch häufig aus seinem dynamischen Umfeld der Schulung herausgelöst, isoliert und übersystematisiert worden; heutzutage sind nicht wenige Adepten des Zen zu intellektuellen Selbstanalytikern geworden, denen die handfeste Auseinandersetzung fehlt, die im ursprünglichen Chan des alten China so wirksam war.

Novize zu Meister Yunmen Wenyan (864–949), einem der Wegbereiter und Urväter des Chan-Buddhismus:

Man sagt, die zehntausend Erscheinungen haben ihren Ursprung alle im Einen. Nun sagt, Meister, nicht das Eine ist mir unklar, sondern die unzähligen Erscheinungen; was sind diese? Yunmen: Offenbar kommst du zu mir, mich mit deinem intellektuellen Gefasel hinters Licht zu führen.

... an anderer Stelle fragt ein Mönch:

Meister, lehrt mich das Dharma. Ich hau' dir den Kopf ab, einverstanden? lautete die Antwort des Meisters.

Und solche Dialoge finden sich in der ganzen Schrift zuhauf. Mit »Ich hau' dir den Kopf ab« wollte der Meister dem Schüler mitteilen, daß er als erstes seinen Verstand ausschalten solle, um sich von der illusionären Welt der Begriffe zu lösen, um alsdann den Geist schärfen zu können.

Der angestrebte sinnbildliche Zustand des Goldes in der wahren Transformation der Alchimie ist in dieser Beziehung als die höchste Vollendung zu verstehen, die der kosmischen Vitalität der Sonnenkraft gleichgestellt wird. Das Sperma ist der Lebenssaft, der die größtmögliche Vitalität birgt, also die vollendetste Sonnenkraft, das absolute Yang. Wenn das Spermium des zivilisierten Mannes nicht mehr zu schwimmen imstande ist, bedeutet dies, daß dem Manne die innere Kraft fehlt, die innere Sonnenkraft. Die Spiralkraft. Denn die Yang-Kraft, die dem Sperma innewohnen sollte, um ein Kind zu zeugen, ist die größtmögliche Konzentration von verdichteter Elektrizität, die der Organismus zu produzieren imstande ist. Dasselbe gilt für die Fruchtbarkeit des weiblichen lunaren Eis, das mit dem Silber gleichgesetzt wird.
    Durch die zivilisierten Lebensgewohnheiten, etwa den Verzehr von energetisch toter Nahrung (maschinell hergestellter Fast Food, Mikrowelle), die Befriedigung mittels künstlicher Medien (Elektrosex; Fernseh- und Computersex) und die allgemeine Verschwendung von Sexualkraft, werden die Menschen immer ausdrucksloser und die Spermien immer lahmer. Die Eierstöcke der Frauen verlieren durch die Östrogenschwemme in der Natur ihren Fruchtbarkeitszyklus, die ganze Nahrungskette ist so überladen mit Östrogen, daß das alleine Essen im schlimmsten Falle wie

eine Verhütungspille wirken kann und den Eisprung verhindert (u. a. durch PVC, DDT-Rückstände, durch Eintageskontaktlinsen, die in den Abfall gelangen, und das ausgeschiedene Östrogen der pillenkonsumierenden Frauen, das über die Abwässer in zu hohen Dosen in die Umwelt gelangt, etc.).

Aber zurück zu den Ursprüngen. Ein Tip der Daoisten: Wenn die Sonne scheint, lassen Sie Ihr Inneres von diesen goldenen Strahlen durchstrahlen. Die Eingangs-pforte für die goldene Sonne ist Ihre eigene »schwarze Sonne«. Ihre schwarze Sonne ist Ihr physisches Erdtor – der After. Wenn Sie nun frohgemut Ihre allerwerteste Erdöffnung, Ihre schwarze Sonne, schwarz, weil sie einer permanenten Sonnen-finsternis unterworfen ist, in Richtung ihres ätherischen Gegenstückes, der goldenen Sonne wenden, wird man die Blockierungen im Geschlechtsbereich, die zu ver-schiedenen Krankheiten und Störungen führen können, in Verbindung mit den in diesem Buche beschriebenen Übungen größtenteils auflösen können. Wenden Sie das Körperteil, das normalerweise verhüllt, in stinkende Schüsseln gesteckt und ignoriert wird, freudig gegen die Sonne und lassen Sie sich von der solaren Yang-Kraft von innen erwärmen. Lassen Sie das solare Gold in jede Körperfaser fließen, beenden Sie das Dasein Ihres Afters als Sonnenfinsternis. Die daoistische Logik der Paradoxie verleiht dieser Methodik Sinn: Wenn aus der schwarzen Sonne dunkler physischer Ballast zurück zur Erde gelangt, muß gemäß der Polarität ebensoviel Licht angezogen werden. Je mehr die »Fäkalien stinken«, desto mehr muß auch der Keim des Gegenteils geborgen sein.

Wenn man diesen Gedanken weiterspinnt, könnte man darauf kommen anzuneh-men, daß man »solares Licht in den After atmet« und in der Mitte, im Zinnoberfeld, dem Zentrum menschlicher Gravitation und innerer Kraft, speichert. Seien Sie ehr-lich, wann sind Sie am sensibelsten für Licht? Dann, wenn es dunkel ist, werden Sie sagen. In diesem Gedankenzug ist es vielleicht doch nicht mehr so abwegig, von der schwarzen Sonne zu sprechen.

Das Schütteln und Massieren der Geschlechtsorgane ist ebenfalls Gegenstand vieler daoistischer Lehren, ohne dabei jedoch jemals Sperma oder die weiblichen es-sentiellen Flüssigkeiten zu verschwenden. Denn den Jadesaft kanalisiert man inner-lich durch spezifische Übungen, um die Knochen und Sehnen zu transformieren.

Die alten Daoisten gingen in ihren Studien sogar so weit, verschiedene Formen von tierischen Geschlechtsteilen, zum Teil in kristallisierten »Unsterblichkeitspillen«, zu sich zu nehmen, um deren verjüngende und heilende Wirkung zu testen. Noch heute glauben ganze Volksmassen in Asien an die steigernde Sexual- und Lebenskraft von Substanzen wie Schlangenblut, Tigerknochen, Tierhörnern etc. Ganze Tiergattun-gen stehen wegen dieser äußerlichen Rituale der chinesischen Massen vor ihrer Aus-rottung. Ich muß zugeben, daß Schlangenblut eine ungeheuer tonisierende Wirkung

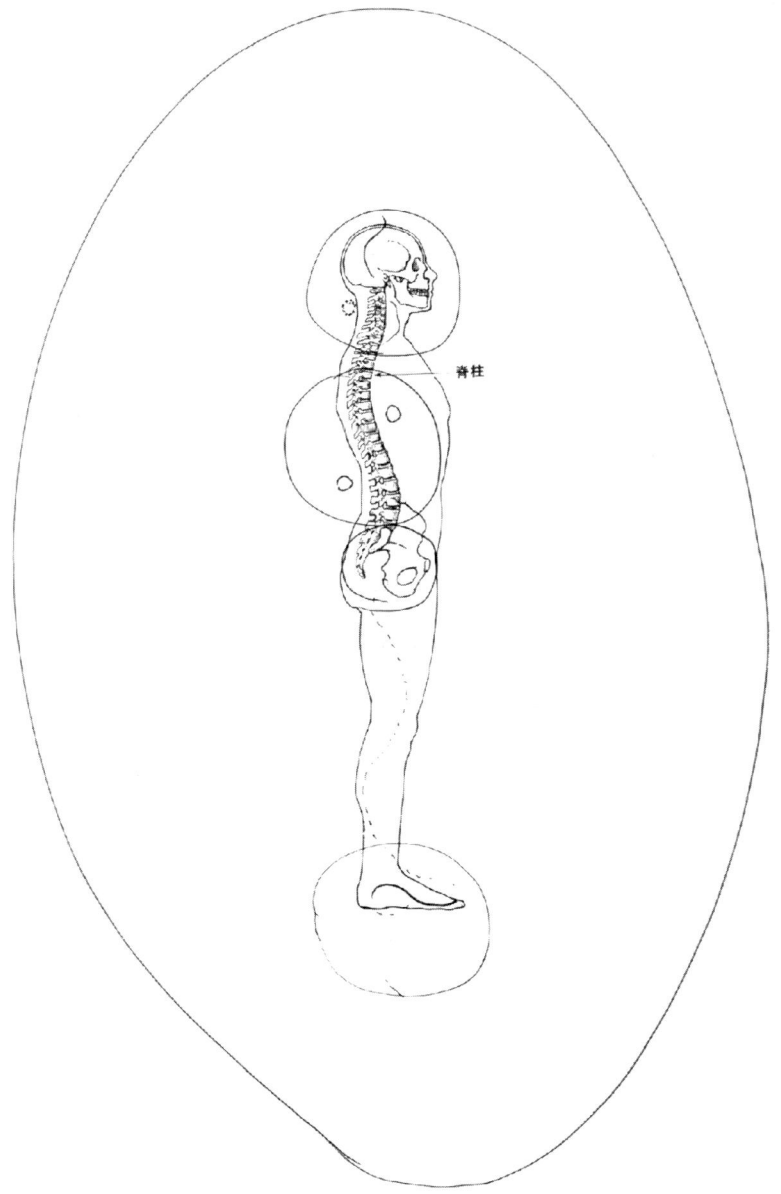

脊柱

auf mich hatte, als ich mit einem Freund in China an solch einem Essensritual teilnahm. Auch habe ich schon einmal Tigerknochenextrakte in die Schweiz mitgenommen, um einem Patienten, einem kleinen spastischen Buben, damit zu helfen. Ich würde es jedoch nicht wieder tun, denn erstens gehören die Knochen des Tigers dem Tiger, und zweitens sind solche äußerlichen, auf schamanistische Zeiten zurückgehende Medikamente nur bedingt wirksam. Der Verzehr von Keimdrüsen einerseits, aber auch der Konsum von Hormonen in Pillenform andererseits eignet sich nicht dazu, eine tatsächliche Verjüngung des eigenen Leibes einzuleiten, denn die Pille wie die Keimdrüse des Tieres ist tot. Totes kann nicht das Absterben aufhalten, sondern zieht es letztendlich im Gegenteil an.

Was man tun muß, um Körper und Geist jung und frisch zu erhalten, ist, die Vitalität, das Leben schlechthin zu stimulieren, zu speichern und umzuwandeln. Die höchste Form der menschlichen Vitalität sind die Sexualkraft und die Imagination. Alchimistische und pflanzliche Substanzen können – richtig hergestellt – jedoch kleine Wunder bewirken. Im Hunyuan Qigong stellen wir diese Substanzen jedoch in unserem Körper selbst her, denn in unserem Organismus sind die Keime aller natürlichen Substanzen enthalten, man muß nur lernen, sie zu vermehren, richtig zu mischen, innerlich zu destillieren, zu kristallisieren und zu veredeln. Die authentischen Transformationslehren des Dao entspringen der Alchimie. Die hohe Kunst der Alchimie ist die, die wir in unserem Wesen mit dem Labor unseres Körpers, mit dem Alchimistenkessel unseres Bauches, unserer Wesensmitte, praktizieren. Die Flamme, die den Kessel erhitzt, bildet sich aus der solaren Geschlechtskraft und der schwarzen Sonne. Der angestrebte Prozeß ist die Verdampfung der groben Substanzen im Kessel, worauf der Dampf in das ganze Wesen dringt und den Geist und die Seele verfeinert. Die alchimistische Hochzeit der solaren Flamme mit dem lunaren Ei werden wir im Kapitel der Einführung in die innere Alchimie kennenlernen.

Die Nieren sind der nächste nicht zu vernachlässigende Faktor der Wirkungsweise von Hunyuan Qigong. Die Nieren sind nach der altchinesischen Medizin die »Heizung« und der Essenzspeicher des Körpers, die auch das vorgeburtliche Qi, also das Qi, das Sie in Ihrem Körperaufbau mitbringen, speichert.

Die Nieren sind auch für das Wachstums-Qi, das je nach Alter verschiedene Schübe von Energiequalität in die menschliche Entwicklung bringt, verantwortlich. In jungen Jahren geht dieses Qi zuerst in das körperliche Wachstum, dann in das geschlechtliche Wachstum und schließlich – mit steigendem Alter – in die geistigen Ebenen.

Wenn man nun mit zunehmenden Jahren dieses Energiepotential wahrnimmt und nutzt, hat man erstens enorme Verjüngungsmöglichkeiten und zweitens die Chance, seine geistigen und seelischen Kräfte (Shen) zu erweitern und in einem guten Sinne zu nutzen. Alter macht weise.

Man kann immer die Hälfte des Lebensalters in Tagen zählen, um die empfehlenswerte Ruhezeit nach einem sexuellen Vergnügen zu errechnen, bis sich die Nierenenergie wieder aufgebaut hat. Dies gilt für Menschen, die ihre Geschlechtskraft während des Aktes verbrauchen anstatt aufzubauen. Auch hier gilt wieder die Regel des Hunyuan: so rund, spontan und natürlich wie möglich.

Als letztes kommen wir in diesem Kapitel noch zu den Hautporen. Auch hier bestätigen moderne Forschungsergebnisse uralte Weisheit. Der Schließung und Öffnung der Hautporen ist eine zentrale Rolle beizumessen, denn die Poren sind die äußerste Abgrenzung des Körpers, die die Temperatur im Körperinneren beeinflussen. Wenn die Hautporen einwandfrei funktionieren, ist es theoretisch fast unvorstellbar, bei normalen Verhältnissen krank zu werden. Feuchtigkeit, Hitze, Nässe, Kälte, Wind etc., all diese äußeren Einflüsse werden als erstes von den Hautporen empfangen. Da diese in ihrer Arbeitsweise selten von innen bewußt unterstützt werden, »fressen« sich die meisten externen Einflüsse ins Körperinnere hinein, und Krankheit kann entstehen. Die Haut zählt gemäß der daoistischen Medizin zur Lunge und dem Dickdarm; wenn die Arbeitsenergie dieser zwei Organe, die dem Element Metall angehören, nicht ausgeglichen sind, und dies ist in der Regel meistens der Fall, hat das einen beeinträchtigenden Einfluß auf die Funktion der Hautporen.

Während Qigong-Übungen kommt es häufig zu Kälte- oder Hitzeerscheinungen. Dies sind gewünschte Effekte, die auf einen Reinigungsprozeß hinweisen. Kälte wird meist mit dem Element des Wassers (Eis-Wasser-Dampf) und den dazu zählenden Organen Nieren und Blase assoziiert, Hitze mit dem Feuer, den Organen Herz und Dünndarm. Die Porenöffnung ist auch ein Hinweis auf die Sensibilisierung des Nervensystems. Sie sind in diesem Zustand auch psychisch sensibilisiert und bemerken dies auch in zwischenmenschlichen Bereichen. Auch ein tiefes Erlebnis von Schwere oder Leichtigkeit ist bei der erfolgreichen Übung üblich. Wenn Sie beginnen, eine verstärkt natürliche und spontane Umgangsweise mit sich selbst und der Umwelt zu entwickeln, kann das für den Übenden wie auch für die Umgebung anfangs ungewohnt sein, man lasse sich dadurch jedoch nicht irritieren, sondern konfrontiere sich mit seiner individuellen Wahrnehmung der Realität, lasse sie zu und reflektiere sie in die Umwelt.

Die Temperaturschübe und prickelnden Wahrnehmungen, die im Optimalfall während intensiver Übung zu Hitzegefühlen, Gänsehaut und »Schauern über den Rücken« führen (Sträuben der Körper- und Kopfhaare), nennt man »das Lösen des Qi« (chinesisch: Deqi). Das Deqi ist ein gewünschter Effekt, zu vergleichen mit einem Schüttelfrost und mit Fieber während einer Krankheit, nur ist es so, daß man bei einer Krankheit von den regulierenden Kräften des Organismus dazu gezwungen wird, sich innerlich zu reinigen und dem Körper Zeit zu lassen, sich zu regenerieren.

Fieber ist ja bekanntlich ein Reinigungsprozeß, das innere Feuer verbrennt die Unreinheiten der Krankheit. Je mehr Gift sich im Organismus ansammelt, um so heißer muß das Feuer werden. Um so wichtiger ist es aber auch, dem Feuer das ausgleichende Wasser entgegenzusetzen, so daß auch hier die alchimistische Bildung des Dampfes die giftigen Stoffe destillieren und ausscheiden kann.

Im Yangsheng aktivieren wir das innere Feuer, um uns zu reinigen; da der Körper jedoch nicht wie eben beschrieben erkrankt und nicht so stark vergiftet ist, braucht das Immunsystem nicht auf das Fieber zurückzugreifen. Es ist jedoch nicht so, daß man im Yangsheng nur das Element Feuer aktiviert, nein, man reinigt sich ebenso durch das Element Wasser, denn sonst könnte das Feuer die Überhand gewinnen. Auch im Westen rät man ja einem fieberkranken Menschen, sehr viel Wasser zu trinken, um das Gift auszuspülen.

In China hört man öfter von Qigong-Übenden, die durch unkorrektes Üben oder durch Scharlatanerie geistige Schäden davontragen. Auch hört man von solchen Schäden bei Menschen, die ohne fachgerechte Anleitung Chakra-Meditationen vollziehen. In diesen eher seltenen Fällen in Ost und West handelt es sich um Übungen, die einen regelrechten »inneren Brand« auslösen; es wird ein Feuer entfacht, das die Übenden nicht unter Kontrolle halten können, da ihnen der notwendige Aufbau fehlt. Das Feuer steigt dann in den unausgewogenen Organismus, dem die Elastizität für solche Prozesse fehlt. Es ist ungefähr so, als ob man einen Flammenwerfer nähme, um eine Kerze anzuzünden; von der Kerze wird nach dem gutgläubigen Einsatz mit dem Flammenwerfer nichts mehr übrig sein. Die Folge dieser fehlerhaften Übungen ist, daß das Feuer in das Hirn steigt (Hitze steigt ja bekanntlich), wo es durch Inkompetenz nicht wieder abfließen und auch nicht vom Wasser gelöscht werden kann. Dann kann im wahrsten Sinne des Wortes »eine Sicherung durchbrennen«. Man wird ein zwölfjähriges Kind nicht an das Steuer eines Ferrari setzen, sondern auf ein Fahrrad. Wer jedoch mit einem gut trainierten Körper und Geist in kleinen Schritten und natürlichem Atem an das Werk geht, läuft in keinster Weise solch eine Gefahr. Die authentischen Techniken des Qigong können unmöglich solche gefährlichen Prozesse auslösen, da immer das gesamte Wesen des Übenden mit einbezogen wird, also nicht nur mental, nicht nur energetisch, nicht nur körperlich, sondern in spontaner und natürlicher Weise mit allen menschlichen Eigenschaften entspannt und unverkrampft geübt wird. *Das Nieren-Yang steigen lassen und das Herz-Yin sinken lassen*, lautet die daoistische Formel.

Die Hautporen sind übrigens im psychischen Bereich genauso sensibel wie im körperlichen, alles ist mit allem verbunden. Alles ist eins. Wenn die aktive Nierenenergie (Sexualkraft) steigt und die passive Herzenergie (seelische Intuitionskraft) sinkt, sich diese beiden essentiellen menschlichen Energien treffen, wird sich das Fruchtwasser mit dem Lebensfeuer vermählen, Dampf wird sich bilden, und die

Essenzen können sich vereinen. Wenn diese Orgie des Nieren-Yang mit dem Herz-Yin dein Wesen ergreift, wird dies deinem Wesen Flügel verleihen.

Die Übungen sollen, wenn nicht anders beschrieben, mindestens neunmal wiederholt werden. Man soll aber, falls genügend Zeit vorhanden ist, die einzelnen Übungen so lange vollziehen, wie es gefällt (je länger, desto besser), um der Dynamik zu ermöglichen, sich selbsttätig zu entwickeln. Man beginne mit ein paar Minuten und steigere in kleinen Portionen nach eigenem Erwägen. Zu große Portionen lassen sich schlecht verdauen, wie auch meine Erfahrung in der Ausbildung von Studenten immer wieder zeigt. So wie es an und für sich am gesündesten ist, über den Tag verteilt eher kleinere Portionen zu essen, und zwar nur dann, wenn man hungrig ist, ist es auch mit dem Üben von Qigong. Und trotzdem ist ein stetiger, in sich natürlich geregelter Rhythmus in der Nahrungsaufnahme und beim Üben, im Leben schlechthin, ein entscheidender Faktor zur Gesunderhaltung oder Heilung des kostbarsten Gutes auf Erden – der Existenz als ein lebendes Wesen.

Bei den meisten Formen von Qigong konzentriert man sich auf einzelne Akupunkte und Energiemeridiane, was eine spontane Erfahrung beim Übenden erschwert. Die ursprünglichen daoistischen Techniken gehen direkter und tiefer an die Speicher der Lebenskraft. Dazu einen Vergleich. Was, meinen Sie, ist sinnvoller: Wenn eine Stadt einen Stromausfall hat, würden Sie beginnen, jedes einzelne Stromleitungskabel zu manipulieren, oder würden Sie es vorziehen, einmal im Elektrizitätswerk vorbeizuschauen, ob man eine Sicherung auswechseln sollte? Im ersteren Fall werden Sie mit sehr viel Glück nach kurzer Zeit erfolgreich sein, insofern Sie das richtige Stromnetz erwischen, es kann aber auch durchaus sein, daß Sie in einer größeren Stadt über Jahre erfolglos Kabel für Kabel überprüfen; die Chancen stehen schlecht, über die Manipulation einzelner Meridiane oder Akupunkte wirklich erfolgreich zu sein. Andererseits könnten Sie ins Elektrizitätswerk gehen, wo Sie ja einen Überblick über sämtliche Netzwerke haben und mit kleinstem Aufwand die ganze Stadt kontrollieren und den Strom manipulieren können. Man hat also die Wahl, entweder wie die Katze um den heißen Brei herumzugehen oder aber direkt an die Quellen der Kraft zu finden, wo durch den kleinsten Aufwand ein Maximum an Wirkung möglich ist. Dies gilt für die Gesundheitsübungen ebenso wie für die Kampfkunst. Dies gilt für alle Lebensbereiche! Die fortgeschrittene Haltung des Übenden von Hunyuan Qigong ist die verstandesmäßig absolut unkontrollierteste Bewegung, ohne jedoch jemals die Mitte des Kreises außer acht zu lassen. Absichtsloses Wirken – tun, ohne zu tun – Geschehenlassen – *Wuwei*.

Im medizinischen Sinne wirkt Qigong erwiesenermaßen stärkend, heilend und unterstützend in Verbindung mit anderen Therapien, und zwar unter anderen bei folgenden Erkrankungen:

– Nervliche Erkrankungen: zerebrale Arteriosklerose, cerebellare Atrophie (Gewebeschwund des Kleinhirns), multiple Sklerose, progressive Myodistrophie (eine Art Muskelschwund), Migräne, Kopfschmerzen, Schlaflosigkeit, Neurasthenie (chronische Nervenschwäche, Nervosität) etc.

– Kardiovaskuläre Erkrankungen: Herzkranzgefäßerkrankungen, rheumatisch bedingte Herzkrankheiten, Bluthoch- und -niederdruck, Venen- und Arterienerkrankungen etc.

– Atemerkrankungen: Asthma, chronische Bronchitis, pulmorale Fibrosis (krankhafte Vermehrung von Bindegewebe) etc.

– Verdauungskrankheiten: Gastroptose (Hängemagen), Geschwüre der Verdauungsorgane, Gastritis (Entzündung der Magenschleimhaut), chronische Appendicitis (Blinddarmentzündung), Verstopfung, diverse Leber- und Gallenblasenerkrankungen etc.

– Endokrine Erkrankungen: alle, da Qigong und die gesamte »energetische Medizin« wie besprochen sehr hormonstimulierend wirkt; Diabetes mellitus (Zuckerkrankheit), Schilddrüsenerkrankungen etc.

– Urogenitale Erkrankungen: chronische Nephritis/Cystitis (Nieren-/Blasen-Entzündungen), Harnverhalten, Senk-/Wanderniere, Mastitis (Brustdrüsenentzündung), Amenorrhöe (Aussetzen der Regelblutung), Dysmenorrhöe (Regelschmerzen), Impotenz, Unfruchtbarkeit, Menopausensyndrom (Hormonstörungen der Frau in mittleren Jahren) etc.

Des weiteren könnte man noch seitenweise Namen von Krankheiten aufzählen, im Laufe des Buches wird immer wieder auf die wesentliche Rolle der Gelenke und Sehnen eingegangen. Alle rheumatischen Beschwerden, Abnutzungserscheinungen von Gelenken, Tennisarme etc. zählen zu den Hauptindikationen von Qigong. Auch Augenerkrankungen wie Katarakt (grauer Star), aber auch Schielen, Kurz- und Weitsichtigkeit können mit einem gut aufgebauten Qigong-Programm erfolgreich stabilisiert und verbessert werden. Wie zuvor kurz angesprochen, sind die Hautporen sehr psychosomatisch veranlagt, denn die Haut hat mit Berührung, dem Wahrnehmen von Wärme und Kälte in der Umgebung, wie auch mit Streicheln, Schaffen und Zerstören (Hände) zu tun. Deswegen liegt es auf der Hand, daß Emotionen über die Haut physisch stark reflektiert werden können: durch Unreinheit bei Unausgeglichenheit (über Ernährung), durch Probleme der Abgrenzung gegenüber der

Umwelt (fehlende geistige Wärme/Liebe aus der Umwelt) etc. Von schizophrenen Zuständen geplagte Menschen haben eine stark säuerliche Ausdünstung. Die Haut steht laut daoistischer (chinesischer) Medizin mit den Lungen und dem Dickdarm in Beziehung, es kommt also noch die harmonische Atmung und Ausscheidung (Festhalten/Loslassen psychosomatisch) dazu. Dementsprechend sind Hauterkrankungen wie Neurodermitis oder Urtikaria ebenfalls wichtige Indikationen für Qigong.

– Krebs und Aids: Bei Krebs und Aids bewährt sich Qigong sehr, um das Immunsystem zu stärken, den Appetit anzuregen, das Endokrinsystem auszugleichen, der Angst vor dem Tod sanft zu begegnen, eine innere Entschlossenheit für das Leben und die Genialität der Natur zu entwickeln und damit Mut gegen die einen auffressende Krankheit zu entwickeln, was den Heilprozeß enorm günstig beeinflussen kann – um das Leben zu verlängern.

– *Kontraindikationen*: Fieber, starke Infektionen, stark akute Erscheinungen aller Art, bei denen es vorzuziehen ist, einen Arzt aufzusuchen, bei Krebsgeschwüren, die bluten, bei Schwangerschaft nur ganz natürliche Übungen mit natürlichem Atem üben, keine Gedanken- und Atemkontrolle, wenn dies nicht absolut beherrscht wird. Die Übungen, die in diesem Buch beschrieben sind, haben sich alle bei Schwangerschaft bewährt. Schon ein paar hochschwangere Studentinnen haben ganze Wochenseminare in den Bergen mitgemacht und so ihren Sprößling im Bauch teilhaben lassen – immer unter der Voraussetzung, daß sich die Mutter wohl fühlt und keine Schwindelanfälle hat.

Worauf man beim Üben achten sollte

Im folgenden Kapitel werden wichtige Punkte zum Üben von Qigong erläutert. Ich werde dem Leser dazu Vergleiche schildern, die das Verständnis der Grundlagen erleichtern werden. Wenn man von Qigong oder auch von Kampfkunst spricht, trennt man meistens generell zwei grundlegende Bereiche: die esoterischen und die exoterischen Schulen. Im Qigong unterscheidet man zwischen sogenannten weichen und harten Systemen, stillen und aktiven, statischen und dynamischen Stilen. Um diese Zusammenhänge etwas kausaler zusammenzufassen, kann man auch hier gut von inneren und äußeren Übungen sprechen, wie man es in der Kampfkunst und in der Alchimie tut.

– Das weiche Qigong zeichnet sich durch eine Betonung auf sanften Bewegungsfluß und auf die Energiearbeit in den Meridianen aus. Häufig werden komplizierte Bewegungsfolgen geübt, was die spontane Entwicklung und Loslösung der Persönlichkeit des Übenden hemmt.

– Das harte Qigong charakterisiert sich durch Atemkontrolle in Verbindung mit isometrischen Muskeltransformationstechniken. Zeitweise abrupte, angespannte Stellungswechsel und Anhalten des Atems zur Konzentration von Qi an speziellen Körperregionen. Viele Abhärtungstechniken, die als Vorbereitung zu Kampfkunststilen geübt werden, zum Beispiel rhythmisches lockeres Schlagen mit einzelnen Körperteilen auf einen Baum etc. Ziel: Abhärtung des Körpers (Eisenhemd, Eisenhand), Geisteskontrolle, Überwindung von Schmerz. Zu diesen Systemen des Qigong zählen dazu passende Mixturen, Pflanzenbalsame auf Kampferbasis und spezielle Ernährungsvorschriften; ein wichtiges Stadium für den Kampfkünstler.

– Das stille Qigong ist auf innere Energielenkung mit sehr wenig physischer Bewegung spezialisiert. Konzentration auf einzelne Akupunkte und der Mikrokosmische Kreislauf sind bekannte Techniken. Viele Menschen lieben die Ausübung des stillen Qigong, da sie sich nicht bewegen müssen; deswegen kann diese häufig einseitig gelehrte Methode für unausgeglichene und physisch passive Menschen gefährlich sein. Es sind mir viele Fälle von psychischen Störungen nach dieser Form des Trainings bekannt. Der natürliche Atem und die spontane Energiezirkulation werden meistens unterdrückt, ebenfalls neigen viele Übende und »Meister« dieser Kategorie zur Aussendung von »Faqi«, was in den meisten Fällen nicht sehr ratsam und auch nur begrenzt wirksam ist, da fast alle Krankheiten ihren Ursprung im Innern haben.

– Das aktive Qigong arbeitet oft mit Visualisationen und ist durch simple und effektive Bewegungen charakterisiert, wie etwa Gehübungen mit einer Suggestion, zum Beispiel wie ein Kranich gehen. Eine der ursprünglichsten Formen des Qigong.

– Das statische Qigong geht in Richtung des weichen Qigong und ist durch äußerst langsames Üben im Zeitlupentempo charakterisiert.

– Das dynamische Qigong ist in Verbindung mit dem statischen und dem aktiven Qigong sehr wirksam. Man läßt die eigene Bewegung von der Natur lenken, was auf einen Beobachter sehr chaotisch wirken kann; der Übende kann in Tierenergien oder Spiralwirbel gelangen. Voraussetzung: ein erfahrener Lehrer, Vertrauen in sich und die Natur, ein geeigneter Ort, keine psychischen Krankheiten.

Dies war eine zusammengefaßte Auswahl verschiedener Systeme zur Entfaltung und Speicherung von Lebensenergie. In der modernen Welt werden nun verschiedenste »modifizierte« Systeme angeboten. Da jedoch viele der modernen Stile aus ihrem ursprünglichen Zusammenhang einer natürlichen und vollumfänglichen Lebensschule herausgerissen sind, ist es sehr wichtig, auf die folgenden Worte zu achten:

Ein natürliches System kennt nicht außen und innen, weich und hart, statisch und dynamisch, still und aktiv, sondern vereint alle genannten Komponenten in einem spontanen Ganzen. Denn zur Entfaltung des eigenen Wesens soll eine Übung nicht wie von einem Computer vorgeplant, sondern sich auf natürliche Weise von innen nach außen transformieren. Im Laufe von vielen Jahren des regelmäßigen Übens wird man dann automatisch in statische, dynamische, medizinische, harte, weiche, atembetonte, meditative, visuelle, stille und laute Phasen der Wahrnehmung und der Transformation gelangen. Dazu gibt es zwei Möglichkeiten: Man wechselt alle paar Jahre den Lehrer, um verschiedene Systeme kennenzulernen, oder man sucht von Anfang an ein authentisches System, was in der Regel nicht sofort möglich ist, denn:

Wenn du aufrichtig nach dem Dao suchst und bereit bist, dich ernsthaft zu entwickeln, wird dir das Dao einen Lehrer schicken, der deiner Reife entspricht. Durch Aufrichtigkeit und Durchhaltevermögen wird sich der Suchende dem Ursprung seines Wesen nähern. Ein Leben ist (zu) kurz, das Dao zu finden, wenn man nicht konsequent die Natur erforscht und das Wesen der Dinge erfaßt. Wer jedoch die Einheit anstrebt und den Mut faßt, sein Leben dem Studium des Wahren zu widmen, wird seinen Weg finden.
Meister Xüe, Abt vom Huashan

Wer einen wahren Lehrer sucht, wird ihn, wenn er wirklich strebt, nicht suchen müssen, der Lehrer wird (fast) zu ihm kommen. Das bedeutet, daß sich im richtigen Moment eine Möglichkeit eröffnen wird. Ein wahrer Lehrer wird dem Suchenden jedoch nicht das geben, was er erwartet, sondern wahrscheinlich ziemlich genau das Gegenteil: Er wird ihm den Spiegel vors Gesicht halten.

Hunyuan Qigong vereint die essentiellen Elemente der alten Lehren auf der Grundlage der inneren Alchimie, ohne jedoch jemals starr zu sein; deswegen ist es auch schwierig, über die Schrift nachzuvollziehen, was sich nicht erklären läßt, denn es wandelt sich im Wandel der Dinge.

Trotzdem werden zweimal drei wesentliche Punkte aufgeführt, auf welche geachtet werden muß:

1. Die natürliche und entspannte Haltung des Geistes: Wenn man in einer Streßsituation ist und von Nervosität geplagt wird, soll man sich vor dem Üben von Qigong zuerst entspannen, indem man beispielsweise eine Viertelstunde im Park oder Wald spazierengeht, gemütlich ein Glas Wasser trinkt oder Fahrrad fährt. Nach dem Genuß einer Mahlzeit soll man mindestens eine halbe Stunde entspannt verdauen, bevor man Qigong übt. Nach exzessivem Alkoholkonsum (inkl. Alkohol- und Tabakkonsum) soll man nicht Qigong üben, bis man einen klaren Geist hat. Insbesondere Tabakkonsum unmittelbar vor und nach dem Üben wirkt sich sehr schädlich aus, da man sich durch die Übungen physisch und psychisch sehr öffnet und der »Nikotinhammer« um so stärker wirkt.

2. Die Kontrolle der inneren Kraft (Qi) durch Konzentration: Die Konzentration darf nicht vom Ehrgeiz des Willens gelenkt werden, sondern vom Willen des Geschehenlassens.

3. Der Atem darf nicht in zwanghafter Form mit der Bewegung koordiniert werden: Ein untrainierter Körper wird geschädigt, wenn bei der Qigong-Übung der Atem kontrolliert wird. Der Anfänger muß unbedingt darauf achten, den Atem die ersten ein bis zwei Jahre der Praxis frei von übertrieben willentlicher Lenkung mit der körperlichen Bewegung zu koordinieren. Die Regel heißt: Dein Körper ist dein bester Lehrer, wenn du ihm vertraust, ihm zuhören und folgen lernst (nicht den Geschlechtstrieb meine ich nun), wird er dich führen. Dein eigener Körper weiß am meisten über dich, denn er speichert jede noch so kleine Information. Wenn dir ein Lehrer etwas anderes erklärt oder dich zwingt, als Anfänger den Atem künstlich zu kontrollieren, suche dir einen anderen Lehrer! Dem Atem muß unbedingt die freie Entfaltung möglich sein. Wenn die Qigong-

Übungen gut sind und korrekt ausgeführt werden, wird der Atem automatisch mit der Bewegung oder Nichtbewegung (bewegungslose Übungen) harmonieren.

Von Blei zu Gold oder von grob zu fein

1. Der Leib und das Wesen des Anfängers sind wie Blei: unrein, schwerfällig und giftig. Durch die Läuterung, Destillation und Kristallisation veredelt der Adept seinen Leib und sein Wesen, verbrennt die unreinen Stoffe mit dem Feuer (bewegungsloses Stehen – innere Flamme des unteren Zinnoberfeldes), schreckt den durch das Feuer glühenden Leib mit dem kalten Wasser ab, schwemmt die unreinen und schwerfälligen Stoffe mit dem inneren Wasserfall aus dem Wesen (innere Dusche und Wassermeditation) und verbannt sie, um die goldene Gesundheit des Unsterblichen zu erfahren.

2. Man gehe in kleinen und kontinuierlichen Schritten vor: Wahrhafte Gesundheit läßt sich weder erkaufen noch schenken, Geduld und innere Disziplin führen auf den Weg, der nie endet. Das Gleichgewicht der Pole ist kein statischer und endgültiger Zustand. Ebenso wie eine Erleuchtung nicht die ewige Erleuchtung ist. Jeder Zeitpunkt des Moments birgt wieder eine neue Herausforderung. Wer glaubt, erleuchtet zu sein für ewig, suggeriert eine Illusion. Der Leib des Anfängers ist wie Eis: gefroren, Emotion und Energie im Wesen eingeschlossen und konserviert, unbeweglich. Wenn man nun das Eis in das Feuer wirft, zerspringt es. Regel: Das Eis sanft mit einer kontinuierlichen Flamme langsam erwärmen und auftauen. In diesem Zustand bewirkt zuwenig Feuer: das Eis bleibt Eis, weil die Kälte (Nieren-Blasen-Yin) überwiegt. Zuviel Feuer: das Eis zerspringt; durch zu schnelles Erwärmen des Eises im Wesen und Leib schadet man sich selbst. Wenn Eis zu Wasser wird, kann sich das Taiji manifestieren und verdampfen, worauf aus dem unreinen Blei der lichte Schimmer des Goldes leuchtet. Von Blei zu Gold, grob zu fein, Yin zu Yang ...

3. Man spricht im Gegensatz zur äußeren Kampfkunst, die nach physikalischen Gesetzmäßigkeiten der groben Materie funktioniert, von der inneren Kampfkunst oder der inneren Alchimie, da sie nach den kausalen Lebensprinzipien der kosmischen Spiralkraft wirkt: Eine Knospe entfaltet sich aus der Mitte spiralförmig zur Blüte, nachdem sie die Kraft der Sonne (oder der Nacht) dazu inspiriert hat. Der Adept sei sich bewußt, daß er sich nur von seiner Mitte aus von der Knospe zur Blüte entfalten kann. Auch ein Knochen oder ein Baum tut dies auf seine Art in einer Spiralbewegung. So sei sich der Adept gewahr, sich so

sanft und subtil aus seiner Mitte zu bewegen, wie es nur möglich ist. Die Mitte muß man anfangs finden, sie liegt hinter dem Bauchnabel, muß sich beim Anfänger jedoch erst langsam und allmählich einpendeln.

Die Adeptin und der Adept mögen sich in Geduld üben. Die alchimistische Körpertransformation ist kein Prozeß eines Seminars oder eines Jahres, sondern eines Lebens. Aber diejenigen Leser, die lediglich etwas Gutes für ihre Gesundheit tun möchten, seien versichert, dies ist mit dem kleinem Aufwand von zehn bis zwanzig Minuten täglichen Trainings schon erreicht!

Die Welt des Wassers

In der Welt des Wassers, den Meeren, Seen und Flüssen und im Innern unseres Körpers, sind die Stoffe dichter aneinander gebunden, als es im Element der Luft zu sein scheint. Die Wesen des Wassers sind einem kontinuierlichen Fluß von Strömungen unterworfen. Dasselbe ist auch im klimatischen Bereich der Hochs und Tiefs (Yang und Yin) in der Luft der Fall, das Element Wasser ist jedoch erdgebundener, abhängiger von der Schwerkraft als die Luft oder das Feuer. Daher kann man sagen, daß das Wasser eine Summe von Yin ist, das sich ins Yang transformieren kann, jedoch immer wieder in den Zustand von Yin gelangt. Wasser kann zwar unter dem Feuereinfluß verdampfen und aufsteigen, um als Wolke oder Nebel den Schwebezustand zu genießen, wird jedoch früher oder später als Regen oder Schnee wieder auf die Erde zurückgelangen.

Das Wasser ist in der daoistischen Körpertransformation durch seine passive und auf der Erde doch überwiegende und alles durchdringende Eigenschaft das Vorbild an Wandlung und Bewegung. Wenn man sich flüssig und »passiv« im Sinne von rund und »weiblich durchdringend« bewegt, ist schon ein wichtiger grundlegender Schritt getan. Wenn man sich den Tiefen des Gewässers aussetzt, um beispielsweise zu schwimmen, und sich dabei »eckig«, nervös und mit »äußerer Kraft« bewegt, wird man wegen zu hohen Energieverbrauchs bald untergehen. Wer im Wasser schwimmt, tut dies mit Vorteil mit weiten, runden, entspannten Zügen und einem regelmäßigen und natürlichen Atemrhythmus; so wird man vorwärtskommen. Wenn man Qigong übt, soll man sich vorstellen, man stehe im Wasser. Wenn man im Wasser steht, muß man sich gut verwurzeln, da einen die Strömung sonst wegzuschwemmen droht. Der Inbegriff von effizienter Bewegung im Wasser ist die *Qualle*. Die Bewegung der Qualle empfehle ich zum Studium des Hunyuan Qigong. Es gibt kein Wesen auf der Erde, daß sich harmonischer und »pulsierender« fortbewegt.

Wir können die wichtigsten Punkte dieses Kapitels wie folgt zusammenfassen:

1. Der Anfänger ist im sinnbildlichen Zustand des Eises; es gilt, das Eis in kleinen Schritten mit einer konstanten Flamme aufzutauen.

2. Wenn das Eis zu Wasser aufgetaut ist, muß die Flamme (Nierenkraft) durch regelmäßiges Üben konstant am Leben erhalten werden, da ansonsten das Wasser wieder gefriert (mit der Folge von möglicher Unfruchtbarkeit, Impotenz, Blasenentzündung, Prostatabeschwerden, Niereninsuffizienz, zwischenmenschlichen Störungen, Angstzuständen etc.).

3. Wenn man sich im Zustand des lauwarmen Wassers befindet, darauf achten, sich auch dementsprechend zu bewegen; weite entspannte und runde Bewegungen in einer natürlichen Rhythmik und Atemfrequenz beachten.

4. Das Vorbild der Bewegung sei das Pulsieren der Qualle.

5. Nicht zehn verschiedene Übungen pro Tag vollziehen, sondern nur eine oder zwei; wenn man schwimmen lernt, konzentriert man sich nicht von Anfang an auf zehn verschiedene Schwimmtechniken, sondern nur auf eine, bis man diese wirklich beherrscht.

6. Regelmäßiges Üben führt auf den Weg zum Erfolg, denn es ist die Wiederholung, die die Realität erschafft, je mehr Wiederholung, desto mehr manifestiert sich die Gesundheit.

7. Der Treffpunkt aller irdischen Energien liegt hinter dem Bauchnabel, dort ist der Eingang zum inneren Tempel; wenn das Tor offen ist, achte man auf die Reinigung des inneren Tempels (wenn man einen Tempel betritt, soll dies in Respekt und Reinlichkeit geschehen).

8. Die Umwandlung des Wesens von Blei zu Gold ist ein kontinuierlicher Prozeß, die Läuterung muß immer wieder von neuem geschehen, jeder Tag, jede Stunde, jeder Moment ist wieder ein neues Leben, und die Umwandlung muß immer wieder vollzogen werden, bis eine wesentliche Hürde genommen ist, wo der Prozeß unwiderruflich wird; bis dahin muß man sich in Geduld und Beharrlichkeit üben.

9. Es ist die Spirale der kosmischen Urkraft, die sich im Zinnoberfeld sammeln soll, um die innere Umwandlung auszulösen.

10. Die gespeicherte Essenz soll während des Sexualaktes nur im Falle der Zeugung eines Kindes in Form der Lebensflamme aus dem Zinnoberfeld austreten, ansonsten zum Skelett und zum Gehirn zurückgeführt werden.

11. Das Qi ist die Lehrerin der Bewegung und nicht die Bewegung die Lehrerin des Qi.

12. Die Spontaneität ist die Lehrerin des Willens und nicht der Wille der Lehrer der Spontaneität.

13. Die Natur ist die Meisterin der Übung, denn sie birgt alle Geheimnisse des Lebens, sie soll geehrt, gepflegt und gesegnet werden.

14. Die Übung fordert zum Experimentieren und zur Eigeninitiative auf, man übe sich in Natürlichkeit, die den Schlüssel zum wahren Weg bedeutet.

Die Peristaltik

Die Erdenwesen haben allesamt eine sehr effektive Art entwickelt, Energie in Bewegung zu setzen; im physiologischen Sinne nennt man diese autonome »Pumpbewegung« Peristaltik. Die Peristaltik der Muskulatur der Speiseröhre beispielsweise ermöglicht es einem, auch im Kopfstand einen Apfel zu essen: Raupenartige Spiralbewegungen »pumpen« die Nahrung in den Magen; wenn die Nahrung dort vorbehandelt wurde, gelangt sie in den Darm, wo wiederum die spiralige Peristaltik der autonomen Muskulatur dafür sorgt, daß die Nahrung den richtigen Weg geht. Die Peristaltik ist eine innere automatische Transformationsbewegung des Organismus. Im Hunyuan-Taiji-Gongfu perfektioniert man genau diese automatische und deshalb geniale Naturbewegung, um sich auf die effektivste Weise zu bewegen und Energie aufzubauen.

Inspiriert wurden die Urväter des Taijiquan durch die absolut harmonische Bewegung der Schlange und durch die Geschmeidigkeit der Seidenraupe (luoxian, chansijing). Die geschmeidige Spiralbewegung der Seidenraupe soll man sich beim Üben vor Augen führen. Ohne Anstrengung und Verkrampfung in seidiger Anmut soll Qigong geübt werden. Die Peristaltik soll wie eine Wasserpumpe Lebensenergie im Organismus freisetzen und die essentiellen Kräfte zirkulieren lassen. Die

Pumpbewegung ist ein sehr anschauliches Beispiel für das »Heraufziehen« von »tief-liegenden« Stoffen, die man an die Oberfläche bringen will. Wie bei der Ölpumpe, Wärmepumpe oder Wasserpumpe ist es auch in unserem Organismus. Die Essenzen müssen aus dem Inneren (Knochen und Natur) an die Oberfläche gepumpt werden, damit sie faßbar und weiterverwendbar werden. Der menschliche Organismus hat enorme physische und geistige Kraftreserven, die jedoch »aufgebrochen« und in die »Speicher gepumpt« werden müssen, von wo aus sie vielseitig angewendet werden können. Sehr anschaulich ist diese Spiralperistaltik beim niveauvollen Akt der Liebeskunst zu beobachten. Auch hier wird Lebenskraft – Bioelektrizität – im Körper gesammelt und zum Zeugungsakt kanalisiert.

Fühle dich in die Seidenraupe hinein, die sich in absoluter Geschmeidigkeit fortbewegt und schmerzunempfindlich ist. So hülle dich auch mit Vorteil in Seide, wenn du deinen Körper bewegst.

5. Die Kanalisierung der Energie

Die Innere Dusche

Die innere Dusche ist die Grundübung, mit der es sich lohnt, in einem Ablauf anzufangen. Die innere Dusche reinigt uns auf simple Art und Weise, befreit uns von inneren Verspannungen und »Psychosmog«, wie ich dies Phänomen gerne nenne. Unter »Psychosmog« verstehe ich Ansammlungen unbewußter Gedankenschemata und daraus folgende Verhaltensweisen, die einen oft in ungewollte Situationen bringen und die meistens langfristig in Krankheit enden. Diese eigendynamisch wirkenden Psychomuster, ein Schamane würde sie wahrscheinlich als sich bildende Dämonen bezeichnen, müssen erkannt und vor allem verarbeitet und neutralisiert werden, bevor sie sich wiederholen und so laufend an Kraft gewinnen, um sich in den Körper zu »fressen« wie ein Virus.

Mit der inneren Dusche haben wir eine einfache, aber höchst wirksame Methode, Ansammlungen wie auch Streß, der sich sofort im Körper festsetzt, aus dem Körper zu spülen. Wahrscheinlich duschen oder baden Sie einmal am Tag, um sich zu reinigen und zu erfrischen. Tun Sie dies auch innerlich einmal am Tag? Wer sich nicht ab und zu wäscht, fängt an zu stinken (außer in der Wüste). Was geschieht wohl, wenn man sich innerlich nicht öfter mal wäscht? Können Sie sich nun vorstellen, daß Migräne und ähnliche Krankheiten immer mehr zunehmen aufgrund des immerfort zunehmenden Pauschalpsychosmogs, der durch den Elektrosmog und Luftsmog laufend verstärkt wird?

Die wichtige Akupunktzone, die Sie bei dieser Übung kennen sollten, ist der Punkt »Die Hundert Zusammenkünfte«; ich nenne diesen obersten Akupunkt des Körpers im folgenden das »Himmelstor«. Der Daoist nennt diese Region den »Geheimnisvollen Paß«. Bei den Klassikern der inneren Alchimie wird immer wieder betont, daß dieses der Punkt ist, der in der Meditation letztendlich visualisiert werden soll. Die innere Alchimie lokalisiert diese essentielle Region ca. 30 Zentimeter über dem Baihui – den »Hundert Zusammenkünften«. Auch die Meister des authentischen Taijiquan nennen dieses Himmelstor als wichtigsten Bezugspunkt. Sie finden ihn einfach, wenn Sie mit Ihren Zeigefingern hinten bei den Ohren gerade hinauffahren. In der Mitte ist das Himmelstor. Sie können diesen Punkt auch sanft mit kreisenden Bewegungen der Fingerkuppe massieren und die entspannende Wirkung in den gesamten Körper fließen lassen.

内脏洗澡

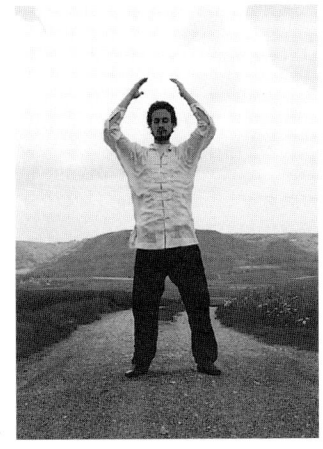

Die Innere Dusche

1

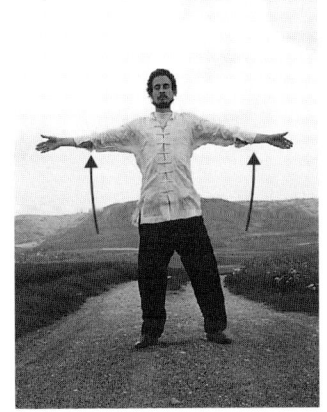

4

2

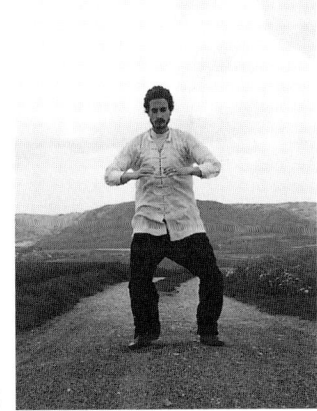

5

3

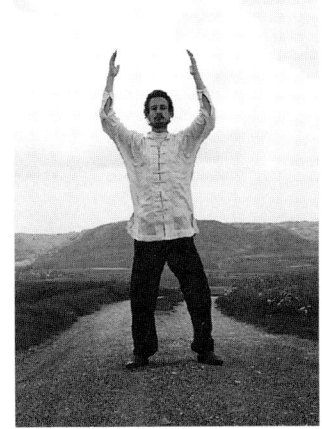

6

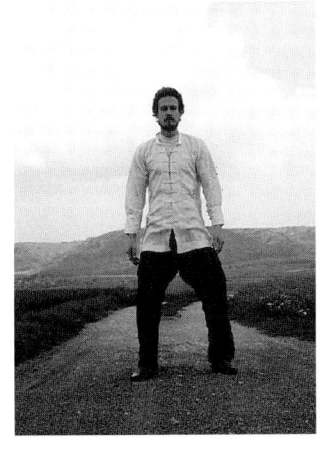

Nun stehen Sie schulterbreit und gut verwurzelt, so daß Beine und Oberkörper in einer lockeren Haltung aufgerichtet sind und kein »Knick« im Kreuz oder Nacken entsteht. Man stelle den Winkel der Füße zueinander so, daß keine Innen- oder Außenbelastung der Knie entsteht. Bei allen Übungen ist es entscheidend, der momentanen Stellung der Gelenke Aufmerksamkeit zu schenken, so daß die Mobilität derselben durch die kreisenden Spiralbewegungen kontinuierlich vergrößert werden kann. Es hat also keinen Sinn, die Füße in eine bestimmte Stellung zu zwängen, die nicht der augenblicklichen Mobilität des Bewegungsapparates und insbesondere des Skelettes entspricht; dadurch würde man den Körper von Anfang an in ein einengendes Schema zwingen, was sich langfristig sehr schädigend auswirken kann. Optimal ist eine Fußstellung, bei der die Füße ungefähr parallel zueinander stehen, zu den Zehen hin in einem leicht geöffneten Winkel. Wenn die Hüft- und Sakralgelenke nach längerer Praxis geöffnet sind, kann es je nach Konstitution sein, daß der Winkel der Füße zu den Zehen hin mehr geöffnet sein wird. Dies sieht man bei Kunstturnern und Sportlern sehr gut. So auch beim Kampfkünstler.

Stellen Sie sich nun vor, wie Sie fest verankert im Boden stehen wie ein Berg. Sie können sich den Berg in allen Facetten vorstellen, wie er riecht, sich anfühlt etc. Dies hilft Ihnen, sich von Ihren blockierenden Gedankengängen zu befreien. Nichts kann Sie von der Stelle bewegen. Sie stehen wie ein Berg. Jetzt können Sie Ihre Aufmerksamkeit auf das Himmelstor lenken und sich vorstellen, daß Sie an einer imaginären Silberschnur sanft in die Höhe gezogen werden. In dieser Haltung kann sich die Wirbelsäule und der ganze Körper entspannen. Jetzt ist der gesamte Leib samt Inhalt in einem hängenden Zustand an der Silberschnur, während wir fest verankert im Boden stehen. Allein die korrekte Ausführung dieser Grundstellung vermag Wunder zu wirken. Entspannen Sie in diesem Zustand den ganzen Organismus und genießen Sie die Leichtigkeit, die sich in Ihrem Körper ausbreitet. Man atme mit jedem Atemzug Verspannung aus dem Wesen und Entspannung in den Körper. Man stelle sich vor, man atme durch die Füße, bis Gedanken und Verspannung aus dem Leib entwichen sind und man das Wuqi, die »leere« Urkraft, in sich verspürt.

Dies ist die Grundstellung der »Großen Leere«, die als Ausgangsstellung für sämtliche Übungen des Gigong und der inneren Kampfkunst gilt. Man übe sich anfangs wenn möglich in der freien Natur im Wuqi und löse damit die Grenzen der einengenden Wahrnehmung auf, verschmelze sich mit der Umgebung und lasse den Geist, den Atem und die Energie im ganzen Wesen zirkulieren. Diese Grundstellung gilt für viele der folgenden Übungen. Das gute Stehen ist wesentlich für einen weiteren Aufbau der Übung.

Ihre Schultern und Arme lassen Sie ganz entspannt hängen, so daß die Hände locker bei den Oberschenkeln liegen. Darauf umfassen Sie, wie auf den Abbildungen ersichtlich, einen Kreis und nehmen auf diese Weise sauberen Atem und Energie auf, die durch das »Himmelstor« in den Körper tritt, um synchron zur äußeren Bewegung das Körperinnere zu durchdringen. Stellen Sie sich vor, wie der »innere Wasserfall«, bei der Fontanelle quellend, sämtliche Fasern Ihres Gehirns und danach langsam sinkend Ihren gesamten Organismus durchspült und alle disharmonischen Schwingungen letztendlich bei den Zehen in die Erde fließen. Von der Natur wird unsere innere Spannung, die wir bewußt in die Erde leiten, umgewandelt. Ähnlich wie Pilze mit den Bäumen in einem ernährenden Kreislauf stehen, tut dies der Mensch mit der Erde. Der Mensch braucht die physische wie auch die psychische Vernetzung. Nur weil man die psychische Vernetzung mit der Natur mit bloßem Auge nicht unbedingt wahrnimmt, heißt das nicht, daß sie nicht existiert. Im Gegenteil sind es die sinnlich unsichtbaren Dinge, die getrennte Teile einer Sache zusammenhalten. Die innere Dusche sieht man ja auch nicht, Gedanken sehen die meisten Menschen nicht, und trotzdem steuern sie alles menschliche Verhalten. Was ist denn wichtiger, der Gedanke zu einer Tat oder Nichttat, oder das, was dann daraus unbewußt entsteht? Viele emotionale Verwicklungen, die zu Kriegen führen können, könnten vermieden werden, wenn sich der *homo erectus* zwischendurch innerlich duschen würde.

Noch ein kleiner Trick: Duschen Sie einmal innerlich und äußerlich gleichzeitig. Stellen Sie sich unter die Dusche, und während Sie spüren, wie das Wasser von Ihrem Scheitel aus über Ihren ganzen Körper fließt, vollziehen Sie gleichzeitig die innere Dusche und schwemmen allen Gestank, der sich im Lauf des Tages in Ihrem Innern angestaut hat, aus sich heraus.

Trotzdem, Sie können die innere Dusche überall und an jedem Ort vollziehen; auch an Orten, wo keine freie körperliche Bewegung möglich ist, vollzieht man die Dusche innerlich und befreit sich sofort von Streß und Nervosität; ob im Zug, im Flugzeug, am Arbeitsplatz oder im Kino – sie wirkt allzeit und überall, am wirksamsten jedoch in der Natur in der Umgebung von Pflanzen. Wenn ich das Glück habe, in den Bergen einem Wasserfall zu begegnen, ziehe ich mich aus, presse mich nackt an den nackten Berg, lasse das Gletscherwasser mich läutern, bis ich alles vergesse.

Öffne Dich für Deinen Wasserfall. Breite die Arme aus und bitte um den reinen Wasserfall aus leuchtend reinem kosmischen Licht. Lasse den Wasserfall Dich durchspülen bis Du vergessen, wer Du bist und woher Du kamst. Öffne jede Deiner Poren, jede Deiner Fasern, jeden Deiner Gedanken, öffne Deine Seele wie ein verstaubtes altes Buch, das darauf wartet, gelesen zu werden. Öffne Dich dem reinigenden Wasser und sehe, wie sich das reine kosmische Wasser anhand Deiner Ablagerungen verfärbt. Lasse das kosmische Wasser so lange durch Deinen Körper fließen, bis es aus Deinen Zehen und Füßen in die Erde strömt, wie es in Deinen Kopf geflossen, rein und pur, wie das eiskalte Wasser des Gletschers, das dort seit Jahrtausenden ist. Dusche Dich innerlich, bis Du so sauber bist, wie Du Dich auch äußerlich duschst, bis Deine Haut und Deine Haare sauber sind. Dusche Dich frei von den Gedanken, die Du nicht durch Deinen freien Willen gebildet, die Dich bedrängen. Pflege Deine Innenwelt regelmäßig, um nicht wieder Deine eigenen Dämonen zu beschwören, die sich von Deinem unbewußten und verdrängten Gedankengut ernähren, dusche Dich und Du spürst Deine Blumenwiese auf Deinem Berg in Deinem Innern.

Das Sammeln des Erdennektars

Bei der Öffnung zur großen Erdkraft geht es ohne Zweifel um das Element Erde. Vorteilhaft ergibt es sich, in der freien Natur vorzugehen. Suchen Sie sich, wenn es sich einrichten läßt, ein ungestörtes Plätzchen und stellen Sie sich wie bei der inneren Dusche in den Stand der großen Leere. Danach, während Sie ganz natürlich und ungezwungen atmen, lassen wir unsere Konzentration wie bei der inneren Dusche durch das Körperinnere zu den Füßen sinken und in die Erde fließen, während wir entspannt den Körperschwerpunkt aus dem Bauch in die Oberschenkel zu den Füßen hin verlagern, also in diese Stellung hineinsinken und uns öffnen für die Erdkraft mit all ihren Aspekten der Schwere, Geborgenheit, Standhaftigkeit, Beständigkeit und des mütterlichen Schutzes. Indem wir unseren Körperschwerpunkt wellenförmig in den Bauch verlegen und die Erdkraft auch mit den Händen in die Wesensmitte »hineinschöpfen« – wobei von den Fingern und den Zehenspitzen aus eine leichte spiralförmige Kontraktion entsteht, die sich zu einer Vibration entwickelt und sich durch alle Gelenke hindurch zur Wesensmitte bewegt –, ziehen wir aus dem Erdzentrum die Kraft, die wir benötigen.

Diese Übung wird in ihrer Wirksamkeit verstärkt, wenn die Bewegung in ihrem Kern auch die Geschlechtskraft birgt. Man kann sich beispielsweise vorstellen, man verbinde die persönliche Kraft der Geschlechtsteile mit der Erde; während der Öffnungsphase der Übung, also bei der Verlagerung zu den Füßen hin, dehnt man sein Geschlecht gedanklich zur Erde aus, die der Lebewesen *Yin*-Pol manifestiert, um dann in einem runden und fließenden Übergang die geerdete Kraft durch das Geschlecht in die Wesensmitte fließen zu lassen.

Diese Übung bewährt sich u.a. ausgezeichnet, um die Beine zu kräftigen, die Fuß-, die Knie- und vor allem die Hüftgelenke zu mobilisieren, die Wirbelsäule geschmeidig werden zu lassen, sowie bei sexuell bedingten Störungen, Verdauungsstörungen, Ischias, Arthrose und Niereninsuffizienz.

Du atmest entspannt in Deine Mitte hinter dem Bauchnabel. Stelle Dir vor, Du würdest Deinen Unterkörper mit dem Schwerpunkt Deines Geschlechtsteils bis ins Zentrum der Erde ausdehnen; während Du spontan einatmest, pumpst Du durch Deine Gelenke und Dein Gewebe und letztendlich durch das Geschlechtsteil wie der Elefant mit seinem Rüssel die Essenz des Erdplasmas in Deine Mitte. Sodann strömt der Erdennektar beim Einatmen kanalisiert und katalysiert durch Dein Geschlecht hinauf in Deine Mitte hinter Deinem Bauchnabel. Und von neuem atmest Du wieder entspannt aus und dehnst Dein Geschlecht mental in die Tiefen der Erde aus und wieder ein etc. Überleg Dir nicht zuviel dabei, sondern laß es geschehen, wenn es soweit ist.

開地門

Das Sammeln des Erdennektars

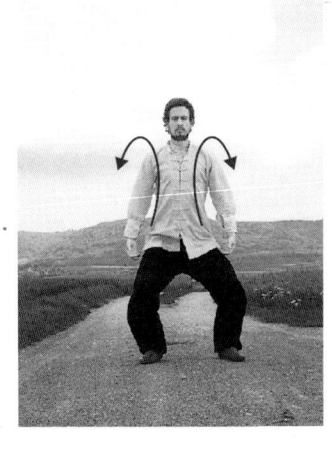

1

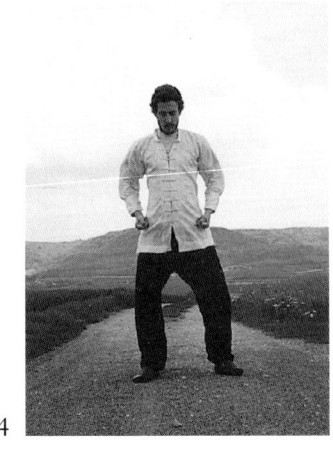

4

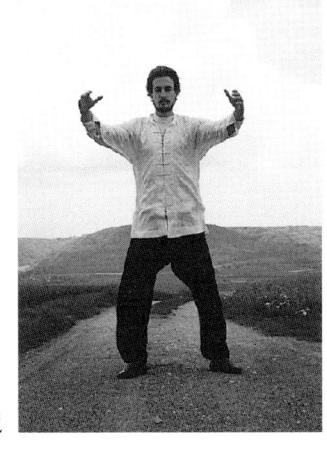

2

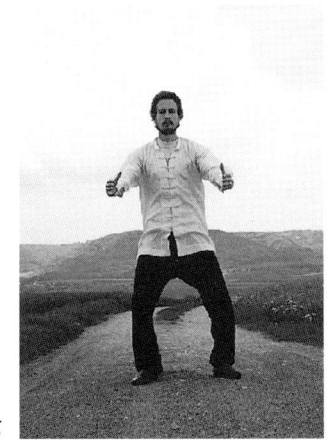

5

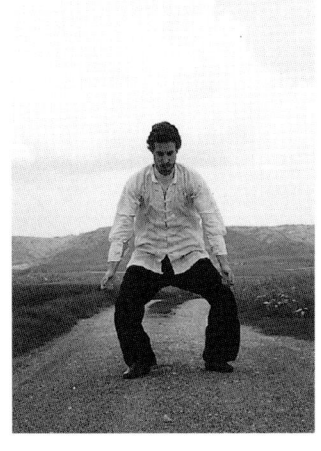

3

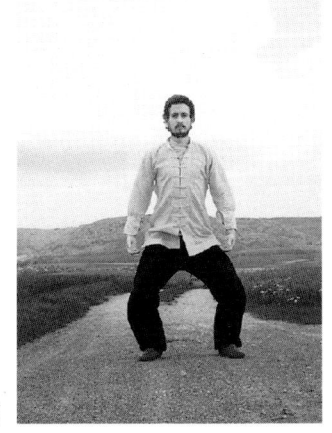

6

開天門

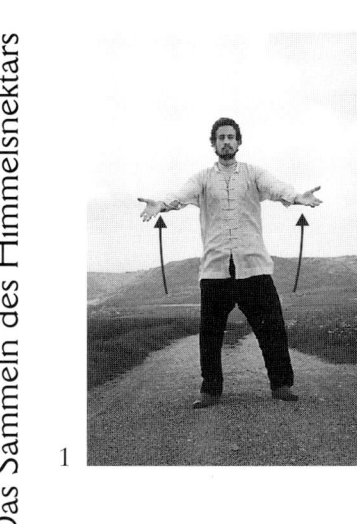

1

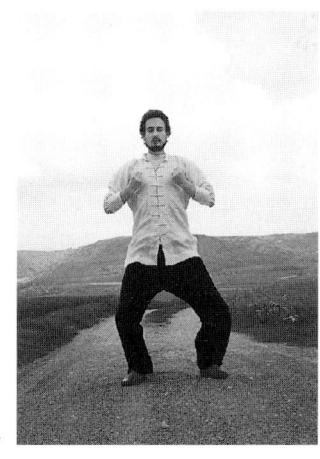

4

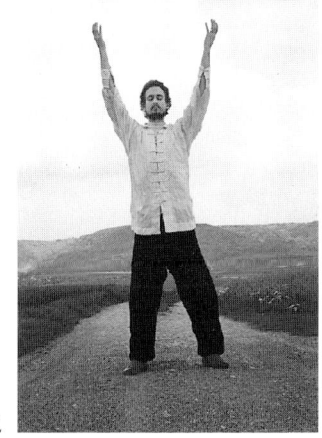

2

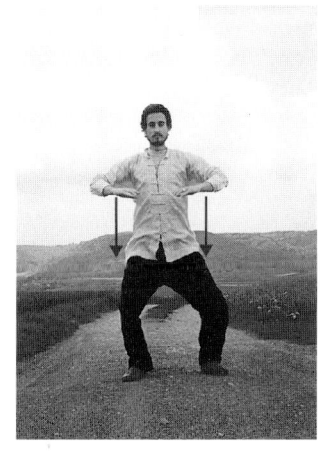

5

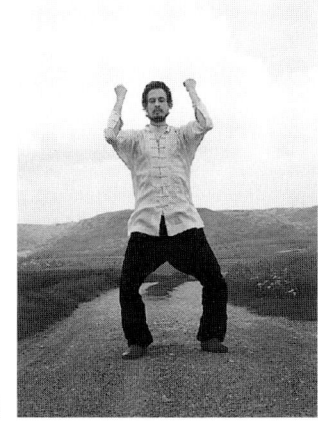

3

159

Das Sammeln des Himmelsnektars

Bei der »Großen Himmelskraft« geht es um unseren zweiten Hauptpol, die Yang-Kraft, das Aktive, die Sonne, das Licht, die Energie und das Feinstoffliche wie die Luft. Als wir vorher die stabilisierende Kraft der Erde in uns aufgenommen haben, wie ein Baum Wurzeln in den Boden wachsen ließen, bildeten wir das Fundament für die dem Himmel zugewandten Teile in unserem Wesen. Zuerst stehen wir immer in »die Große Leere« und ziehen, in derselben Art wie vorher aus dem Boden, die Essenz aus dem Kosmos oder der Sonne in unsere Wesensmitte hinter dem Bauchnabel.

Diese Übung empfiehlt sich bei Atemwegsbeschwerden, Stoffwechselstörungen, in Zusammenhang mit der »Großen Erdkraft« bei psychischen Störungen, Kopfschmerzen u. a. Die Atmung ist anfangs immer autonom zu gestalten, mit der Zeit werden Sie automatisch in die natürliche Bauchatmung, Gegenbauchatmung, Körperatmung oder Porenatmung gelangen. Dazu später.

Stelle Dich hin, entleere Dich Deiner Gedanken und wende Dich, nachdem Du Kraft von Deiner Mutter bekamst, Deinem Vater zu. Öffne Dich gen Kosmos, umfasse seine unüberschaubare Weite, umfasse das Universum, sammle die Unendlichkeit. Öffne Deine Himmelspforte, auf daß Du die Unendlichkeit in Deiner Mitte vereinest mit Deinem Körper und Deinem Geist, auf daß sich Deine Mutter und Dein Vater in Harmonie vereinen in Deiner Mitte. Erde und Himmel haben nun einen Berührungspunkt gefunden in Deinem Wesen. Hinter Deinem Bauchnabel ist der Flughafen, wo alle Kräfte sich berühren und vereinen. Hinter dem Bauchnabel ist das Zentrum Deines persönlichen Universums, das Dir niemand streitig machen kann. Deine Mutter und Dein Vater, Deine Erde und Dein Himmel treffen sich dort und feiern Deine Hochzeit.

Die Einpendelung

Um es dem Anfänger zu ermöglichen, seine Gravitation zu erfühlen und so zu einem Verständnis über den energetischen Wandel zwischen Himmel und Erde zu gelangen, ist es unumgänglich, anfangs ein paar vereinfachte Übungen für diesen Zweck vorzustellen.

Normalerweise sind die groben Stoffe auf der Erde durch die Eigenschaft der Erdanziehung dazu erkoren, sich in der Erde zu verwurzeln, um in die Höhe Richtung der Sonne zu wachsen. Um nun in einen harmonischen Energie- und Blutkreislauf zu gelangen, muß der Adept lernen, sein Wesen im Einklang mit der Erdgravitation und der Mond- und Sonnengravitation zu entwickeln.

Das Pendel ist ein effektives Instrument, die Gravitation abzutasten. Wenn man ein Pendel in die Hand nimmt, zieht das Gewicht die Schnur zur Erde und wird durch die Erdanziehung einen konstanten Zug auf die Schnur bringen. Wenn man nun die Gravitation des Mondes annimmt, die ja doch Milliarden von Tonnen von Wasser täglich in die Höhe zieht und wieder sinken läßt, wird klar, daß hier ein starker Einfluß der Gravitation des Mondes auf die Erde besteht. In ähnlicher Weiser verhält es sich mit der Sonne; die Erde dreht sich in einer Spiraldrehung um die eigene Achse kreisförmig um die Sonne, welche ihrerseits logischerweise eine starke magnetische Gravitation auf »ihre« Planeten ausübt. Ihrerseits ist die Sonne mit ihrem Planetensystem einer größeren kosmischen Dynamik unterworfen. Von des Menschen Atom bis zur kosmischen Spirale der Milchstraße, unserer Galaxie, herrscht dasselbe Gesetz der Transformation des Kreises. Wenn wir also den Makrokosmos in seiner Dynamik studieren, sehen wir zugleich in unseren Mikrokosmos. Es herrscht das Gesetz der Wiederholung von Rhythmen, von Schwingung. Es herrscht das Gesetz des Fraktalen; wenn man den Blumenkohl als Ganzes betrachtet, sieht man exakt dieselbe Struktur, wie wenn man ein kleinstes Teil des Blumenkohls mit der Lupe betrachtet.

Man kann in einfacher Weise das Gesetz der Gravitation zu seinen Gunsten nutzen, wenn man lernt, sich auf die jeweilige Kraft einzupendeln, so wie man sich auch in eine Radiowelle einpendeln muß, um den jeweiligen Sender zu empfangen. Es gibt verschiedenste Methoden der Einpendelung. Die einfachste und körpertransformatorisch wirksamste sei hier vorgestellt. Die folgenden Übungen der Einpendelung geschehen bei ernsthafter Übung beim bewegungslosen Stehen und Sitzen von selbst, die zwei Polaritäten von Himmel und Erde werden ausbalanciert, um einen harmonischen Energiefluß zu erreichen. Die Veränderung und Bildung der Standhaftigkeit (Verwurzelung) in einer genauen Ausrichtung zum Zentrum der Erdgravitation ist die erste Stufe, die in der Übung »Das Sammeln des Erdennektars« beschrieben wird. Darauf ist in der Übung »Das Sammeln des Himmelsnektars« der

Gegenpol des Himmels beschrieben. Wenn der Übende nun diese Einpendelung vornehmen will, muß er zuerst die Abtastung des Erd- und Himmelspols entwickelt haben. Wenn die gezielte Wahrnehmung dieser zwei Hauptpole erreicht ist, kann man dazu übergehen, die direkte Einpendelung zwischen Himmel und Erde zu vollziehen. Dieser Akt ist an und für sich sehr heilsam und Voraussetzung dafür, das kosmische Ei zu bilden, das einen vor Krankheit und negativen Einflüssen schützt.

Übung 1

Stellen Sie sich schulterbreit in die Grundstellung, verwurzeln Sie sich in den Boden, bilden Sie eine gleichmäßige Belastung des Körpergewichts in den Oberschenkeln und lassen Sie sich wie gewohnt vom Silberfaden von der Fontanelle aufwärts in den Himmelspol ziehen, so daß sich die Wirbelsäule Wirbel für Wirbel entspannt und ein Aufwärtszug des Bewegungsapparates gegen oben entsteht. Nun stellt man sich ins Wuqi, die große Leere, und wird eins mit der reinen unpolarisierten Urschwingung des Kosmos. Man läßt Schultern und Brustkasten ganz entspannt hängen.

Darauf visualisiert man das Zentrum der Erde, das Zentrum der Erdgravitation und wird sich der Konzentration der Schwere, die von diesem Kraftort ausgeht, bewußt. Man zieht nun diese irdene Schwere durch die eigenen Wurzeln, die man wie ein Baum gebildet hat, in die Beine und den Unterkörper bis zum unteren Zinnoberfeld hinter dem Bauchnabel.

Wenn man dieses Gefühl der Erde im Unterkörper wahrgenommen hat, verankert man diesen Prozeß und lenkt die Konzentration zum Gegenpol, dem Himmelspol. Diesen Himmelspol visualisiert man spontan in einer geraden Linie vom Zentrum der Erde zwischen den Füßen beim Damm (Erdtor) eintretend weiter in einer geraden Linie durch das Körperinnere bis zu einem Punkt, den man ca. 30 Zentimeter bis drei Meter ausdehnt. Anfangs ist die Spitze des Pendels leicht oberhalb der Fontanelle. Dein eigener Leib mit der Spitze der Fontanelle ist nun der Körper des Pendels. Die Schnur des Pendels ist im Zentrum der Gravitation der Erde verankert und dein Leib ist das Gewicht, das es zu deinem Gegenpol im Himmel zieht. Nun füllt man sich mit der ganzen Gravitation der kosmischen Gegengravitation.

Wenn diese Stufe erreicht ist, fängt ganz automatisch und spontan eine Vibration sich zu regen an, denn wir sind in einem neuen Gravitationsfeld, das uns in die Höhe (Tiefe) zieht. Wer schon einmal einen Looping in einem Flugzeug erlebt hat oder auch bloß einen Salto vom Trampolin oder Sprungbrett, kann sich diese Übung gut vorstellen. Man pendle sich nun langsam und behutsam in dieses Kraftfeld ein, und zwar mit einer vorerst ganz feinen Verlagerung des Gewichts auf der Fußsohle von den Zehen zu den Fersen und zurück, und immerfort gerät das Pendel in Schwung,

内觀旋轉

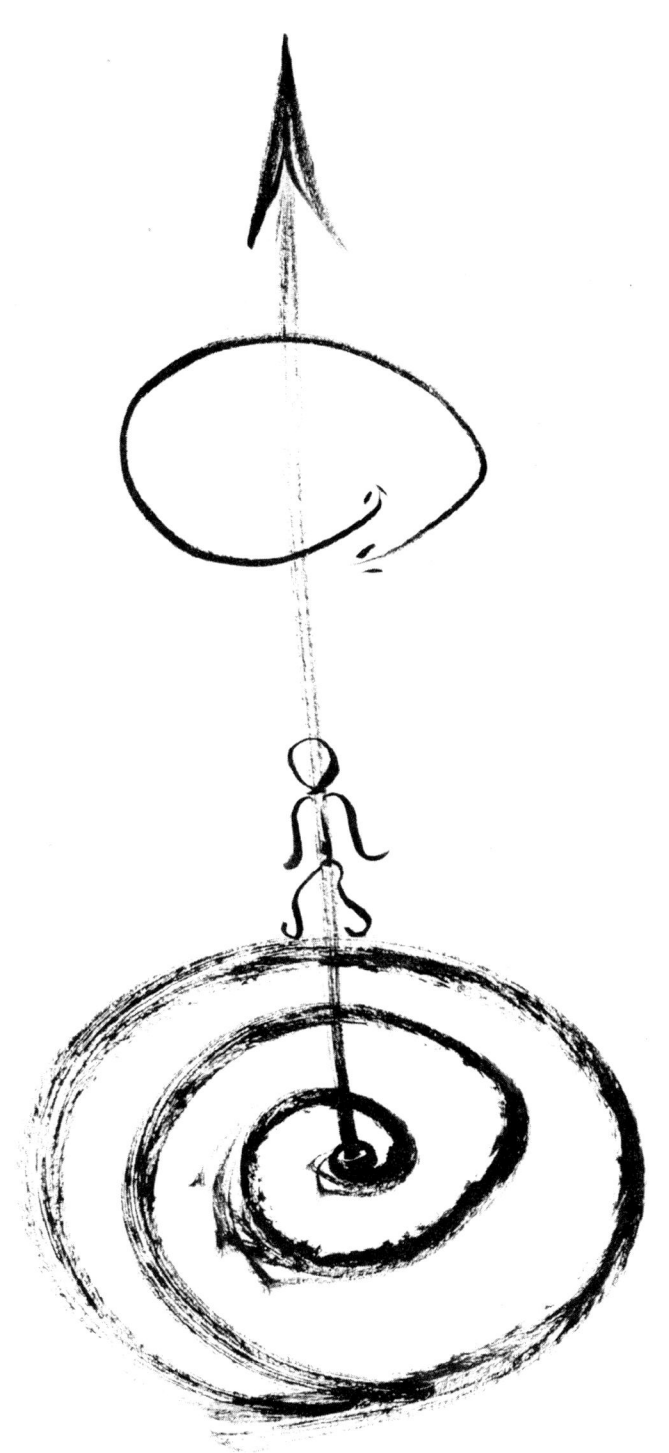

ohne jemals die Grenze der Fußsohlen zu tangieren. Man genieße diesen Zustand mindestens fünf Minuten lang und lasse diese heilsame wellenförmige Spiralbewegung das gesamte Wesen erfassen. Wenn der Höhepunkt des Pendels erreicht ist, wird es wieder behutsam zu seinem Zentrum, dem Ruhepol, finden.

Übung 2

Genau wie in Übung 1 beschrieben tastet man sich in die Gravitation. Dabei schwingt das Pendel nun seitwärts, das heißt von links nach rechts nach links und immerfort. Zu achten ist insbesondere auf die subtile Gewichtsverlagerung des gesamten Leibes auf der Fußsohle. An den Fußsohlen ist das gesamte Gewicht des Körpers »aufgehängt«. Deswegen ist der Gewichtsverlagerung in jeder Phase die volle, uneingeschränkte Aufmerksamkeit zu schenken. Auch diese Pendelbewegung soll ganz subtil geschehen und mindestens fünf Minuten dauern. Wenn Übung 1 und 2 erfolgreich vollzogen sind, ist die quadratische Gravitation in die vier Himmelsrichtungen erfolgt, die der Energie der Erde zugehört und wesentlich ist, um eine gravitonische Orientierung zu erfühlen. Auch hier wird sich der Pendelschwung wieder auf die Mitte der Gravitation einpegeln, bis der Ruhepol erreicht ist.

Übung 3

In der dritten essentiellen Übung kommen wir nun zum Aufbau der freien Entfaltung des Pendels. Hier lernen wir, uns wahrhaft in die Gravitation beliebiger Punkte im Kosmos einzuschwingen. Aber dort sind wir noch nicht. Zuerst bereitet man sich vor wie in Übung 1 und 2. Sodann, wenn man als Pendel zwischen Himmel und Erde »hängt«, lenkt man das Pendel (den eigenen Leib) in eine ganz subtile Spiralschwingung, die ihren Ursprung in der sprudelnden Quelle (Yunchuan), d.h. leicht unterhalb in der Mitte der Fußsohle hat. Diese Spiralschwingung öffnet sich aus ihrem Zentrum in der Mitte sehr behutsam und dehnt sich langsam in die Höhe: Ausgehend vom Damm, windet sie sich ganz subtil die Wirbelsäule hinauf bis zu einem Punkt ca. einen bis drei Meter in gerader Linie oberhalb der Fontanelle. Wie ein subtiler Flaschenöffner sich in den Korken dreht, dehnt sich diese Spiralschwingung nun allmählich aus und nimmt das Pendel mit in den Schwung. Dieser ganze Entfaltungsprozeß geschieht mit Vorteil im Uhrzeigersinn. Nun erfaßt diese Spiralschwingung mehr und mehr das Pendel, ohne jedoch jemals die Grenze des sicheren Gleichgewichts zu überschreiten. Man gebe sich dieser sich entfaltenden Spirale hin und genieße diesen Zustand mindestens fünf Minuten, um dann wieder ins Zentrum der Spirale zurückzukehren.

Nachdem man diese Einpendelungen erfolgreich durchgeführt hat, was nach ein paar Jahren der Fall ist, kann man dazu übergehen, sich auf spezielle Planetenkräfte wie Sonne, Mond oder Sirius zu konzentrieren, was jedoch eine hohe Stufe der Körpertransformation erfordert. Solche Übungen sollten jedoch nicht in einem Buch beschrieben werden, weil sie unbedingt die Unterweisung eines erfahrenen Lehrers erfordern. Planetarische Übungen sind Prozesse der Alchimie, die ein lange Jahre dauerndes Training erfordern.

Die Einweihung des Zinnoberfeldes

Bei den bisherigen Übungen handelt es sich um vertikal ausgeführte Kreise, bei der folgenden geht es um die horizontale *Ausdehnung des Mittleren Kreises*. Der mittlere Kreis läßt sich auf verschiedene Arten ausdehnen. Zuerst sollten wir uns bewußtmachen, was der mittlere Kreis bedeutet. Der mittlere Kreis ist unsere menschliche Schaltebene, von wo aus wir unser Wesen auf allen Ebenen steuern können. Der mittlere Kreis steuert die menschliche Koordination in aufrechter Haltung, beim Sitzen und beim Stehen. Der mittlere horizontale Kreis ist der Äquator des Menschen. Wenn wir uns den Menschen wie die Weltkugel vorstellen und man annimmt, daß ein Nord- und ein Südpol vorhanden ist, ist dies beim Menschen die essentielle Ebene, die die Kräfte des Nord- und Südpols vermischt, verwaltet und in die mehrdimensionale Ebene bringt. Auch die Erde rotiert spiralförmig.

Konzentrieren Sie sich auf Ihr innerstes Zentrum, das Sie zwischen dem Bauchnabel und der dahinter liegenden Wirbelsäule lokalisieren. Sie stehen wie gewohnt in der großen Leere, lenken danach Ihre Aufmerksamkeit in Ihr Zentrum und lassen die Leere sich in Ihrem Zentrum verdichten. Alles strömt in Ihr Zentrum.

Alsdann heben Sie behutsam die Hände vor Ihren Bauchnabel, so daß sich die Finger gegenüber sind, sich aber nicht berühren. Die Arme sind ganz locker und natürlich wie der ganze Körper. Nun dehnen Sie Ihr Zentrum in den Raum aus, während Sie entspannt ausatmen, so lange, wie Ihr Atem ganz ungezwungen ausreicht. Gleichzeitig öffnen Sie Ihre Arme gleichmäßig und behutsam wie ein Vogel, der seine Flügel spreizt, um sie danach wieder an Ihren Bauch zu ziehen. Während sich die Hände wieder näher kommen, verdichten Sie, während Sie entspannt in Ihr Zentrum, den Bauch, einatmen, den Raum wieder zu einem Prisma, einem kleinsten regenbogenfarbenen Lichtteilchen. Fließend und immer entspannter und eigendynamischer wandeln wir nun von einer Phase in die andere, bis sich die Wechsel nicht mehr unterscheiden lassen.

Diese Übung bewährt sich in sämtlichen Bereichen und ist für Damen wie Herren von wesentlicher Bedeutung, für Damen wegen des Schutzes und des Aufbaus der weiblichen Kraft wie auch der männlichen Yang-Kraft. Für die Herren gilt dasselbe. Viele Leiden wie Prostatabeschwerden, Impotenz, Unfruchtbarkeit, Regelbeschwerden, Blasenentzündung, sowie alle zwischenmenschlichen Probleme gehen in den Bereich des mittleren Kreises.

開舟田

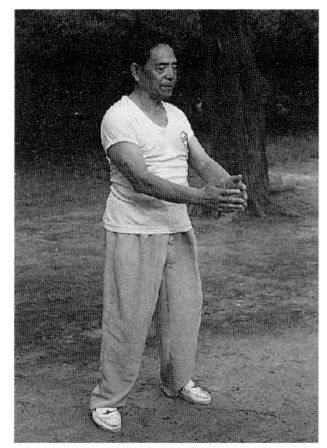

1

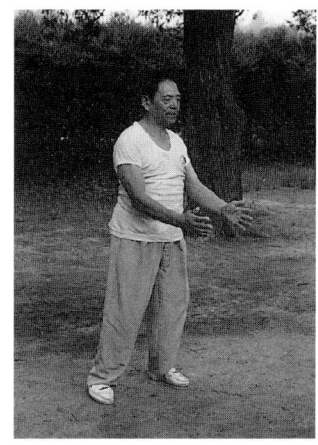

4

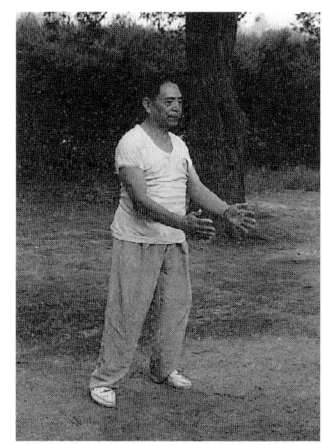

2

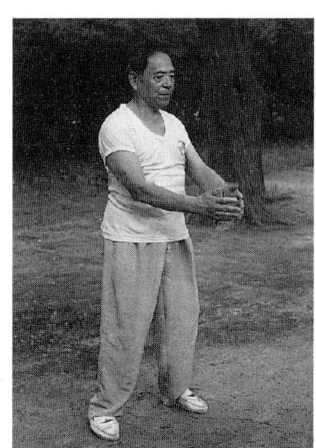

5

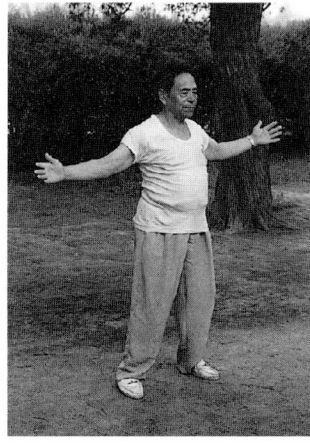

3

Ziehe Dich nun in Dein innerstes Inneres zusammen. Lasse von allen Seiten alles in Dein innerstes Inneres strömen. Nimm die Bäume, die Pflanzen, die Tiere, die Freunde, den Wind, den See, den Donner, das Zwitschern, das Quaken, das Schreien und das Stöhnen, alles, was Dich beschäftigt, alles, was da in diesem Moment ist und gewesen ist und sein wird. Alles, was Dich beschäftigt, nimm es mit und verinnerliche es, laß alles in Dein innerstes Inneres strömen, ziehe alles zusammen, bis alles immer kleiner und kleiner und kleiner wird, alles, was Dir wichtig, und auch alles, was Dir nicht wichtig ist, alles, was da ist, nimm alles mit und verdichte es, verdichte es, verdichte es mehr und noch mehr und verdichte es noch mehr, immer mehr, bis alles kleiner wird und noch viel kleiner und noch kleiner. Verdichte es! Sammle es, bis alles sich zusammenfindet als ein kleines, nein nein nein, noch viel kleiner und dichter, noch dichter, sicher, glaub mir, noch viel kleiner und dichter, ja jetzt ... alles hat sich jetzt – zusammengezogen zu einem Mü von einem strahlend blendenden Lichtteil, Du hast alle Eindrücke, die da sind zusammengezogen und verkleinert in dieses winzige Lichtteil, Du hast alles in das kleinste stechende Prisma, das wie Perlmutt leuchtet, hineingeatmet. Von selbst nun dehnt sich das Prisma kontinuierlich aus aus aus, immer weiter und weiter und weiter, Dein Prisma durchdringt alle Schranken ohne Grenzen. Wie ein leuchtender Ball, der immer größer und größer und größer und größer alles durchdringt, um pulsierend selbständig wieder einzuatmen und sich fortwährend wieder zu verdichten, verdichten, verdichten etc. etc. etc. Vergiß Dich selbst im Pulsieren des Prismas und lerne wie ein Luftgott spontan zu atmen und den Atem und das Qi in einem pulsierenden Ball zu sammeln.

6. Die Quintessenz der Transformation

Die Öffnung des Schultergürtels

Bei der Befreiung des Schultergürtels geht es um das Lösen von zwangsläufigen Verspannungen im Oberkörper, die sich bilden, da man lernt, aus der Brust zu atmen, sie stolz nach vorn zu strecken und die Schultern nach hinten zu ziehen, was mir in meiner Kindheit auch noch gepredigt wurde. Durch diese unnatürlichen Gewohnheiten verschiebt man seine Körperhaltung in eine kopflastige Position, und der innere Bewegungsfluß wird vom äußeren Bewegungsfluß getrennt, was einer Persönlichkeitsspaltung nahekommt, denn diese erzieherischen Fehlentwicklungen führen zu einer einseitigen Belastung des Gehirns. Ratio und Verstand dominieren gegenüber Phantasie und Kreativität oder umgekehrt. Spontaneität und Natürlichkeit gehen unter, Lebensunlust entsteht – was darunter am meisten leidet, ist das Herz.

Also steigern wir die Lebenskraft des Herzens am besten durch die Befreiung des Schultergürtels, worauf die Atmung ihr Volumen vergrößern kann und der Organismus eine Geschmeidigkeit entwickelt, daß sich das Herz wohl fühlen muß.

Übung 1

Aus der großen Leere lassen wir von unseren Füßen aus eine Bewegungswelle entstehen, die wir mit subtilem Kreisen der Schultern zuerst von vorne entspannt nach oben ziehen und dadurch die gesamte Wirbelsäule wellenförmig entspannen, um die Welle über den Rücken und die Beine entspannt wieder vorne hinaufzuschicken. Zu beachten ist die innere Spiralbewegung in den kugeligen Schultergelenken. Folgen Sie gedanklich den sich lösenden Schultergelenken. Diese Übung wird auch in der Gegenbewegung gemacht. Die Schultern entspannt nach unten und hinten sinkenlassen, die Wirbelsäule dehnen und die Schultern hinten hinauf und nach vorne ziehen, um sie vorne angekommen wieder fallenzulassen und wieder von neuem nach hinten zu dehnen etc.

Vergessen Sie bitte nie, daß die Wellenbewegung, von der Wesensmitte beim Bauchnabel aus koordiniert, in den Füßen und Beinen anfängt. Die Übung können Sie in beiden Richtungen neunmal oder öfter praktizieren.

開胸背

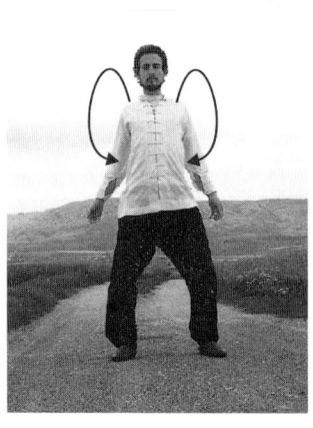

1a

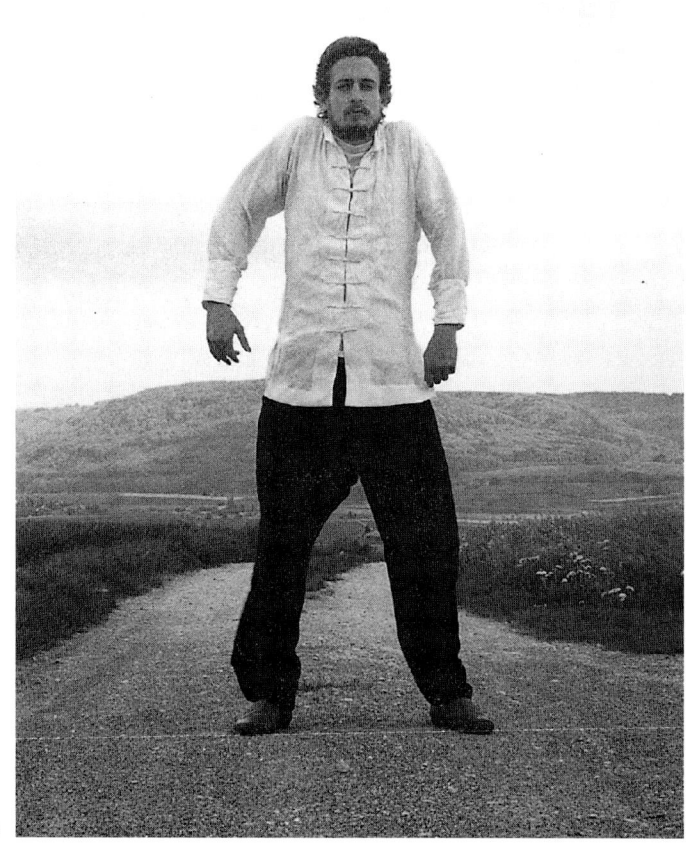

1b

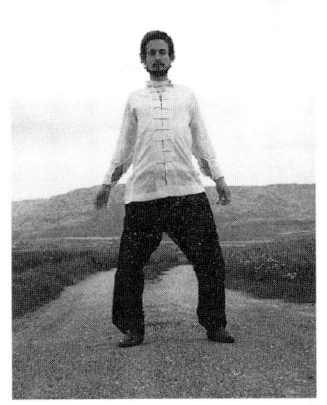

1c

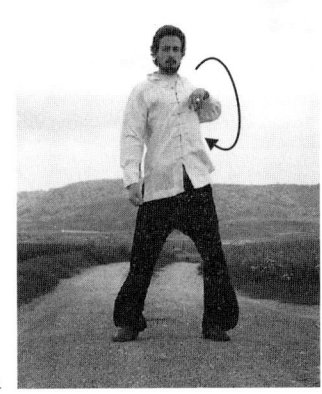

2a

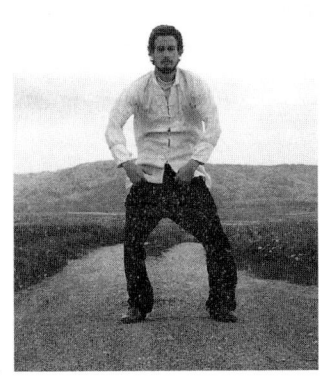

1d

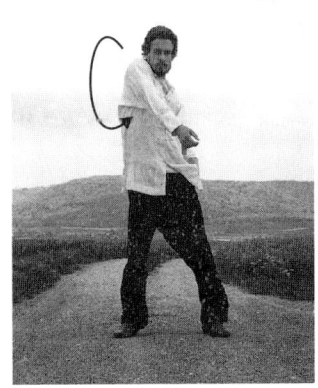

2b

Übung 2

Nun ziehen wir aus der Grundstellung zuerst die linke Schulter kreisend vorne hinauf, am Ohr langsam vorbeikreisend nach hinten, während die Hüfte und der gesamte Leib in einer Welle mitzieht. Wenn nun die linke Schulter hinten angekommen ist und sich der gesamte Leib um die Achse der Wirbelsäule nach links hinten mitgedreht hat, entspannt sich die Schulter und gleitet sanft nach vorne zurück, während sich jetzt gleichzeitig die rechte Schulter in einem Kreis vorne hinauf, am Ohr vorbei nach hinten dreht und der gesamte Leib um die Achse der Wirbelsäule mitzieht. Es sind immer beide Schultern gleichzeitig in einer Acht. Während die eine Schulter oben beim Ohr vorbeikreist, entspannt sich die andere Seite synchron zurück. Man kann sich solche Übungen wie beim Pedalo- oder Fahrradfahren vorstellen. Nur daß jetzt bei dieser Übung nicht die Füße die kreisende Bewegung des Leibes lenken, sondern die Schultern immer in einer Achterbewegung kreisen.

Die Öffnung des Schultergürtels überträgt sich auf die gesamte Wirbelsäule und vermag alle Körpergelenke zu öffnen und mobilisieren, worauf die Lebensenergie wieder frei zirkulieren kann. Um so mehr ist es sehr wichtig, diese Übungen behutsam zu beginnen und die Spirale sanft vom Innern der Gelenke aus zu gestalten.

Stell Dir vor, Du wärest eine Welle auf dem Meer, die sich fortwährend wieder aufbaut, kommt und geht, ans Ufer schwemmt, ausläuft im Sand und wieder zurück in die Weiten des Ozeans fließt, um sich wieder zu sammeln, Kraft aufzubauen und in einem spiraligen Hin und Her in einem Kreislauf zu erfreuen. Sei diese Welle, die ihren Höhepunkt im Kreisen der Schultergelenke erlebt. Lasse die Welle Dein ganzes Wesen erfassen. Die Krone der Welle bewegt sich durch Deinen ganzen Körper. Knochen für Knochen, Sehne für Sehne, Muskel für Muskel, Faser für Faser, Zelle für Zelle, Atom für Atom und noch tiefer kommt und geht die Welle vorn hinauf, erlebt ihren Höhepunkt im ausgeprägten Kreisen der Schultern und fließt den Rücken hinab und entspannt auf diesem Wege Wirbel für Wirbel bis zu den Füßen etc.

Wie ein Baum vor einem Baum stehen – Zhanzhuanggong

Diese wohl wichtigste Grundübung des Aufbaus der inneren Kraft und der Transformation des Leibes wird in den daoistischen Lehren *Hunyuan Zhang*, das Stehen im Hunyuan, genannt.

Zhanzhuanggong, wie der Oberbegriff der bewegungslosen Übungsformen in China heißt, ist die effektivste und essentiellste Urform des Qigong wie auch des Chan (Zen). Wie auch bei den sitzenden Meditationsstellungen steht man bei den ursprünglichen, stehend ausgeführten Stellungen stundenlang bewegungslos in einer Position und wird eins mit allem und nichts, bis es keine Unterscheidungsmöglichkeiten mehr gibt und die innere Kraft sich manifestieren kann. In der »zivilisierten« Alltagsbewegung kann vieles vorgetäuscht werden, in Bewegungslosigkeit geht es in allen Bereichen nach kurzer Zeit an die Substanz. Innere und äußere Spannungen fangen sich zu sammeln an, und die vielen getrennten Sphären unseres Wesens können beginnen, ein Netz der Einheit zu spinnen. Wir lernen, den psychosomatischen Schmerz zu konzentrieren und zu durchbrechen. Man muß lernen, Schmerzen zu »essen, zu schlucken, zu verdauen und auszuscheiden«. Viele Menschen geben nach einer Minute auf, verschlucken sich und versuchen den Schmerz auszuspucken, da sie denken, sie müßten sterben wegen der ersten kleinen Spannung in den Armen oder Oberschenkeln. So geht das jedoch nicht. Ja, es gibt sogar tatsächlich »Taijiquan-Lehrer« die aufgrund ihrer eigenen Schwäche behaupten, Zhanzhuang sei schädlich und dürfe auf keinen Fall geübt werden. Welcher fatale Irrtum, der auf Ignoranz, Faulheit und »Geschäftstüchtigkeit« zurückzuführen ist! Denn je mehr »künstliche Entspannung« ein »Lehrer« seinen Schülern bietet, desto mehr kann er damit Geld verdienen.

Zhanzhuanggong ist das Bodybuilding und das Mindbuilding des Neijiaquan, das alle anderen Arten von Muskeltraining in den Schatten stellt, da kein Muskeltraining so ganzheitlich sein kann wie diese ursprünglichste, bewegungslose körperliche und geistige Meditation. Kein anderes Training hat nur im geringsten einen gleichwertigen Effekt – und keines verlangt einem so viel an Willen ab. Es handelt sich um das wahre Chan oder Zen von Geist *und* Körper. Und genau da liegt der Schlüssel zur Verschmelzung der inneren Kraft mit der äußeren. Nur innerlich oder nur äußerlich trainiert, wird man nie zu einer wirklichen Entfaltung und zu einem wahrhaften Effekt finden, der wirklich in allen menschlichen Bereichen der Existenz Kraft spendet.

Forschungen haben ergeben, daß die Pulsfrequenz beim Anfänger des Zhanzhuang steigt, so wie etwa beim Jogging, und das Immunsystem sehr schnell in seiner Funktion verbessert wird, indem ein schnelles Ansteigen der vorwiegend weißen Blutkörperchen um ca. 30 % festzustellen ist. Giftstoffe werden sehr schnell verbrannt

站桩功

Wie ein Baum vor einem Baum stehen – Zhanzhuanggong

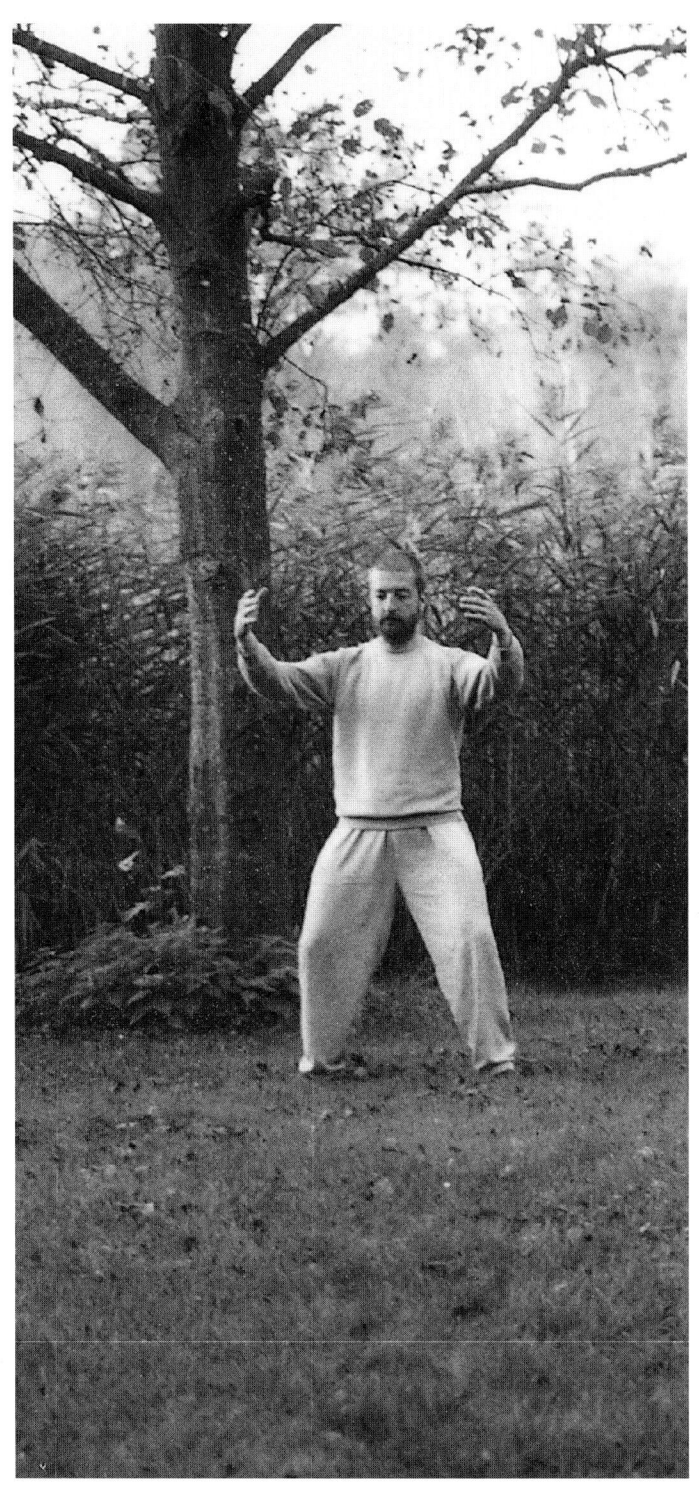

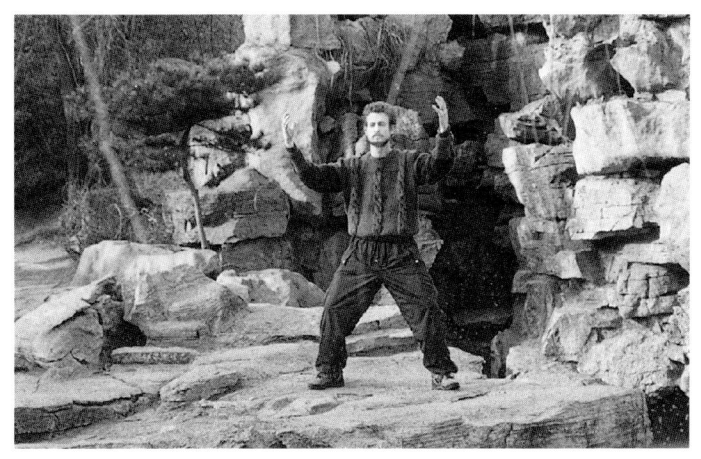

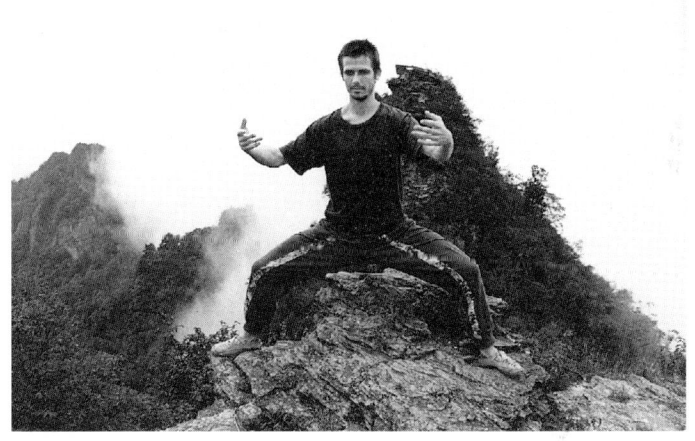

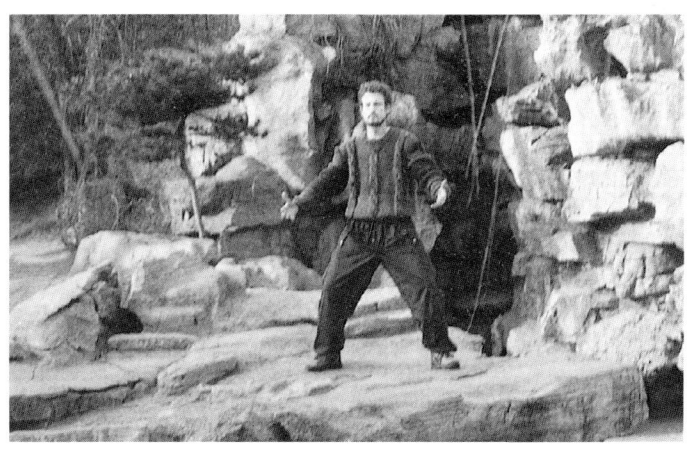

und ausgeschieden. Außerdem stellt sich nach ca. einem Jahr des regelmäßigen Trainings eine Unempfindlichkeit gegen Schläge ein, weswegen Zhanzhuang manchmal auch Eisenhemd-Qigong genannt wird und das effektivste Abhärtungstraining für den Kampfkünstler darstellt. In Verbindung mit anderen geeigneten Qigong-Übungen kann man bei vielen chronischen Erkrankungen eine schnelle Erholung des Immunsystems wie auch des Blutkreislaufes und der Verdauung feststellen. Bei Krankheiten wie Krebs haben wir schon viele gute Erfahrungen machen können. Wenn es in einem fortgeschrittenen Stadium von Krebs gegebenenfalls nicht mehr möglich ist, dem baldigen physischen Tod zu entrinnen, da der Organismus schon zu stark vergiftet ist, kann man auf der Grundlage der Übungen des bewegungslosen Zhanzhuang eine schnelle und wirksame Klärung der Lebensereignisse herbeiführen, was die Angst vor dem Todesmoment eliminiert und einen »fließenden Übergang« in die höhere Welt ermöglicht.

Dies habe ich mit einem meiner Familie befreundeten Mittvierziger, einem eher nüchternen Geschäftsmann erlebt, der nach einem USA-Aufenthalt sehr plötzlich und schnell an Hautkrebs erkrankte. Bis dahin interessierte er sich in keiner Weise für meine Aktivitäten oder für jedwelche Mystik; nachdem er von seinem baldigen Tode erfahren hatte, schickte er jedoch nach mir. Daraufhin besuchte ich ihn täglich und initiierte ihn in die innere Alchimie des Zhanzhuang. Ich sagte ihm, daß er seine »feindliche Invasion« (Krebszellen) wahrscheinlich nicht mehr niederzuschlagen imstande sei, ich ihm jedoch auf jeden Fall empfehlen würde, die Zeit, die ihm bleibe, so gut wie möglich zu nutzen, um den Körper für die Existenz nach dem Tode zu formen. Ich übte täglich mit ihm, und seine Gattin rief mich an und berichtete mir, er stehe schweißgebadet in einer bewegungslosen Stellung, bis er umfalle, um dann im Sitzen weiterzumeditieren, um letztendlich liegend übend einzuschlafen. Nach drei Wochen des täglichen Übens von ca. 10 Stunden rief er seine Familie zu sich, um ihr zu berichten, sie müsse keine Furcht vor dem Tode haben, er habe das Paradies und viele Engel gesehen und sei lediglich noch hier, um sie zu informieren und zu bitten, nicht traurig zu sein, denn dort gehe es ihm gut. Er meinte noch zu seinem Sohn, dieser solle zu mir lernen gehen, und verschied dann mit einem Lächeln auf den Lippen.

Solche seltenen Momente bestätigten mir zutiefst, den richtigen Weg gegangen zu sein. Stehen Sie anfangs in der großen Leere und heben Ihre Arme, als ob Sie einen großen Ball hielten. Richten Sie Ihren Blick geradeaus und fixieren Sie einen Punkt, woran Sie auch Ihren Geist und Ihre Aufmerksamkeit heften. Entspannen Sie Ihre Augenlider und heben Sie Ihre Zunge entspannt an Ihren Gaumen, damit Ihre Lebenskraft frei kreisen kann. Halten Sie Ihre Wirbelsäule gerade und entspannt wie in der großen Leere. Die Atmung gestaltet sich ganz natürlich und ungezwungen.

Versuchen Sie, in einer unvoreingenommenen Haltung in diese Übung zu gehen. Ansonsten werden Sie sich bald mit Ihren Konflikten identifizieren, und Ihr Geist irrt ziellos umher.

Wesentlich bei dieser Meditation ist es, sein geistiges Willens- und Konzentrationspotential, auf chinesisch *Yi* genannt, zu bündeln, um nicht eine verstandesmäßig relativierte Wahrnehmung, die Spannung erzeugt, zu beschwören. Sammeln Sie Ihre Konzentration und Ihren Willen zwischen den Augenbrauen. Nachdem Sie so Ihren Anhaltspunkt geradeaus in einiger Entfernung erfolgreich fixieren können, ohne abzuschweifen, wenden Sie Ihren Blick von außen nach innen. Wenn Sie in Ihrem Innern angekommen sind, lassen Sie Ihr Kraftpotential mental in Ihre Wesensmitte hinter dem Bauchnabel sinken. Den Punkt geradeaus sollte man während des Sinkenlassens jedoch nicht außer acht lassen. Hierbei liegt genau die Schwierigkeit; äußerlich fixieren Sie einen Punkt vor sich und lassen gleichzeitig Ihr Yi sinken – äußeres und inneres Schauen gleichzeitig. Nach einiger Übung geschehen diese Prozesse ganz von selbst, es handelt sich hierbei um Einstiegshilfen, die den Verstand überlisten und damit die Schwelle von Bewußtsein und Unterbewußtsein überwinden helfen.

Wenn man während der Meditation mit der Umgebung verschmilzt und die Einheit aller Dinge erfährt, wird man immer wieder mit äußeren Prozessen wie Geräuschen, Bewegungen und Gerüchen konfrontiert. Diese Einflüsse werden vom Meditierenden innerlich reflektiert. Wenn man nun hauptsächlich mit Autolärm und Fernsehillusionen konfrontiert ist, wird selbstverständlich auch dies psychisch gespiegelt. Die innere Realität eines jeden Menschen ist die Reflexion der Umwelt. Man identifiziert sich mit seiner Arbeit und den Spielregeln, die man aufgedrückt bekommt. Eigentlich sollte es genau umgekehrt sein. Die äußeren Eindrücke, denen man ausgeliefert ist, sind rein äußerlich. Der Meditierende klärt seinen inneren Spiegel, um aus eigenem Willen bewußt zu sehen. Wenn man sich seinen Geschmack über die Werbung in sein Gehirn einpflanzen läßt, sieht man nicht das, was wirklich geschieht, sondern nur einen Abklatsch davon – eine Scheinehe. Die Meditierende wäscht sich innerlich und äußerlich frei von künstlichen Gedanken. Die innere psychische Hygiene ist genauso wichtig, wenn nicht wichtiger als die körperliche. Wie innen, so auch außen. Wie unten, so auch oben.

Die Meditation des Dao führt zur Natur. Die Meditation der Natur läßt einen jeden erdenklichen Fleck in unserem Gehirn, den Zehen und dem ganzen Wunder Mensch erkunden. Ein schmerzender Muskel ist nur so lange ein schmerzender Muskel, solange man sich damit identifiziert und sich vom Schmerz leiten läßt. Während der Meditation wird Schmerz aufgelöst, mental wie physisch. Um den Schmerz jedoch aufzulösen, muß man ihn loslassen. Die Konzentration während der

Meditation hilft einem anfangs, sich nicht mit den Äußerlichkeiten zu identifizieren, sondern sich, aus der inneren ureigenen Kraft schöpfend, zu entfalten.

Praktizieren Sie den Hunyuan-Stand mindestens zehn Minuten. Sie können auch eine Pause machen und noch einmal zehn Minuten stehen. Am besten stehen Sie, wenn Sie morgens sowieso aufstehen, ein Weilchen und steigern die Meditationsdauer, so lange Sie wollen. Je länger Sie stehen, um so größer ist die Wirkung. Allerdings ist es auch hier sinnvoller, regelmäßig für kürzere Zeit zu stehen, als einmal die Woche fünf Stunden, obwohl fünf Stunden auf einmal auch nicht zu verachten wären. Aber übertreiben wir es nicht. Je nach Konstitution sollten Sie variieren. Zehn Minuten täglich zusammen mit anderen Übungen praktiziert, vervielfacht Ihr Kraftpotential schon nach kurzer Zeit. Übende, die Kampfkunst betreiben, sollten mindestens eine halbe Stunde täglich üben, auch hier gilt: nicht die Menge macht's, sondern die Intention. Schon nach kurzer Zeit entwickelt der Kampfkünstler eine neue Welt der Wahrnehmung, des Explosivpotentials und der Entspanntheit des Wesens – im Kampf wie im Leben. Hier fängt eine Welt an, die grenzenlos ist und alles durchdringt.

Die Spannungen, die auftreten können, und sie treten anfangs in der Regel beim bewegungslosen Stehen meistens auf, können Sie mit leichten Gegenbewegungen lösen. Oder Sie halten sich wirklich absolut still, und eines der kraftvollsten Phänomene tritt auf: die Vibration.

Wenn Sie sich entschließen, regelmäßig zu üben, werden früher oder später mit Sicherheit Vibrationen im Körper Einzug halten. Diese Vibrationen werden ausgelöst durch viele leichte Fehlstellungen und Blockierungen der Körpergelenke und der Wirbelsäule. Wenn Sie nun länger stehen, entsteht wie bereits erwähnt eine natürliche Kommunikation des Organismus; dieser Informationsfluß, nicht zuletzt auch der Nervensysteme, fängt an, rhythmisch in eine Vibration einzustimmen. Die Frequenz der Vibration kann von einem langsamen Schütteln bis zu einem hochfrequenten »Feuerritt« variieren. Lassen Sie sich auf diese Vibration als eine wohltuende und heilsame Schüttelmassage ein. Tatsächlich ist dieses natürliche Vibrieren, das sich im Prinzip in jedem Körperteil zeigen kann, sich aber zuerst im Skelett einstellt, eine der wirksamsten daoistischen Transformationstechniken. Nehmen Sie einen Schüttelbecher; wie bringen Sie das Pulver in die Milch, durch Schütteln oder durch Rühren? Haben Sie einmal versucht, ihren Tee oder Kaffee im Zickzack zu rühren? Geht nicht, nur wenn man im Kreis rührt, kann sich das Wasser aufladen, können die Pole im Wasser in eine harmonische Spirale finden. Genau dasselbe wie in der Tasse oder für den Schüttelbecher gilt auch für den Menschen.

Durch das bewegungslose Stehen werden wir mit der Zeit immer runder, und unser Wesen kann immer transparenter und kraftvoller werden. Dieser alte Schatz der Weisen bewahrt das Geheimnis, Raum nicht nur aufzunehmen oder Raum zu bilden, nein – Raum zu werden und die Zeit zu überwinden.

Werde Berg, fühle Berg, atme Berg, seine Mineralien, sein jahrtausendealtes Wasser, seine Kristalle, sei Berg ohne Bewegung, ohne menschliche Bewegung, vergiß Dich, schlüpfe in den Berg, tauche ein in den Berg, schöpfe die Quelle der Weisheit des Berges, sieh, was der Berg seit Jahrmillionen gesehen hat, fühle ein Äon in einem Moment, erlebe in einem Moment eine Ewigkeit, erlebe die Zeitlosigkeit, schalte jede bewußte menschliche verstandesmäßige und schematische Aktivität ab, vergiß Deinen Schmerz, konzentriere Dich, bis Du den Schmerz durchlebt hast, hinter Dir gelassen hast, die Zeit des Schmerzes ist vorbei, wenn Du dich dazu entscheidest und nun konzentrierst. Konzentriere Dich auf den einen Punkt. Zwinge Dich anfangs dazu. Zwinge Dich zur inneren Konzentration, so lange, bis Du Deine Existenz als Mensch vergessen und durchbrochen hast, bis du Deine Existenz als Natur wahrnimmst. Du bist mit allem – mit allem verschmolzen und siehst das Nichts, siehst die Leere und die Fülle, fühlst Dich aber nicht betroffen, sondern Du erlebst es, zuerst mußt Du sterben, Dein Schmerz muß sterben, Dein Schmerz der persönlichen Betroffenheit. Du wirst Wasser, Du wirst Sonne, Du wirst Mond, Du wirst Wurzel und Du wirst Insekt, Du wirst verwesen, Du wirst kriechen, fliegen, fließen, Du wirst modern, wie ein Brillant leuchten, und Du wirst nichts und alles, und Du wirst, was Du willst.

Das Stehen von Feuer und Wasser

Die Wassermeditation »Tazuo« geht als Meditation auf Laozi zurück. Hier beschreiben wir sie, wie sie im Neijiaquan – der inneren Kampfkunst – stehend ausgeführt wird. Sie stehen wie abgebildet in einer etwas breiteren Grundhaltung. Dann halten Sie wie bei der Übung »Die Kugel rollen« die Hände mit den Handflächen zum Boden gerichtet, oberhalb Ihrer Hüften. Nun stehen Sie völlig entspannt da, am besten vor stehendem oder fließendem Wasser (nicht den Wasserhahn meine ich), oder stellen sich einen Fluß, See oder das Meer vor. Heften Sie Ihr »Yi« auf einen Punkt geradeaus und versenken Sie sich. Spreizen Sie leicht Ihre Finger auseinander und stellen Sie sich vor, das Wasser würde bei den Zehen und den Fingern ins Körperinnere eintreten. Lassen Sie das Wasser all Ihre festgefahrenen Elemente in Ihrem Wesen aus Ihrem Körper schwemmen, synchronisieren Sie sich mit dem Wasser und werden Sie dabei transparent und durchlässig. Atmen Sie spontan. Lassen Sie sich treiben von den Strömen, die Sie umgeben, während Sie gut verwurzelt stehen.

Wir bestehen hauptsächlich aus Wasser. Das Wasser ist das Bindeglied zwischen Himmel und Erde. Es ist in seiner Eigenschaft als fließendes Element Yin, weich, und durch seine jahrtausendelange passive Wirkung in seinen verschiedenen Wandlungsphasen von Eis, Dampf, Nebel und Wolken in Vernetzung mit anderen Elementen trotzdem eines der kraftvollsten Elemente. Wasser brauchen wir genauso wie die Luft und die Sonne. Jedes Element ist existentiell und verknüpft mit den anderen Elementen. Wenn das Wasser durch die Feuereinwirkung verdampft, die Elemente verschmelzen, ist das ein wichtiger alchimistischer Prozeß, auch innerhalb unseres Körpers.

Durch die Wasserübung kann man das Wasser und das Feuer sich vermählen lassen, worauf unser Blut mit dem Lebensfeuer aufgeladen wird.

Nach eingehender Praxis von Zhanzhuanggong vereint man sich mit der Natur und den Elementen. Die Wassermeditation bringt uns in den pränatalen Zustand. Je mehr man sich überwindet, durch seinen Lebensschmerz hindurchzugehen, um so herrlicher ist die befreiende Vereinigung mit Mutter Erde und Vater Himmel. Das Wasser vermag alles Harte und Statische zu durchdringen und aufzulösen in seinem immerwährenden Fluß. Durch das Element Wasser können wir den Weg der Evolution zurückgehen. Im Bauch der Mutter bildet sich unser Körper im Fruchtwasser. Dort bilden wir uns – Zelle für Zelle, Glied für Glied, Herzschlag für Herzschlag. In der Wassermeditation können wir mit aufrichtiger und intensiver Praxis in den Zustand des reinen Menschen, des Embryos, nichts wissend und gleichzeitig alles wissend, gelangen. Die Gebärmutter bilden wir in uns und um uns. In uns, wenn wir uns zentrieren, und um uns, wenn wir uns ausdehnen. Um in diesen Zustand zu

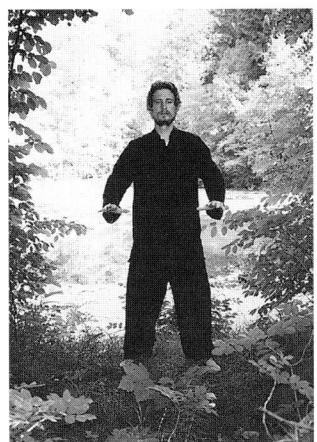
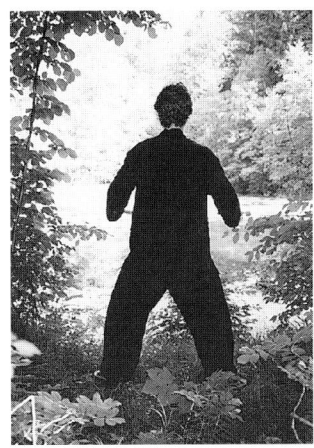

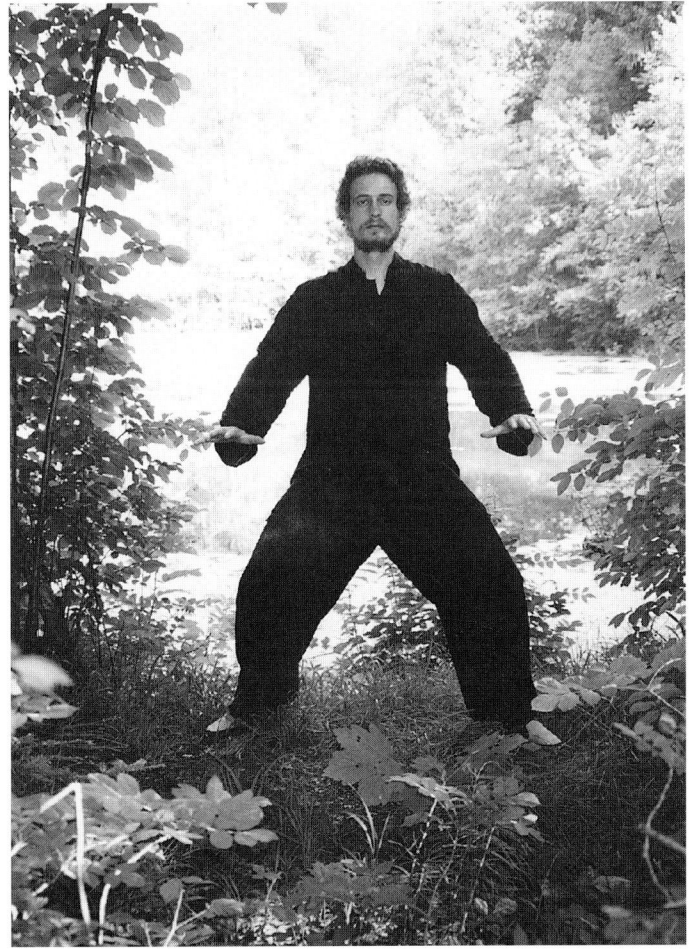

gelangen, müssen wir den Zeitbegriff in der Meditation überbrücken, vergessen. Nicht der Intellekt oder das Wissen können uns dorthin führen, sondern die Naivität des Kindes und das Nichtwissen, das selbstvergessen und spontan tut, ohne zu denken.

Die stehend ausgeführten Übungen des Zhanzhunanggong werden häufig als Feuermeditation und die sitzenden daoistischen Meditationen als Wassermeditation bezeichnet. Bei dieser Übung werden diese beiden Elemente verschmolzen, auf daß das Wasser durch das Feuer geläutert werde, um letztendlich zu verdampfen und aufzusteigen.

Das Stehen der Drei Wunder

Das Stehen der drei Wunder ist ebenfalls eine bewegungslose Meditationsstellung, die die Basisstellung der Boxkunst der Fünf Elemente ist. Aus dieser Stellung entspringen alle Aktionen von Körper, Geist (Konzentration) und Seele (unvergängliche Quintessenz des Wesens). In diesem Zustand von Leere (regungslos stehen auf allen Ebenen) zu einheitlicher Aktion gelangen ist der Brennpunkt der drei Wunder im Xingyiquan (Boxkunst von Körper; Xing und Geist – oder Yi; Konzentrationspotential).

Die drei Wunder sind:

1. *Jing = Sperma – essentielle Körpersäfte*
2. *Qi = Lebenskraft*
3. *Shen = unvergängliche Quintessenz des Wesens/Seele.*

Dies meint, daß es im Stehen der drei Wunder um die Transformation und die Reinigung des Knochenmarkes geht – der Körpersäfte wie vor allem des Spermas, das man nicht nach außen, sondern nach innen konzentrieren soll, auch wenn es physisch ausfließt. Die dem Sperma innewohnende Kraft soll nicht verschleudert und somit die individuelle Lebenskraft enorm verringert werden. Die Kraft soll vielmehr bewußt während des Aktes katalysiert werden, worauf das Sperma die anderen Körpersäfte der Ebene des Qi, des Atems und des Geistes (Herzens) befruchten kann. Das verdichtete Qi wiederum befruchtet und nährt die individuelle Quintessenz des Wesens (Shen).

Diese drei Ebenen

der Erde (Sperma; Jing, Yin),
des Menschen (Lebensatem und Lebenskraft; Qi) und
des Himmels oder Kosmos (individuelle Quintessenz des Wesens; Shen und Yang)

in der Wesensmitte, die Yin und Yang vereint, in Einklang zu bringen, um in der freien menschlichen Ebene zwischen Himmel und Erde erfolgreich zu wirken und in das Dao, die Leere zu gelangen, ist der Weg dieser Übung.

三體樁

Das Stehen der Drei Wunder

Stehen Sie wie abgebildet mit sechzig Prozent Gewichtsverlagerung auf das hintere Bein und vierzig Prozent auf das vordere. Zwischen den Füßen ist ein Abstand von anderthalb bis drei Fußlängen. Die Hüfte und dementsprechend der Oberkörper und Kopf sind in Richtung des vorderen Fußes gebracht, und die Hand bildet eine Linie mit Nase, vorderem Fuß und dem Yi, während besonders im Stehen der drei Wunder (chinesisch Santizhuang) auf die Wesensmitte hinter dem Bauchnabel geachtet wird.

Diese Übung ist eine der wesentlichsten Grundmeditationshaltungen in der inneren Kampfkunst. In der vierten Stufe der Umwandlung von Sperma, gelangt man in die angestrebte Leere des freien Geistes.

Die Regel heißt: Sperma zu Knochenmark zu Atem und Energie zu Vitalität zu reiner Seele zur Leere im Sinne der Freiheit des Wesens.

Oh Du mein goldner Saft nun sammle Dich in meinem Gefäße der Mitte und fließe dann über in die Knochen und Sehnen und werde zur Kraft, zu der schieren Kraft die sich erhebt zu dem Herzen und von dort aus zur Seele. Oh Du Saft so oft ignoriert in Deiner Kraft und zeugest immerwährend das Wunder des Lebens oh Du Saft Dir sei gedankt für die Kraft die auch geformt ins Element in der Kunst der Faust und der Magie nun fließe über und nähre die Knochen und Sehnen und Herzen der Menschen auf daß sie begreifen Dich zu schätzen und ehren und vermehren nicht nur zum Kinde ...

Der Flug des Kranichs

Der Kranich ist im Daoismus wie auch der Schmetterling ein wichtiges Symbol der Befreiung vom Herumkriechen auf der Erde.

Der Kranich, der weiße Kranich, ist das heilbringende und transformierende Element zwischen Himmel und Erde. Alten Sagen und Ritualen zufolge ist der weiße Kranich ein himmlisches Wesen, das als weißer Kranich auf die Erde kommt, um als junges androgynes Wesen mit außerordentlicher Schönheit das Leiden und die Not der irdischen Kreaturen zu lindern.

Diese Sagen symbolisieren aber vielmehr eine geheime Transformationsschulung, die es erlaubt, in den verschiedenen Ebenen des Kosmos und der Welt zu wirken.

Der weiße Kranich ist in seiner ursprünglichen Bedeutung eine Art Gefährt für das außerkörperliche Wirken in den höherfrequenten Daseinsebenen. Der weiße Kranich ist das Wesen, das uns in andere Welten trägt, ähnlich wie in den alteuropäischen Heidenreligionen das Einhorn, um für Mitgefühl und Erlösung zu kämpfen. Man sieht einmal mehr sehr interessante Übereinstimmungen in den alten Naturreligionen der Menschheit.

Wie zu unzähligen Naturerscheinungen in der daoistischen und schamanistischen Wissenschaft Übungsformen von den Hütern der Naturgeheimnisse, den Priestern, entwickelt wurden, gibt es im Daoismus verschiedene Formen der therapeutischen, der kämpferischen wie auch der magischen Art, die auf den weißen Kranich bezogen sind. Im Schattenboxen existieren noch viele interne und externe Anwendungen des weißen Kranichs.

Im folgenden führe ich Sie in eine Grundhaltung des weißen Kranichs ein, die es Ihnen ermöglicht, alle Ebenen des Wesens mit einzubeziehen. In der bewegungslosen Grundstellung des weißen Kranichs kommen wir erstmals in die Ebene des Stehens auf einem Bein. Zuerst jedoch verlagern wir wie abgebildet das Gewicht auf unser Standbein, während der andere Fuß daneben auf dem Fußballen abgesetzt ist. Wie immer bündeln wir den Geist, um ihn danach in die Wesensmitte sinken zu lassen. Sie werden mit einer neuen Situation konfrontiert, da Sie mit einem Bein schon halb in der Luft sind. Bevor man jedoch »abfliegen« kann, soll man zuerst ein gutes Standbein und ein überaus sensibilisiertes Gleichgewicht entwickeln, da man sich ansonsten nicht subtil und der Kräftekonstellation entsprechend bewegen und entfalten kann. Nachdem Sie in der beschriebenen vorbereitenden Grundstellung schon Routine erreicht haben, heben Sie Ihr Bein in die Luft wie auf dem Foto. Wenn Sie nach längerer Dauer der Übung ein Zittern in Beinen und Wirbelsäule verspüren, ist das sehr gut, und wenn Sie es nicht mehr länger aushalten, bleiben Sie noch ein Momentchen stehen und noch ein Momentchen, bis es heiß wird und sich die

白鶴開門

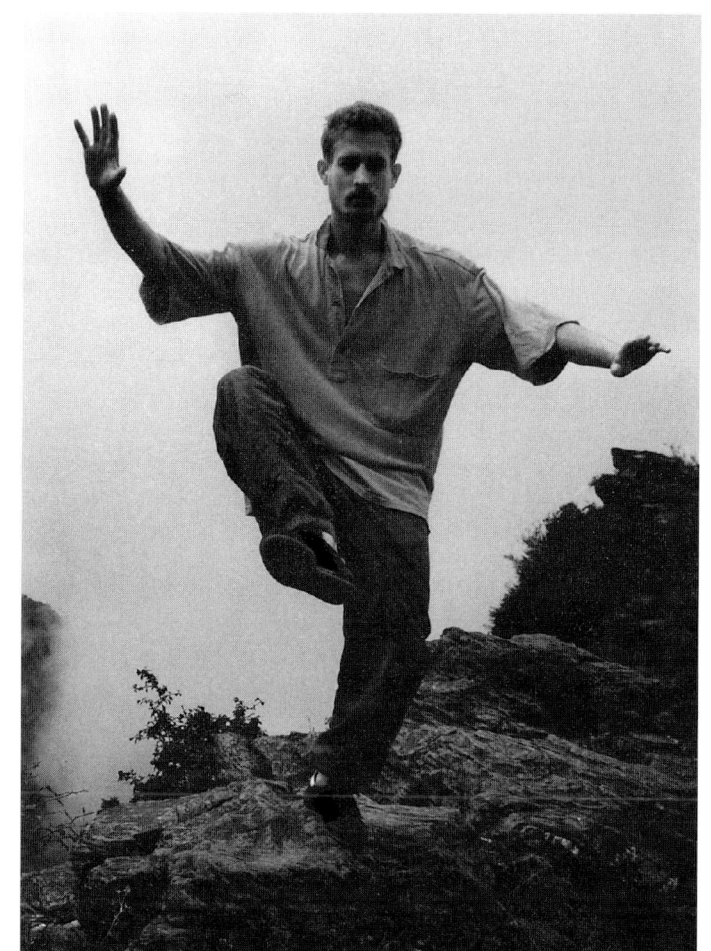

Der Flug des Kranichs

Erdkraft zu Feuer resp. Hitze, also Yang entwickelt und in das ganze Wesen strömt. Wechseln Sie aufs andere Bein, bevor Sie umfallen.

Diese Übung ist nur nach einer längeren Praxis der in diesem Werke beschriebenen Techniken und in einer guten Verfassung zu empfehlen. Kreislauf und Herz des Übenden sollen bei dieser Übungsform stabil sein.

Wenn man den weißen Kranich erfolgreich anwenden will, muß man die Schmerzgrenze der Beinmuskeln überwinden, ansonsten wird sich die Erdkraft und somit auch der Organismus nicht transformieren und reinigen können, um in eine höhere Vibration zu gelangen. Meditationstechniken im Stehen auf einem Beine sind die höhere Stufe der regungslos ausgeführten Techniken und sind höchst wirksam. Körper, Gedanken und Verstand werden gereinigt, und das innere und das äußere Gleichgewicht werden eins.

Dies ist auch für den Kampfkünstler unumgänglich, um erfolgreich zu kämpfen. Erfolgreich zu kämpfen heißt für mich, in jeder Situation spontan ausgleichend zu wirken und jeder Aktion eine ausgleichende Reaktion zu erwirken.

Baihe kaimen – oh Kranich Du Weißer nun öffne die Tore der neun Welten und lasse mich fliegen auf Deinem Rücken auf daß wir gemeinsam kämpfen im Kosmos für die Essenzen der Dinge und gegen die Dämonen der Meute – Baihe – ich trage Deinen Namen im Bewußtsein der Ehre mir erwiesen nun öffne die Tore und gewähre die Freiheit der Entscheidung.

7. Das Kreisenlassen der kosmischen Urkraft

Die Kugel rollen

Stellen Sie sich in einen breiteren Stand, in die sogenannte Reiterstellung. Drehen Sie Ihre Hüfte und auch Ihren Oberkörper entspannt in Richtung des linken Beines und leiten Sie Ihr ganzes Körpergewicht in den Boden, in Ihre »Baumwurzeln«. Stehen Sie in dieser Stellung ganz entspannt in Ihren Oberschenkelmuskeln, um eine drehende Bewegung aus den Hüften in den ganzen Körper zu erreichen. Ihr Oberkörper sollte dabei völlig entspannt und aufrecht mit der Achse der Wirbelsäule (silberner Faden) in einer ausgewogenen und geschwungenen Linie ohne Knick in der Taille (Hohlkreuz, Bandscheibenschäden, Beziehungsschwäche) und somit gleichermaßen auch des Nackens (zusammengedrückte Lungen – kleines Atmungsvolumen und Verlust von Lebenskraft, Dysfunktion der Poren – Erkältungsanfälligkeit – erleichterte Disharmonie des Herzens und der Emotionen, Nackenstarre, Migräne, Depressionen, Artikulationsschwierigkeiten und über die Anfälligkeit der Haut eine disharmonische Schwingungsresorption im Gefühls- und Qi-Bereich, Blutdruckstörungen, Temperaturungleichgewichte etc.) in eine gut verankerte Position gelangen.

Heben Sie Ihre Hände mit den Handflächen zum Boden gewandt vor Ihren Bauch wie auf den Bildern. Wie gesagt sollte in den Armen, Schultern und dem gesamten Körper eine einheitliche Spannung, oder besser Entspannung, herrschen. Visualisieren Sie vor sich einen Ball, den Sie mit den Händen gegen die Erde halten. Bringen Sie den Ball aus Ihrer Wesensmitte gesteuert in eine subtile Drehbewegung, die Ihren Ansatz in den Füßen und Hüften hat. Nicht der Kopf oder die Arme dirigieren die Bewegung, sondern wie immer Ihre Wesensmitte hinter Ihrem Bauchnabel.

Die Kugel und somit auch Sie geraten mit der Zeit in eine eigendynamische Kreisbewegung. In der Kugel sammelt und vermischt sich die Naturkraft mit Ihrer individuellen vorgeburtlichen Kraft, die wir mit unserem Unterbauch in Verbindung setzen. Lassen Sie die sich befruchtende Kraft sich ausdehnen von Ihrem Ball aus und konzentrieren Sie diese wieder in die ursprüngliche Größe, bevor Sie sich in die andere Richtung bewegen.

Auch hier ist es das Ziel, in einen größtmöglich spontanen Ausdruck der Übung zu gelangen. Der wesentliche Effekt dieser Übung ist es, in die wellenförmige, in sich kehrende und sich ausdehnende Drehung der Hüftgelenke zu gelangen, die das ganze Becken von innen heraus massiert und sich auf die gesamte Wirbelsäule und

滚動球

Die Kugel rollen

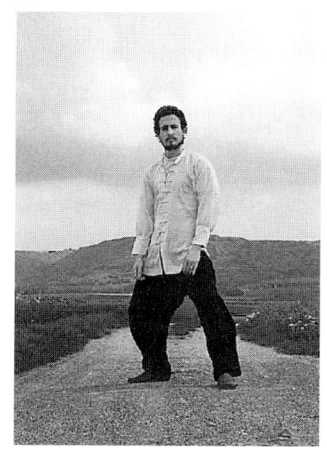

1

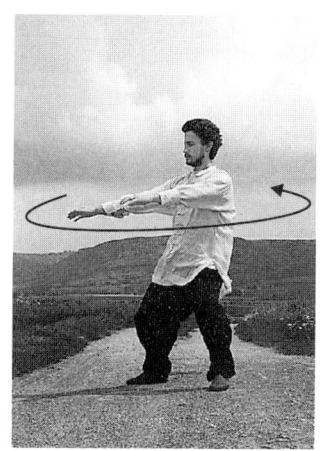

4

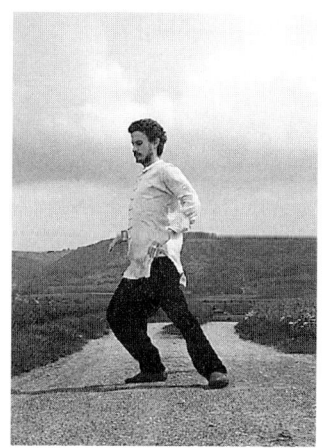

2

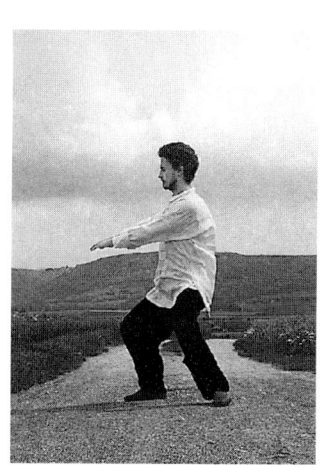

3

den Unterkörper ausdehnt. Im Hunyuan Qigong können sich Hüftgelenksstörungen und Störungen des Bewegungsapparates und des Nervensystems in kurzer Zeit lösen, diese Erfahrung hat sich über Jahre bei zum Teil klinischen Fällen von Hüftgelenksarthrose oder Gicht bewährt. Viele Fälle aus meinem Wirkungsbereich zeugen davon.

Nun drehe die Kugel der Kraft und nimm den Masten als Achse der Drehung und drehe im Kreise die Kugel auf dem Boden und größer und größer sie sich dreht und sich sammelt die Kraft der Umgebung und vermischt mit dem Funken des Willens der Natur und sie dreht ihre Kreise und dreht und sie dreht und wird dichter und dichter und dichter und dichter bis umgerührt wie Teig erscheint die Umgebung und eins ist geworden drei ...

Die Ewige Acht

Bei der ewigen Acht handelt es sich um eine der essentiellen Taijiquan-Übungen. Die Acht stellt in ihrer Zahl die Spiralbewegung schlechthin dar. Viele daoistische Gesundheits- und Transformationstechniken haben die Acht als Vorbild. Die gesamte daoistische Kampfkunst, Philosophie und Magie hat die Acht als zentralen Faktor, obwohl die alte chinesische Acht nicht wie die westlich geschriebene Zahl aussieht, man also nicht so leicht auf die Vermutung der sich in den Schwanz beißenden Schlange als Symbol für endlose Wandlung und Jugend kommt.

Tatsächlich beruht das Yijing ja auch auf den acht Richtungen. Es existieren viele Möglichkeiten, die Acht zu praktizieren. Wir wählen hier den rundesten Weg. Die ewige Acht bringt sämtliche Schwingungsebenen in ein reinigendes und harmonisierendes Kontinuum. Sie wirkt auf alle Bereiche gleichermaßen und ist spezialisiert auf die Synchronisation von Zeit und Raum, von den Gehirnhälften, oben und unten, links und rechts.

Die Acht oh die Acht oh die Acht welche Macht sie hat und alles verschlingt in ihrem Soge der Ewigkeit und sie rotiert und rotiert und rotiert und rotiert und ich wußte nicht wohin mit dem Arme und Bein denn die Gedanken und Wünsche noch drinnen und die Acht sie öffnet und schließt ununterbrochen und läutert die Zeit und den Raum und wenn Du Dich öffnest die Augen der Acht und die Finger der Acht und die Zehen der Acht dann wirst Du vergessen was Dich beschäftigt hatte bevor Du im Soge des Kosmos und immerfort die Acht und die Acht und die Acht und sei Dir gewiß daß die Acht immer weiß Rat und nie Dich belüget denn sie ist frei von dem Raume und der Zeit und den Dingen ...

無窮永生

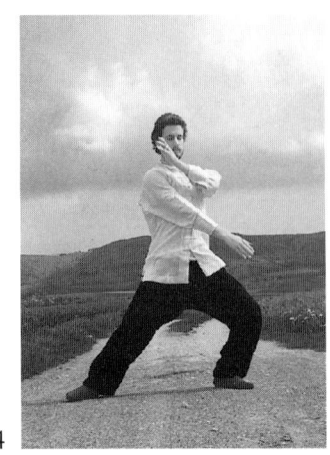

1

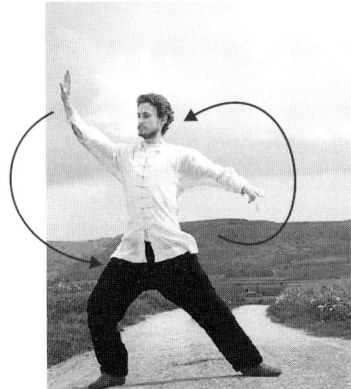

2

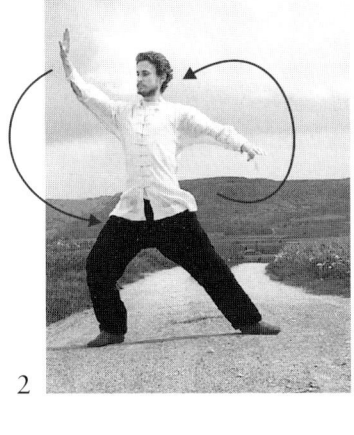

3

4

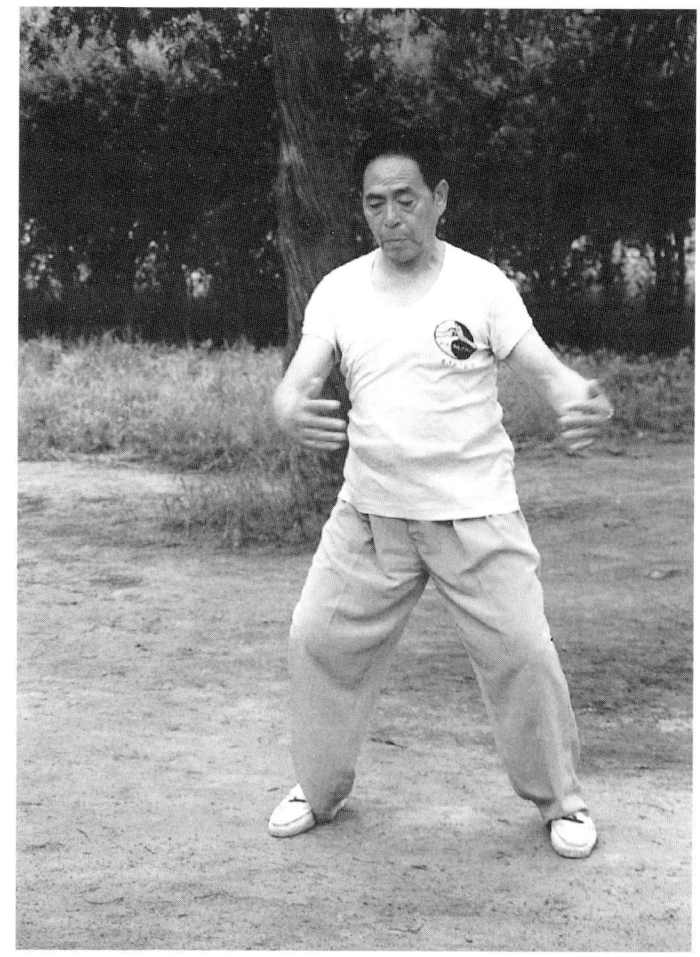

1

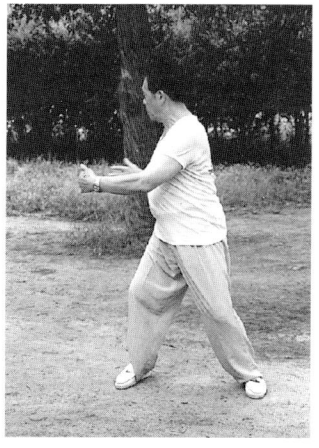

3

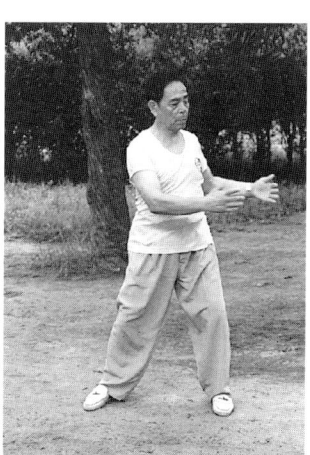

6

Den Mond um den Äquator kreisen lassen

Stehen Sie in der Grundstellung gut verankert im Boden mit entspanntem Oberkörper. Formen Sie wie bei der Übung »Wie ein Baum vor einem Baum stehen« die Hände vor Ihrer Wesensmitte. Jetzt bilden Sie mit Ihren Armen wiederum ein Gefäß, wo sich Ihre vorgeburtliche und individuelle Lebenskraft mit dem Nektar der Natur in Ihrem Gefäß vermischt, befruchtet und verdichtet. Heften Sie Ihr geistiges Kraft- und Konzentrationspotential (Yi) von der Stelle zwischen den Augenbrauen (inneres Auge) aus auf einen Punkt geradeaus vor Ihnen. Alsdann drehen wir von der Wesensmitte und den Hüften aus den Ball langsam nach hinten, während Ihr Yi sich wie ein oberer Kreis auf Stirnhöhe mitdreht – alles dreht sich dynamisch und »naiv« von der Wesensmitte aus. Wenn Sie hinten mit Ihrem Ball angekommen sind, ohne Ihren Oberkörper absonderlich zu verdrehen, sondern völlig unbeschwert, gleiten Sie übergangslos auf die andere Seite ohne Unterlaß und so weiter.

Auch diese Übung wirkt massierend und entspannend auf sämtliche Wesensbereiche. Wenn Sie genug geübt haben (neunmal Kreisen in beiden Richtungen oder auch länger), sammeln Sie sich wieder in Ihrer ursprünglichen Position in der Grundstellung und schließen die Übung ab, indem Sie Ihre Hände auf den Bauchnabel legen und sich zentrieren oder indem Sie, wie bei allen Übungen zum Schluß möglich, mit einer dreimaligen inneren Dusche die Übung wieder in der Erde enden lassen.

Schaue nach vorne und halte den Ball in die Höhe des Bauchnabels, Solarplexus oder der Brust und verweile und schaue aufrecht und schön, und dann drehe ganz langsam Deinen Mond und Dein Wesen nach hinten zur Seite ganz ruhig und sanft und schaue nach hinten, die Füße aber vorne, und sinke zurück in die Mitte des Wesens und schaue nach vorne, um weiterzufließen zur anderen Seite, und behutsam und sanft gleite von Seite zu Seite und bleibe ganz aufrecht. So stelle Dir vor, Dein Mond würde um Deinen Äquator kreisen.

Der Nieren-Blasen-Zyklus

Der Nieren-Blasen-Zyklus ist sehr wesentlich zum Ausgleich des irdisch-sexuellen Bereiches der Beine und des Abdomens. So können sexuelle, verdaulich-stoffwechsel-bedingte Störungen wie auch verschiedenste Beschwerden der Beine erfolgreich mit dieser einfach auszuführenden, dabei aber höchst wirksamen Übung behoben werden.

Die Nieren und die Blase bilden ein Gespann, wie nach daoistischer Auffassung immer ein Yin- und ein Yang-Organ direkt korrespondieren. Die Nieren als Speicher der Essenzen der Sexualität wie des Wachstums, als Katalysator und Regulator aller aufsteigenden Erdkräfte und gleichzeitig der sinkenden Säfte sind die Trafostation, die Blase ist als Yang-Organ dann behilflich, diese Prozesse auszuführen. Wenn diese zwei Organe in energetischer Resonanz zueinander stehen, was normalerweise beim Laien nie der Fall ist, ist ein wichtiger Grundstein für das innere Gleichgewicht des Organismus gesetzt. Diese Harmonie des Yin-Teiles unseres Körpers, dem der Erde zugewandten Unterkörper bis Bauchnabel, ist nach der Übung des Nieren-Blasen-Zyklus sofort sehr angenehm spürbar, man fühlt sich leicht, als bestünde man aus Seide.

Man steht schulterbreit in der Grundhaltung und fokussiert das Zinnoberfeld hinter dem Bauchnabel. Beim entspannten Ausatmen geht man vom Zinnoberfeld aus mit der Aufmerksamkeit und den Händen zur Hüfte, streift ohne Körperkontakt fließend an der Außenseite der Beine entlang bis zum Fußrücken hinunter, zieht gedanklich eine Schlaufe unter dem Fuß durch, aktiviert dann bei der sprudelnden Quelle, dem ersten essentiellen Nierenpunkt, die Erdenergie, zieht beim entspann-ten Einatmen an der Innenseite der Schenkel langsam hoch bis zum Geschlecht, katalysiert den Kreislauf, den man nun vollzogen hat, durch das Geschlecht und das Erdtor hinauf ins Zinnoberfeld, hält dort kurz den Atem an, um die Energie im Speicherball zu verankern, und geht beim anderen Bein zur Hüfte, an der Außenseite hinunter, innen wieder hinauf etc.

Wichtig ist das jeweilige Speichern und Verankern des Kreislaufes des Beines im Zinnoberfeld, der Wesensmitte. Auch hier vollzieht man eine Acht, ein Turnus dieser Übung ist vollendet, wenn beide Beine umkreist sind.

Dauer: mindestens vierzigmal nacheinander, besser hundertmal.

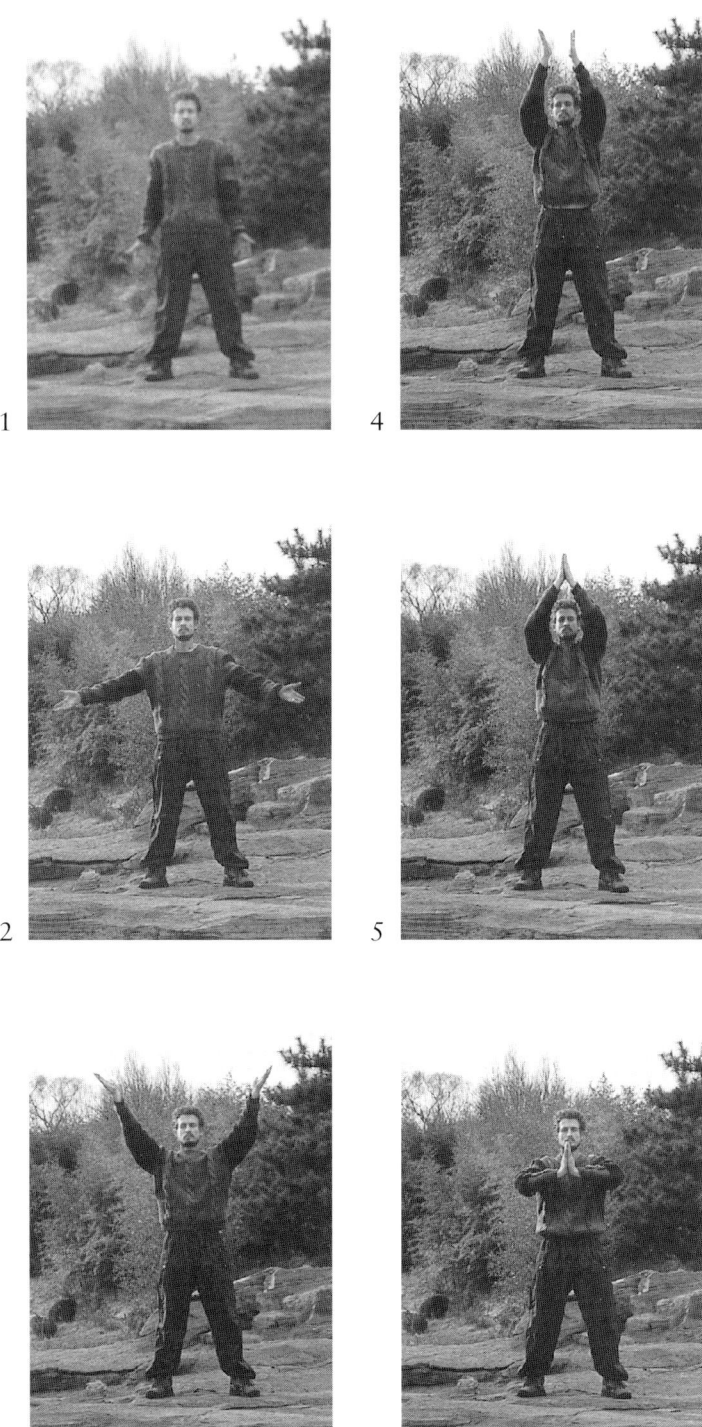

1

2

3

4

5

6

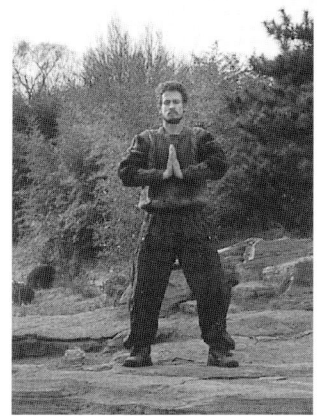

7

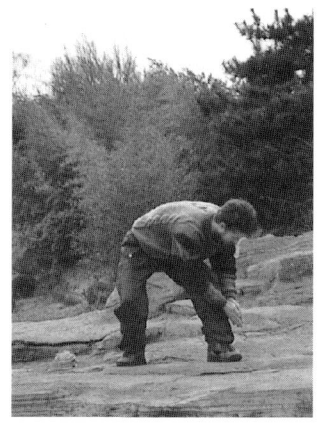

10

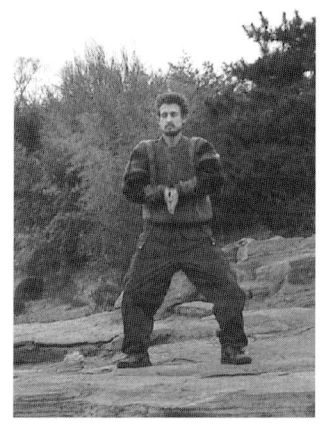

8

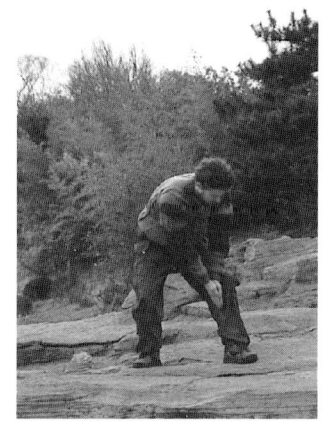

11

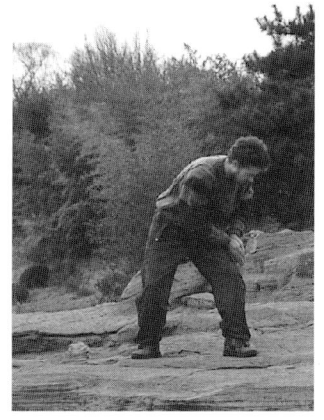

9

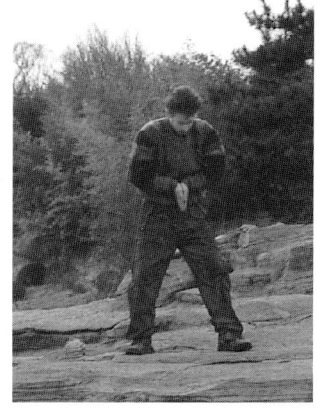

12

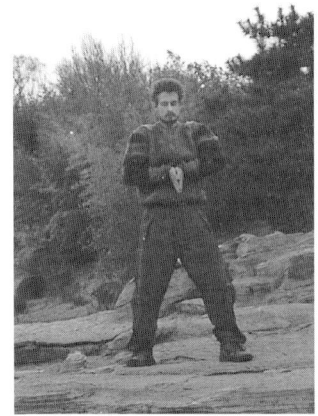

13

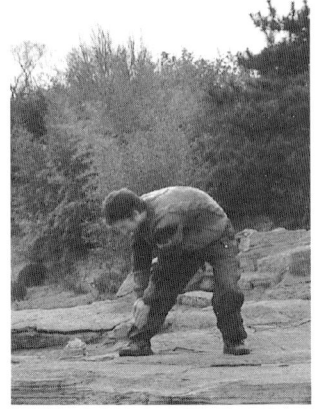

16

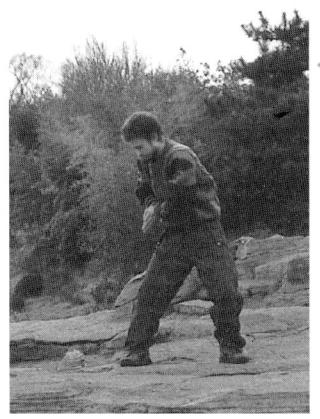

14

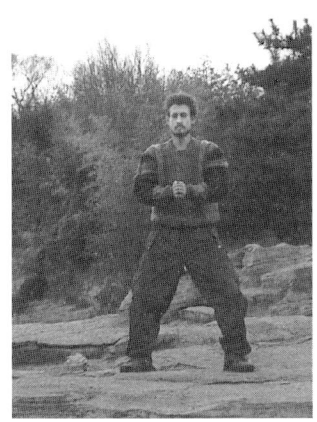

17

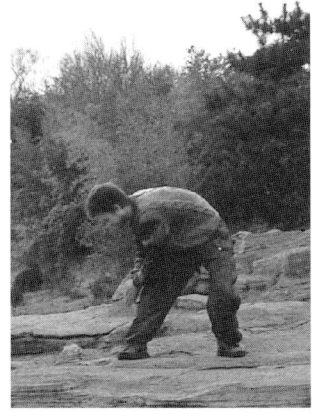

15

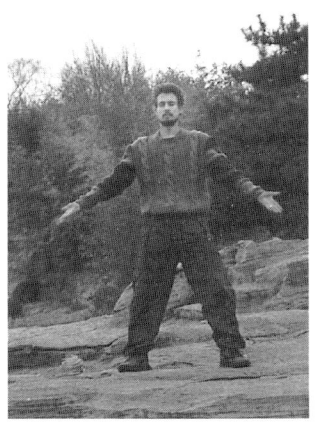

18

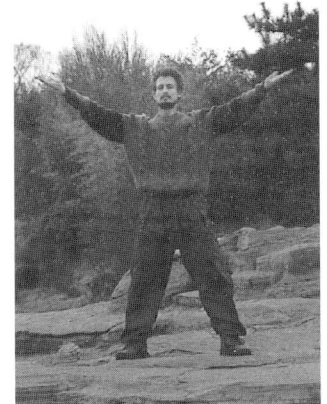

19

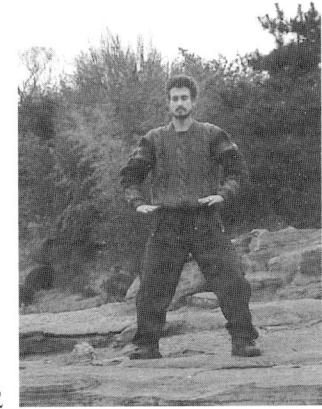

22

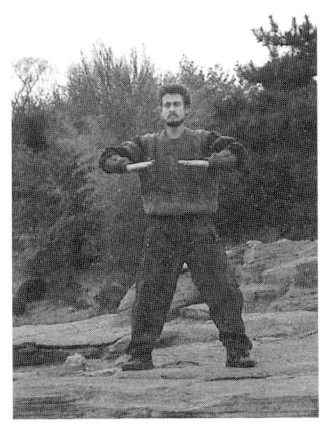

20

21

Der Springbrunnen des Urquells

Stellen Sie sich in die große Leere und stellen Sie sich vor, zwischen Ihren Beinen quelle ein energetischer Springbrunnen aus dem Boden. Wir kanalisieren ihn mit den Händen und gewähren ihm beim Erdtor (Huiyin) zwischen Geschlechtsteil und After Eintritt, lassen den Springbrunnen im Mittelkanal in der Mitte des Körpers gerade herausströmen, aus dem Himmelstor hinaus und auf allen Seiten gleichmäßig hinunter, um so in einen Kreislauf zu fließen. Der Körper unterstützt die Bewegung wie abgebildet.

Dies ist der Yang-Kreislauf, da sich irdisches Yin, als anfangs unterstützende Suggestion Wasser, aufwärtsströmend zu Yang transformiert.

Dieselbe Übung ist auch umgekehrt, als Yin-Springbrunnen, mit der Quelle im Kosmos, durch das Himmelstor bei der Fontanelle in das Körperinnere fließend, durch den Mittelkanal aus dem Erdtor strömend und auf allen Seiten wieder rund aufwärtsströmend und wieder beim Himmelstor ins Körperinnere eintretend etc., zu vollziehen. Die Quelle im Himmel ist Yang und entwickelt sich durch die Zweiteilung beim Rumpf (Hüftgelenke) wieder zu Yin.

Licht im Wandel – Wandel im Licht

Lasse den Quell, von dem Nixen und Feen trinken, entspringen zwischen Deinen Beinen aus dem Boden heraufströmen bei Deinem Erdtor in Dein Körperinneres und laß es emporschießen wie eine Fontäne aus dem Himmelstor spritzend bis weit in den Himmel und immer höher und höher und höher, auf daß es auf allen Seiten gleichmäßig wieder hinabströme, sich wieder sammle in der Tiefe und erneut emporschnellt in einem immerwährenden Fluß ...

... ebenso wird sich das Wasser der Götter getrunken aus der Höhe der Gestade in die Tiefe durch das Himmelstor hinabströmend aus dem Erdtor austretend in die Tiefe sinkend wieder auf allen Seiten gleichmäßig emporfließend wieder in der Mitte sammeln und erneut beim Himmelstor einströmend ...

噴水池

Der Springbrunnen des Urquells

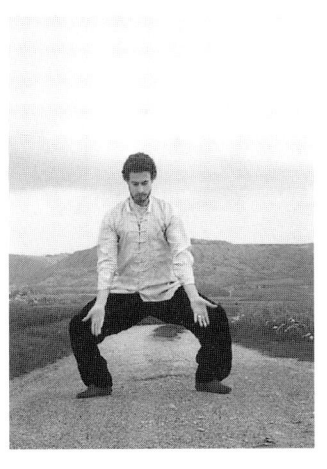

1

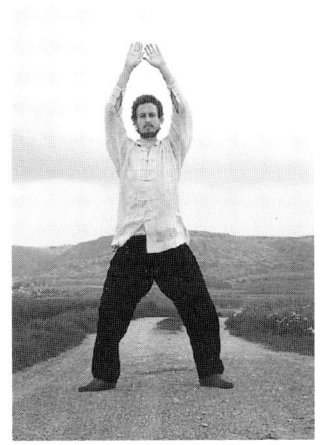

4

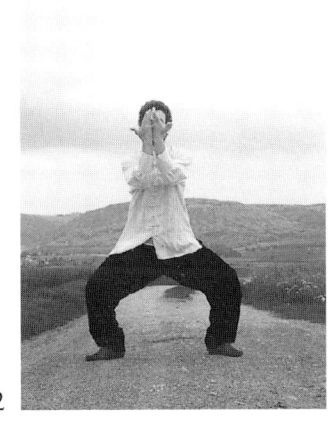

2

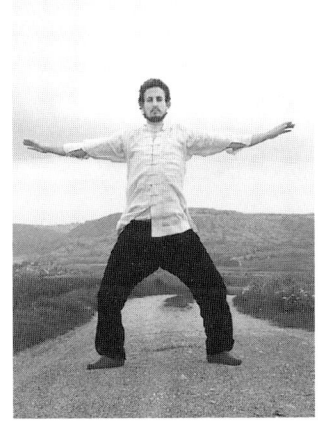

5

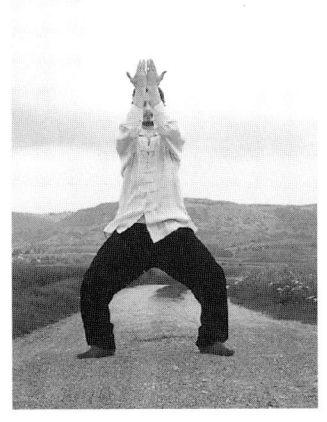

3

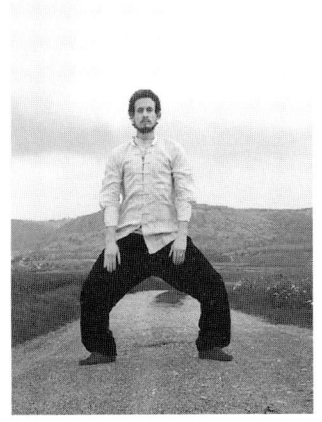

6

203

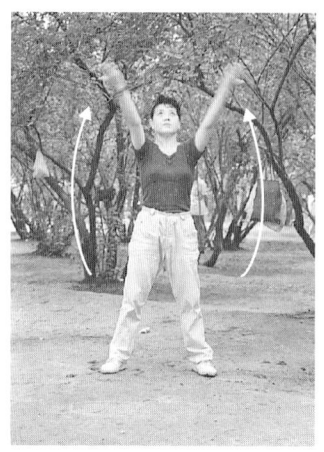

7

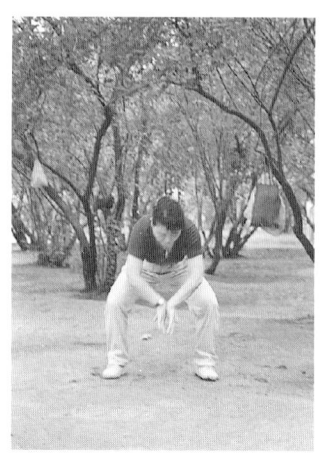

10

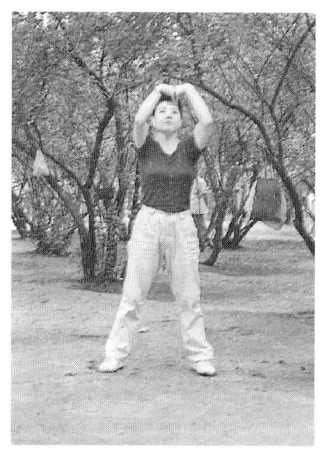

8

9

Die Sonne-Mond-Übung

Die Sonne-Mond-Übung ist eine wesentliche Übung, um einerseits die Lebenskraft des Herzens zu steigern, und um andererseits den gesamten Leib energetisch zu reinigen. Genaugenommen spricht man bei dieser Übung von zwei Herzen, dem Sonnen- und dem Mondherz. Das Sonnenherz repräsentiert absolutes Yang (Tai-yang), Sonne heißt auf chinesisch »Taiyang«, was eben absolutes Yang bedeutet, absolute vitale Kraft. Das »Sonnenherz« liegt rechts parallel zum materiellen »Mond-herz«. Hier ist ein bißchen kreative Imagination vonnöten. Aber es funktioniert ganz einfach, indem man die Hände auf die »beiden Herzen« legt. Nun konzentrieren wir uns eingehend auf diese Ebenen und reinigen sie und laden sie auf, indem wir sämtliche disharmonische Spannungen aus den Herzen (oder aus der Lunge, der Leber etc.) in die Hände ziehen, dies kann eine bis ein paar Minuten dauern, um diese anschließend in den Boden abzuschütteln. Danach wiederholen Sie diese Prozedur zweimal.

Der zweite Teil der Übung bringt die Taiyin- und die Taiyang-Ebene in eine kreisende, ineinanderfließende Spiraldynamik. Dies in beiden Richtungen.

Die Wirkung dieser Übungsfolge ist vielfältigster Natur. Das Herz mit all seinen Eigenschaften und Leidenschaften ergibt ein breites Feld an körperlichen und seelischen Entsprechungen, und es scheint sich zu erübrigen, all diese aufzuzählen. Wiederholen Sie die kreisenden Bewegungen mindestens neunmal in jeder Richtung. Hunyuan Qigong bringt uns an die Quelle der Aktion und des Seins. Wenn die unserem Wesen zugrundeliegenden Ebenen in Harmonie zueinander sind, vermeiden wir vermeintliche Krankheit, welche einer Disharmonie aufsitzt.

Sieh den silbernen Mond mit seinen weiblichen Attributen und staune aufgrund seines Glanzes, staune und bitte den Mond in Dein Herz hinter der linken Brust, die nun der Sitz des Mondes, der dort nun scheint in nächtlichem Glanze, und lasse sie scheinen die Dame des Mondes in Dein Herz, auf daß es sich öffne für die Geheimnisse des Alls und ...

... alsdann sich regt der Gedanke der Strahlen der Sonne die wärmen die Wesen und öffnen die Knospen des Tages und kreisen sie läßt die Sterne der Laufbahn der männlichen Kräfte des Samens der Erde der Strahlen der Sonne befruchte das Ei die Erde und bitten die Sonne zu wärmen das Herz unter der rechten Brust ...

... und wenn der Moment die geläuterten Herzen sich verneigen zum Tanz der Spiralen und kreisen die Bahnen des Kosmos auch streifen die Rippen und öffnen die Brust zum Kosmos der Pole die Lippen von Sonne und Mond sich vereinen im Glanze und spiegeln die Wünsche zur Reinheit des Seins.

月亮太陽兩心

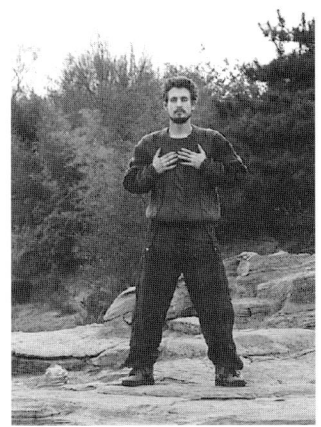

1

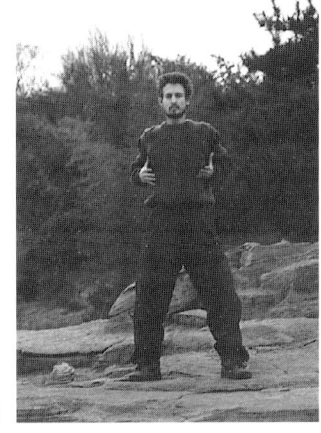

2

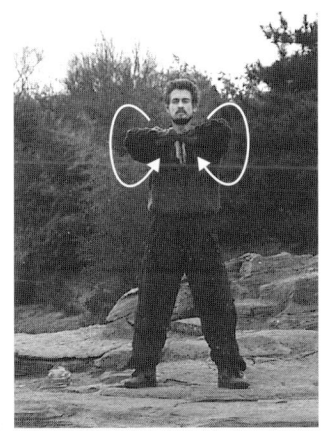

3

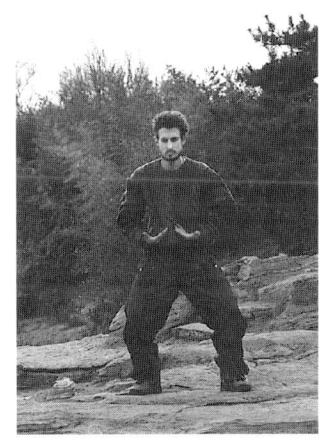

4

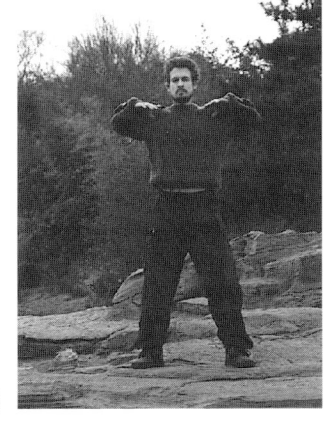

5

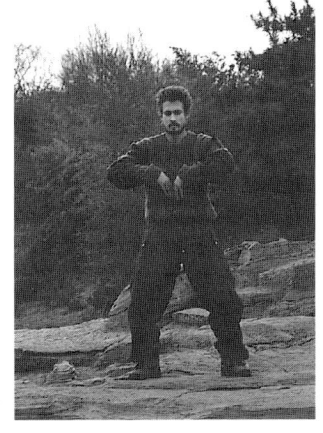

6

207

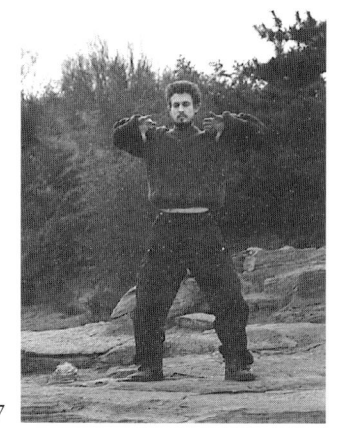

7

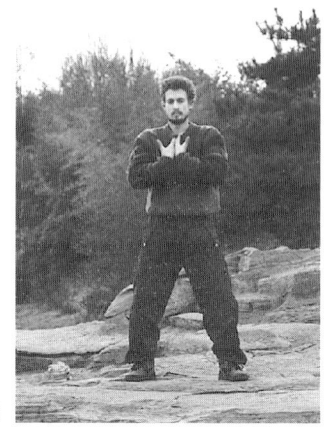

10

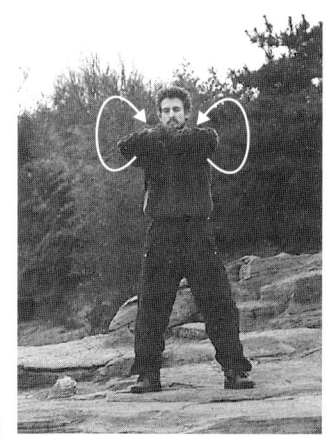

8

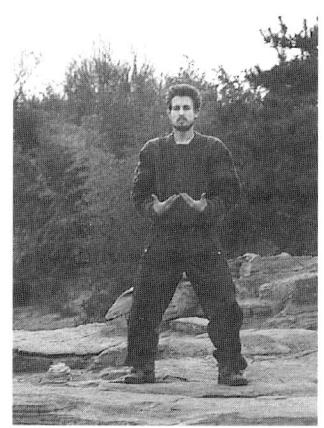

11

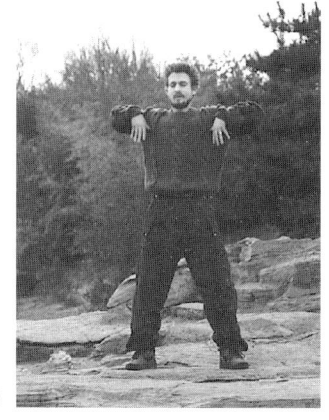

9

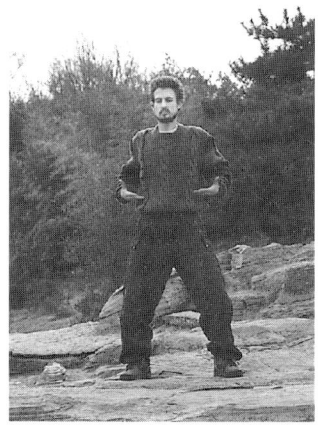

12

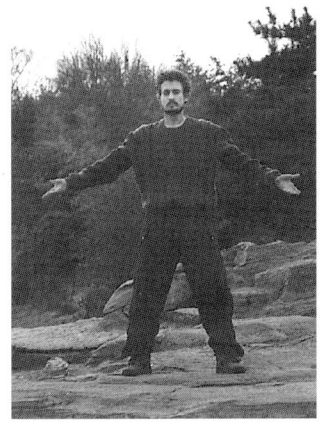

13

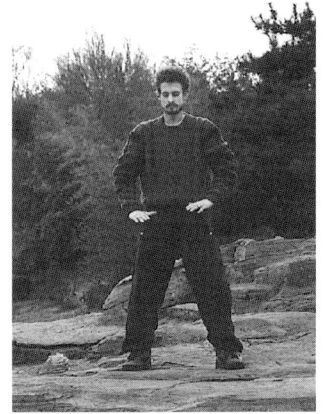

16

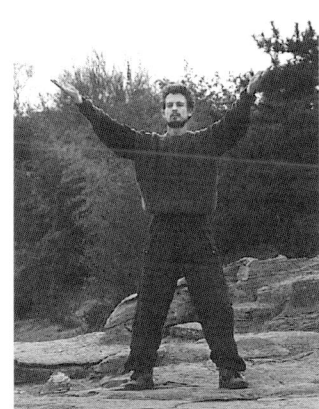

14

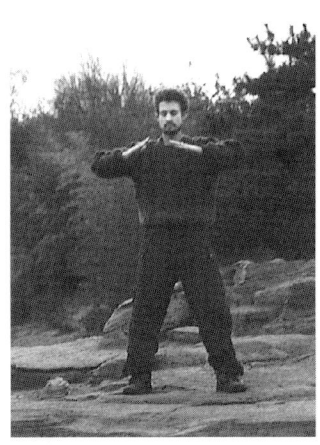

15

Der Kreislauf des Auges

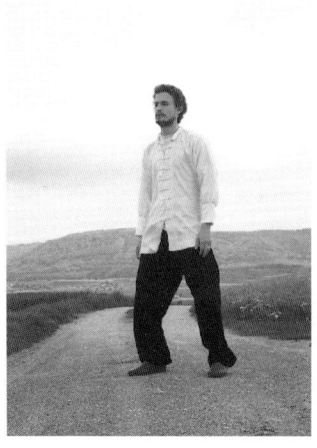

1

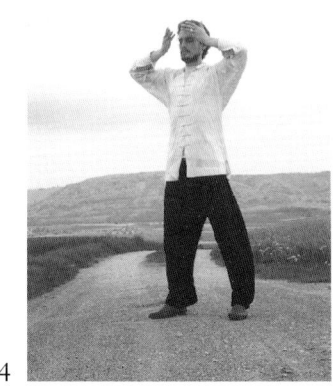

4

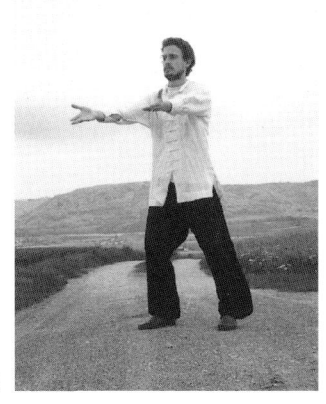

2

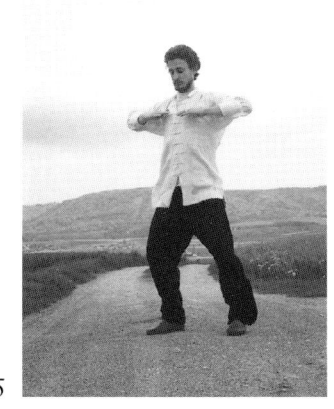

5

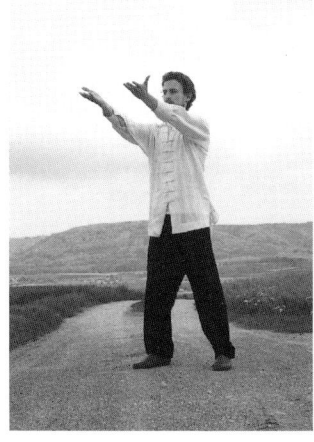

3

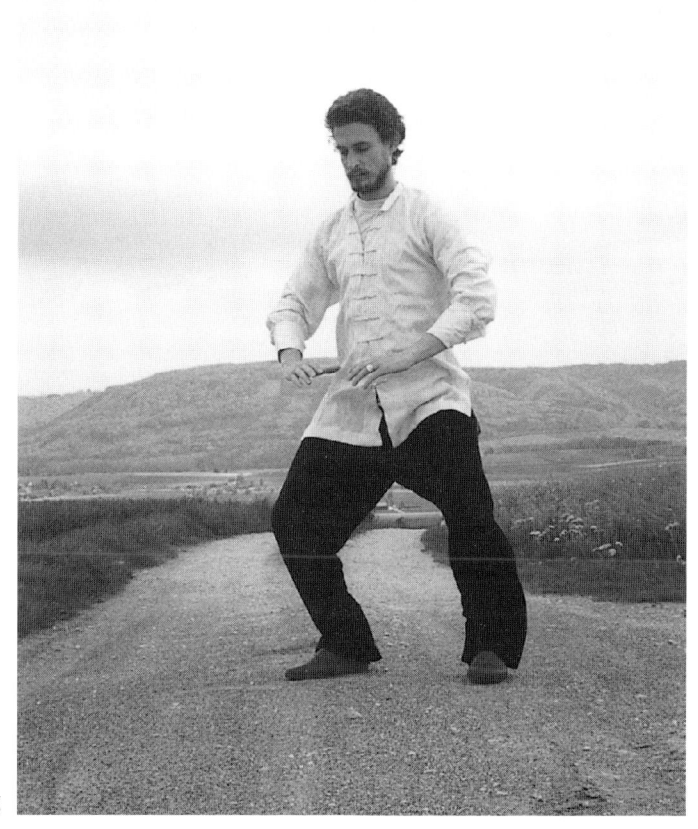

6

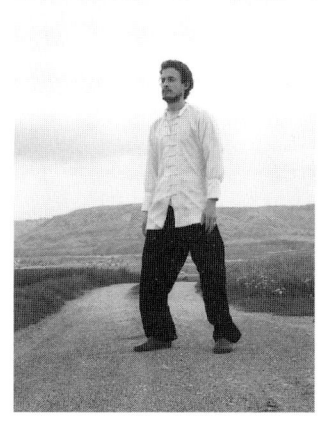

7

Der Kreislauf des Auges

Der Kreislauf des Auges ist eine geistig, emotionell und konzentrativ sehr ausgleichend wirkende Übung.

Stehen Sie in die große Leere und schöpfen Sie mit den Armen wie abgebildet reinen Raum, verdichten ihn zur Stirn hin und konzentrieren das Licht zwischen den Augenbrauen, wo der Raum in das Körperinnere eintritt und sein Kreislauf über die Wesensmitte im Bauch bis zu den Füßen gelangt, von wo aus Sie ihn erneut frisch schöpfen. Sie können den Raum (Qi) als Lebenskraft in Ihrer Wesensmitte speichern oder als Licht durch die Füße durch das Körperinnere kreisförmig zur Stirn kreisen lassen.

Umarme die Unendlichkeit, verdichte sie zwischen Deinen Armen auf Höhe Deiner Stirne, kanalisiere die Unendlichkeit und lasse sie in Dein drittes Auge strömen, lasse sie kreisen zu Deiner Mitte oder wenn Du willst zu Deinen Füßen, sie kreist dann weiter von Deinen Füßen wieder in Dein drittes Auge etc. Schöpfe sie immer wieder von neuem aus dem Raume, verdichte vor der Stirne und lasse sie kreisen.

Das Gehen um den Baum – Baguazhang

Wir kommen nun zum dritten Aspekt der inneren Kampfkunst und Alchimie, zur praktischen Anwendung und Umsetzung des Yijing . Diese wohl älteste daoistische, in die heutige Zeit überlieferte Orakelkunst geht Tausende Jahre zurück. Die ersten Hinweise auf das Bagua weisen auf kleine Knochen, die man warf, um die kosmischen Energiefelder zu deuten. Später ersannen die Daoisten unzählige Wahrnehmungsformen, das Gesetz der Natur anhand der acht Richtungen zu interpretieren. Anhand von sich bildenden Wellen im Wasser kann man sich ein Bild machen über eine Frage, die einen beschäftigt. Oder anhand des Musters eines Schildkrötenpanzers. Auch Risse in einer Mauer oder die Veränderung von Wolkenbildern können entschlüsselt werden, und eine Botschaft in diesen Transformationsprozessen kann erkannt werden.

Das Naturorakel besteht aus den acht Trigrammen und vierundsechzig Hexagrammen. Dieser energetische Naturcode ist in seiner Struktur ähnlich wie die molekulare Zusammensetzung der Erbsubstanz und der Gene (Erbträger) aufgebaut. Das Yijing ist ein jahrtausendealtes Orakel-, Ritual- und Kampfsystem, das sich international einen erstaunlichen Bekanntheitsgrad gesichert hat. Viele Schriften wurden in westlichen Sprachen verfaßt, wobei der Laie die heutige übliche Form der Orakelbefragung mittels Werfen von drei Münzen bevorzugt. Für viele Menschen ist das Yijing in dieser vereinfachten Anwendungsform zu einem nützlichen Ratgeber geworden, denn die Antworten auf Fragestellungen sind in jeder Beziehung sehr direkt und treffend, wenn der Befrager die Gabe entwickelt hat, zwischen den Zeilen zu lesen.

Die wenigsten Leute wissen aber, daß das Bagua und dessen ewige Wandlung auch eines der kampfwirksamsten Systeme überhaupt ist, das übrigens dem authentischen Schattenboxen und Zenboxen in keiner Weise nachsteht. Tatsächlich erlernte ich in China das Bagua als Kampfkunst von daoistischen Priestern, aber ich studierte auch ein System des Bagua, dessen sich auch die chinesische Mafia und der Geheimdienst zu bedienen pflegen. Durch seine Schlichtheit und Direktheit, die sich laufend im kreisförmigen Gehen der Situation anpaßt, ist das Baguazhang eine hervorragende Kampfmethode, die auch sehr effizient gegen mehrere Gegner und gegen Angriffe mit Waffen eingesetzt werden kann, vorausgesetzt, daß sich der Kampfkunstkundige nicht in starren eingeübten Techniken, sondern in einer spontanen Wandlung – auch im Kampf – bewegen kann.

Ich habe mit der größten Sicherheits- und Bewachungsfirma der Schweiz zusammengearbeitet und ein paar Jahre lang eine Gruppe von im Personenbewachungsschutz arbeitenden Spezialisten, die später zum Teil auch mit Schußwaffe ausgerüstet sind, ausgebildet. Als ich diese anfangs eine halbe Stunde regungslos stehen und im

八卦掌步

Das Gehen um den Baum – Baguazhang

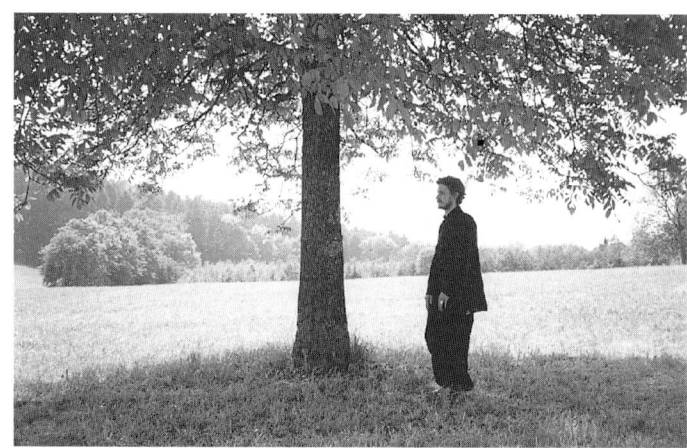

1

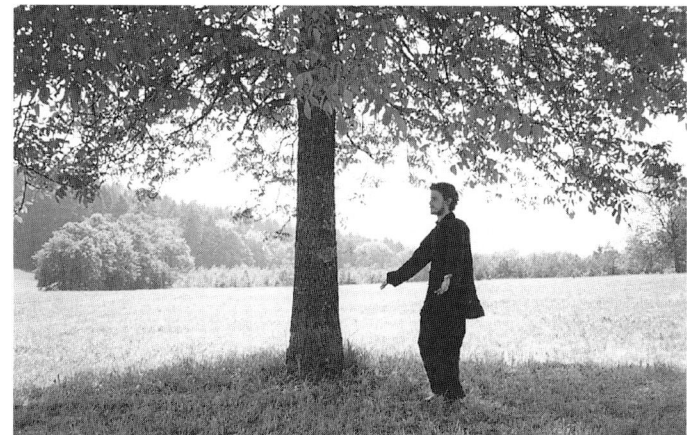

2

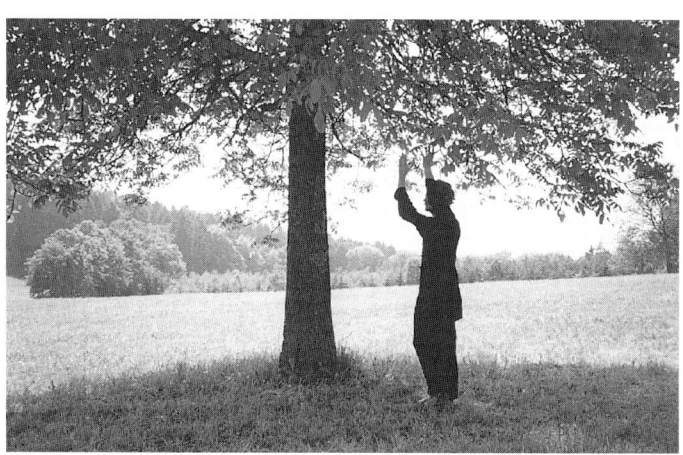

3

214

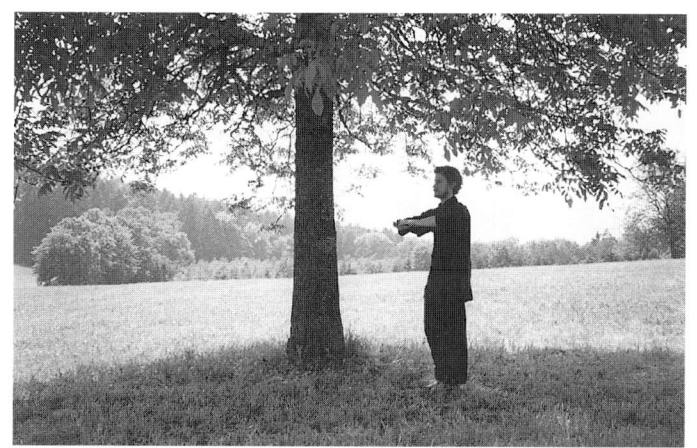

4

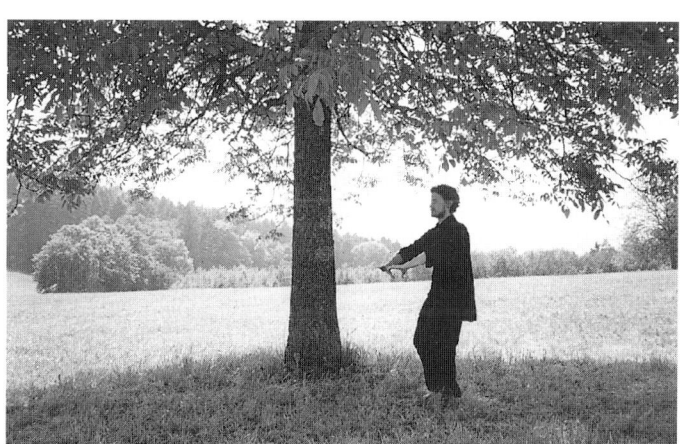

5

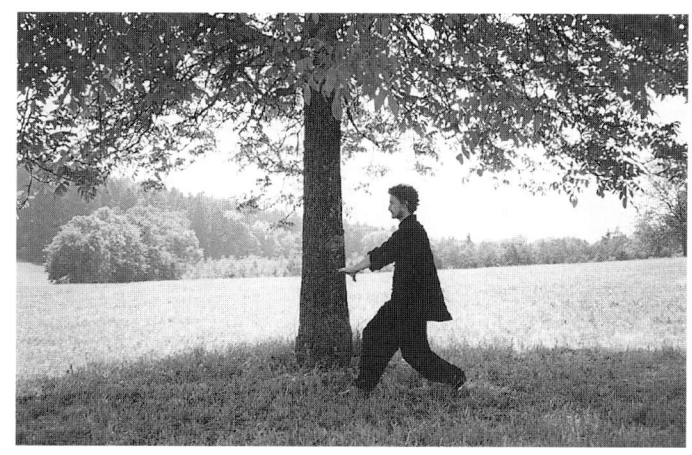

6

215

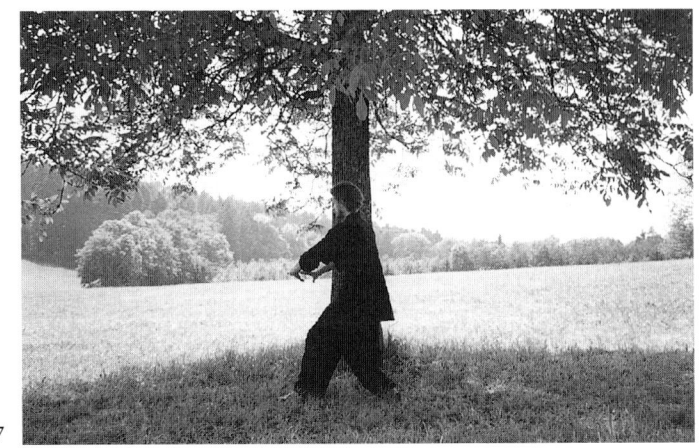

7

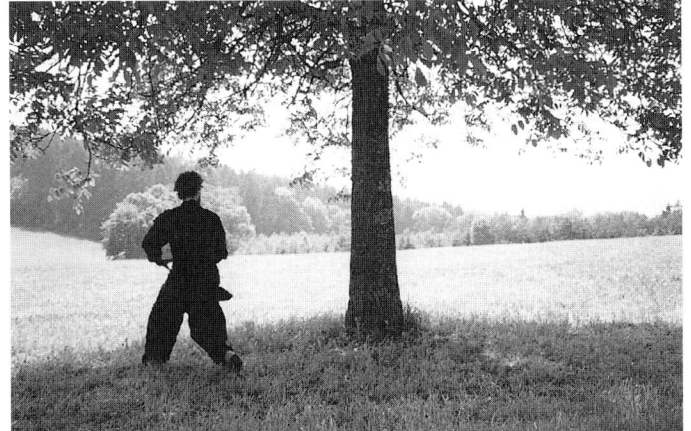

8

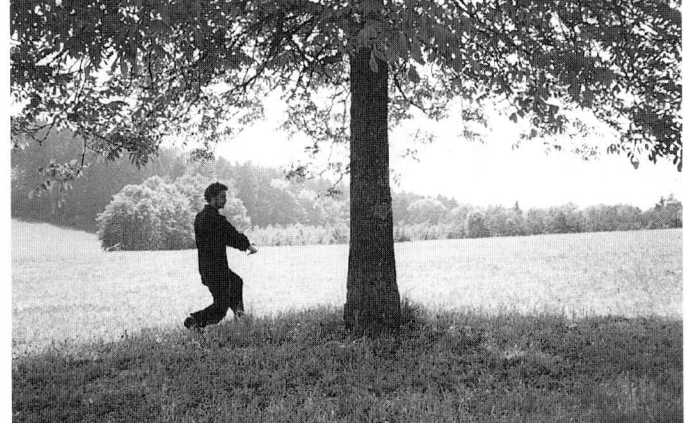

9

216

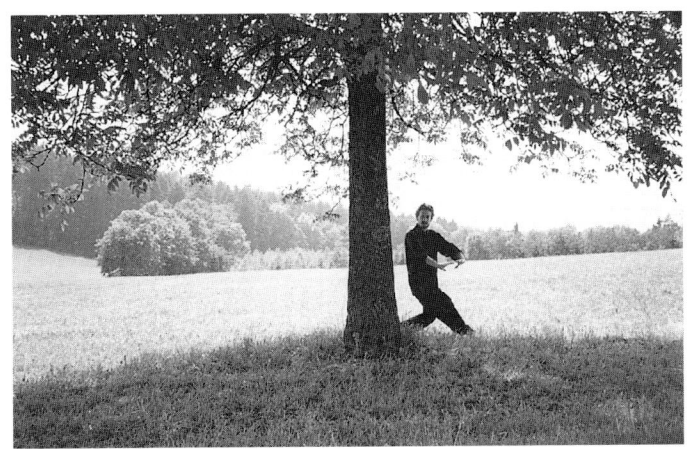

10

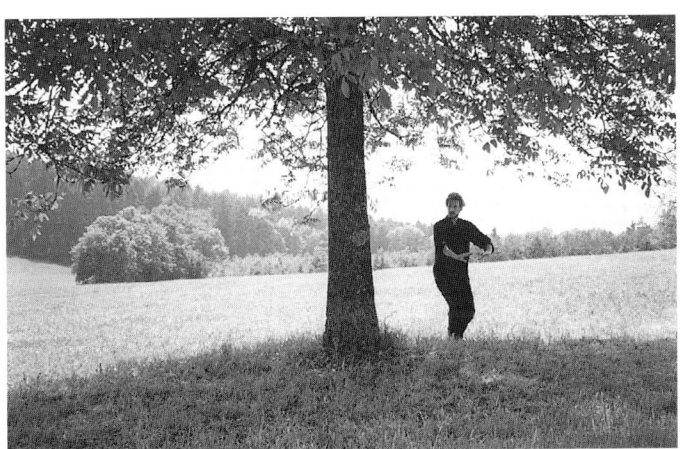

11

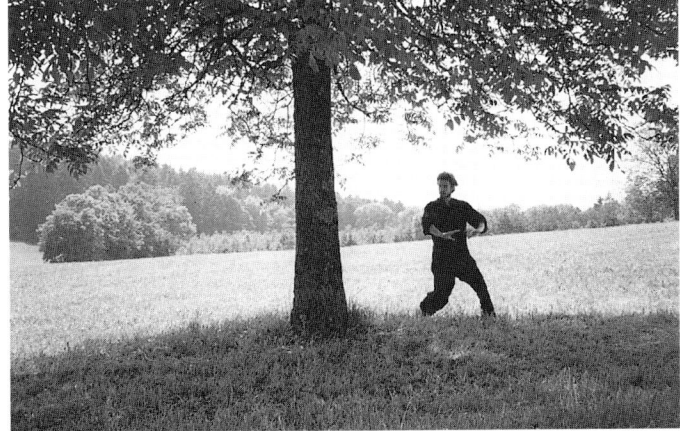

12

Kreise gehen ließ etc., fragten diese sich ernsthaft, was das wohl bringen solle. Sie bemerkten jedoch schnell, daß sich ihre Wahrnehmung und das Reaktionspotential schon nach kurzer Zeit steigerten. Ohne ein geringstes Interesse an Philosophie oder Kampfkunst zu haben, bildeten sich innerhalb kurzer Zeit ein paar sehr gut geschulte Spezialisten, die eine Aggression oder Gefahr schon im Ansatz zu neutralisieren vermochten.

Das Gehen um den Baum ist jedoch nicht in erster Linie nur eine Vorbereitung auf die Kampfkunst, sondern vielmehr eine wichtige Übung zur Ausrichtung und Entfaltung der inneren Kraft (Neili).

Stehen Sie aufrecht in der Grundstellung, die Beine gegeneinander gedrückt, gut verankert in den Oberschenkeln und lassen Sie die Arme und Hände entspannt auf den Oberschenkeln liegen. Sammeln Sie die Kraft der Erde in den Füßen und warten Sie, bis die Kraft bis zum Erdtor zwischen Geschlechtsteil und After gestiegen ist. Angekommen ist die Kraft, wenn Sie dort das Deqi (Kribbeln oder Wärme etc.) spüren. Danach sammeln Sie die Sie umgebende Naturkraft wie in der inneren Dusche und lassen sie zum Erdtor sinken, wo sich so die Yin- mit der Yang-Kraft befruchtet, dies ist der »Ankick« Ihrer inneren Kraft.

Nachdem Sie nun Ihren inneren Motor angestellt haben, übrigens sollte dies anfangs wie auf dem Bild vor einem Baum geschehen, gleitet Ihr linker Fuß langsam über den Boden und erfühlt und ertastet seinen Weg, bei den Zehen angefangen, Schritt für Schritt wellenförmig vorwärts, bis ohne Unterbrechung der andere Fuß weitergleitet und fließend jedes Bein von einer aktiven Bewegungs- und Verschiebungsphase zu einer passiven Standphase gelangt.

Praktizieren Sie diese Übung anfangs ganz langsam und zentrieren Sie sich jedesmal bewußt, wenn das eine Bein das andere kreuzt und kurz zu einem Bein und Körper wird. So gehen Sie nun langsam um den Baum, das Yi geradeaus auf den Baum gerichtet oder vor sich auf den Kreis, den Sie beschreiten. Sie werden früher oder später automatisch ganz rund im Kreise gehen. Wichtig ist noch zu erwähnen, daß Sie ganz bewußt aus der Kraft der Beine gehen und die Wirbelsäule und der Oberkörper à la Silberfaden gerade, aber spiraldynamisch aufgerichtet sind. Die Hände halten Sie mit den Handflächen zum Boden gerichtet vor Ihrer Leiste und behalten diese Stellung der Hände, der Arme und des Oberkörpers konstant in einer einheitlichen Entspannung bei.

In dieser Art korrekt ausgeführt und über einen längeren Zeitraum geübt, hat diese Übung eine sehr gut spürbare Wirkung und richtet Ihren Körper aus. Die Dynamik des Kreises, die Konzentration auf die Kreismitte, wobei die Hände wie erwähnt gehalten werden, dehnt die Gelenke, die Knochen, das Fleisch und die Gedanken und läßt mit der Zeit eine verjüngende und schützende energetische Spiralmatrix zu. Für jede der acht Richtungen des Bagua übt man eine spezielle

Haltung, die der Energie der Himmelsrichtung entspricht. In jeder dieser acht Haltungen ist die Essenz des Yijing-Codes enthalten. Durch das immerwährende Gehen um den Baum als Zentrum kann die Entsprechung der dargestellten Figur Kraft aufbauen. Die in diesem Kapitel beschriebene Grundübung wirkt zentrierend und gleicht die Naturkräfte aus. Anfangs ist das Gehen in dieser Art ungewohnt und beschwerlich, man sollte ein gewisses Maß an Willen aufbringen, um die Wirkung dieser Übungen erfolgreich keimen zu lassen.

Oh Wirbel der Kraft, oh Orkan des Orakels, ich tauche in den Kreis Deiner Kraft und gehe und gehe und wandle und renne im Kreis – Oh Wirbel der Kraft, der Du alles zu heilen und alles zu vernichten vermagst, ich tauche ein in Deine Dynamik und bilde in Ehrfurcht die Brücke der Welten wenn Du gewährst mich zu gehen in Dir – Oh Wirbel der Kraft, Du versetzt mich in Staunen jedesmal da ich Dich gehe, jedesmal ich Dich kämpfe, jedesmal ich Dich unterrichte, jedesmal ich Dich zelebriere – Oh Wirbel der Naturkraft, laß mich Dich weiteren initiieren ...

8. Die Übungen der Tiere

Wie ein Schmetterling mit den Flügeln schlagen

Stellen Sie sich in die Grundstellung. Nun heben Sie langsam Ihre Arme auf Brusthöhe und lassen eine Wellenbewegung von den Füßen aus durch den Leib fließen, die sich ganz locker durch die Schultern bei den Ellenbogen und Handgelenken in dynamische Kreise entwickelt. Stellen Sie sich den Schmetterling in der ungezwungenen und leichten, mühelosen Art des Fliegens vor und werden Sie während dieser Übung ein Schmetterling, der nach seiner düsteren Verpuppungszeit nach geistigem, nährendem Nektar aus der Natur sucht. Ursprünglich ein kriechendes Geschöpf, das sich durch das Leben frißt, zieht es, nachdem genug Nahrung und Lebenskraft für die Verwandlung gesammelt ist, in die Einsamkeit der Verwandlung, um letztendlich als ein wunderschönes und freies Geschöpf aus ihr hervorzugehen.

Der griechische Begriff für den Geist oder die Seele ist Psyche, die wenigsten wissen, daß Psyche jedoch auch Schmetterling bedeutet. Auch die alten Griechen scheinen den Schmetterling als Symbol für die geistige Entwicklung gesehen zu haben. Es ist die Seidenraupe, die das wichtigste Vorbild im authentischen Taijiquan darstellt, denn die Seidenraupe bewegt sich in absoluter Geschmeidigkeit und Harmonie. Sie bewegt sich spiralförmig fort und baut in Anmut einen Kokon von Seide auf, indem sie sich in ein dem Himmel zufliegendes Geschöpf verwandelt. Die Spiralbewegung (chansigong, luoxian) des Hunyuan Gongfu bedient sich der Genialität der Seidenraupe, auch wir bauen einen schützenden Kokon aus geschmeidiger, aber widerstandsfähigster Seide um uns auf. Auch wir verwandeln uns, wie es der Schmetterling tut, wie wir es nun in dieser Übung tun. Zhuangzi meinte in einem seiner Gedichte, er hätte geträumt, er sei ein Schmetterling und sei über glitzernde Wiesen geflogen, habe vom köstlichsten Nektar getrunken. Als er aufgewacht sei, sei er sich nicht mehr sicher gewesen, ob er nun der Schmetterling sei, der geträumt habe, er sei Zhuangzi, oder ob er nun Zhuangzi sei, der träumte, er sei ein Schmetterling.

Der Schmetterling, in seiner Verwandlung durch alle Naturphasen gelangt, ist in seiner Entwicklung von Yin zu Yang und letztendlich zur Leere ein Vorbild an Wandlung für den Daoisten.

Die Verwandlung
(von Bigi Théler)

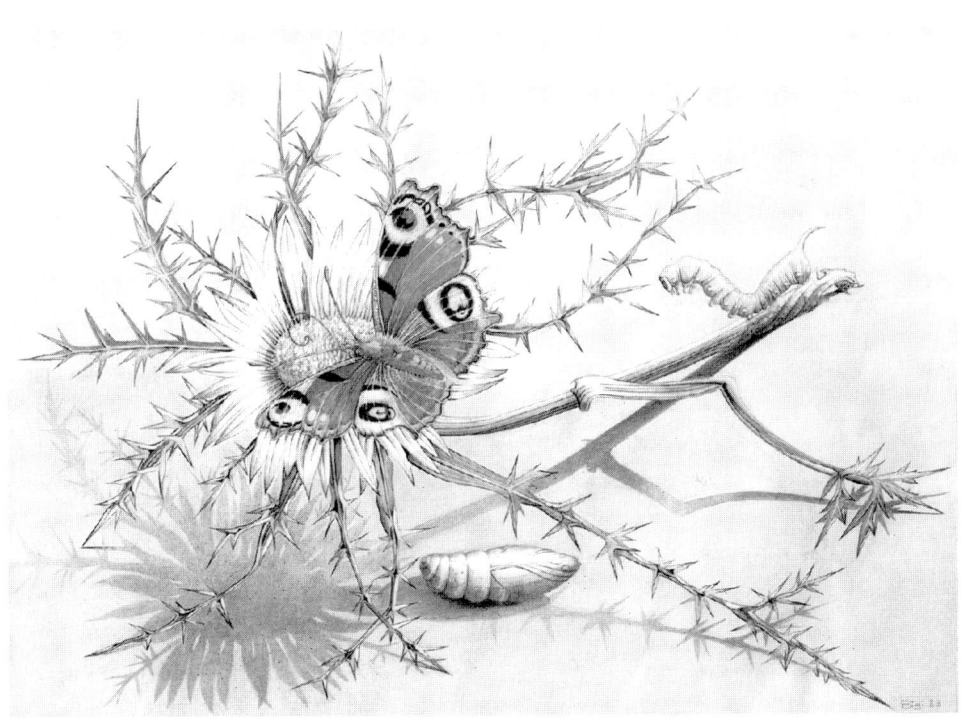

小虹蝴蝶

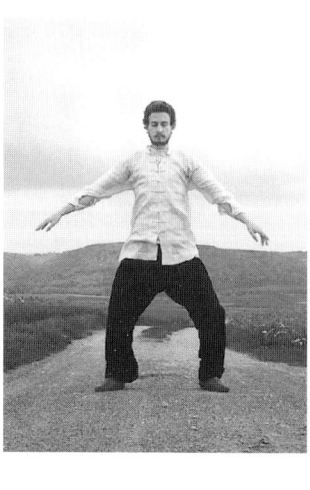

1

2

3

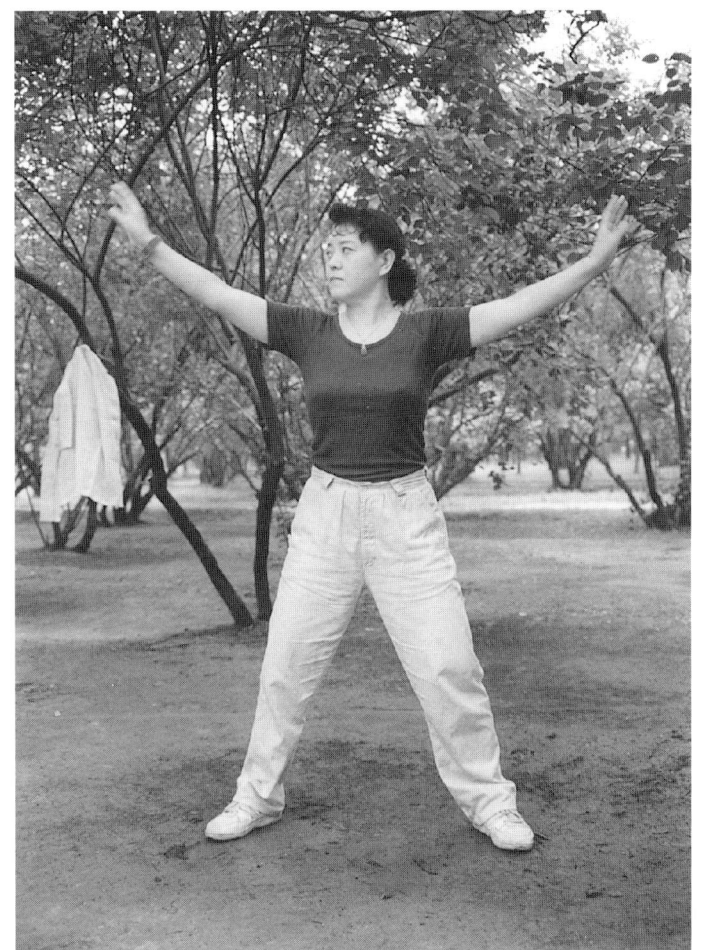

4

Oh Geschöpf der Verwandlung zeig mir den Weg des Kriechens zum Fliegen zur Freiheit des Seins und leih mir die Leichtigkeit und Schönheit um zu lernen von Dir. Oh wie verkrampfet die Knochen ich muß öffnen und fressen die Kraft der Natur um satt dann zu kriechen in die Verpuppung und meditiere das Dunkel und verlasse die Bewegung der Welt um zu öffnen die Seele und sammeln die Kraft die ich brauch' um zu fliegen davon von dem Leiden und werde dies tun und lerne von Dir den Weg und staune und staune und lern daß ich leicht muß werden wie Luft um zu lösen die Fesseln des Kriechens im Dreck. Ich öffne die Flügel und dehne den Körper und jedesmal da staun' ich werde leichter und leichter und die Rundung fällt leichter hätt's nicht gedacht und halte den Atem an und lasse kreisen die Bewegung des Fliegens der Wirbel der Knochen und erhöhe die Spirale und werde leichter und schöner und unbekümmerter wie Du.

Die Schildkrötenübung

Auch die Schildkröte ist dem daoistischen Naturforscher ein heiliges Tier, von dem er oder natürlich auch sie, die Naturpriesterin, viel lernen kann. Von der Schildkröte lernt der Naturforscher das Speichern von Energie, denn die Schildkröte versteht sich darauf, sich nicht unnötig zu verausgaben und damit ihr Leben zu verkürzen. Die Schildkröte ist eine Spezialistin der Meditation, sie kann in Bewegungslosigkeit erstarren, dabei ihre Sinne und Glieder einziehen und sich in ihre Mitte versenken. Sie hat außerdem den Blick der Weisheit, dessen Zentrum zwischen den Augen liegt.

Wie Himmel und Erde auch, hat jedes duale, das heißt der Polarität unterworfene Lebewesen Yin- und Yang-Aspekte. Nun, wie es die Natur will, gedeiht Yang am besten im Umfeld von Yin und umgekehrt. Ein gutes Beispiel ist, daß die für den Menschen am tonisierendsten wirkenden Pflanzen unter der Erde wachsen (Ginseng, Ingwer, Knoblauch, Sellerie etc.), und die sedierendsten über der Erde. Die ist ja Yin, und gerade deswegen sprießt hier das Yang am besten. Das wäre auch eine logische Erklärung für die irdische Existenz des Menschen. Schließlich sind der Geist, die Seele des Menschen und der Kosmos, wo sich das Shen im Schlaf oder körperlich ungeboren bewegt, Yang und dementsprechend hochfrequent energetisch.

Die materielle Erde, ihre fünf Elemente und der Naturcode des Yijing, aus der jeder irdische Körper zusammengesetzt ist, würde man als tieffrequent und dunkel Yin bezeichnen. Von der Pflanze lernt man also, daß die menschliche Seele und der Geist, kurz das Shen, sich am besten auf der polaren Erde entwickeln können, da sie sich entscheiden und unterscheiden lernen müssen, um sich zu entwickeln. Auf jeden Fall ist die Schildkröte das irdische Wesen, das die polaren Eigenschaften am ersichtlichsten repräsentiert.

Der der Erde zugewandte Teil der Schildkröte ist passiv und weich, er schmiegt sich der Erde an. Passiv zu passiv, Yin zu Yin. Der dem Himmel zugewandte Teil der Schildkröte, der Panzer, ist hart und Yang, der Schildkrötenpanzer ist das Abbild des Firmamentes. Interessanterweise wurde früher das Orakel des Yijing, des Naturcodes, über Schildkrötenpanzer ersehen und befragt. Die friedliebende langsame Schildkröte ist aber ohne Zweifel aus des Menschen Sicht passiv, also Yin, während das Pendant dazu die spiralige, äußerst koordiniert und sich auch schnell bewegende, oft tödlich wirkende Schlange ist, die für den Menschen das Yang, die Lebensenergie, Sexualkraft, Jugend, Heilung, Ewigkeit, Magie etc. bedeutet. Häufig sieht man in daoistischen Bildern unten die Schildkröte und oben die Schlange. Wobei Schildkröte und Schlange, die das Yin und das Yang der Erde bezeichnen, erdgebundene Wesen sind. Der Drache, der Phönix, das Einhorn und der Kranich gelten im Gegensatz dazu als erlösende Wesen, sie symbolisieren den Aufstieg des freien Geistes in den Kosmos.

龜開門

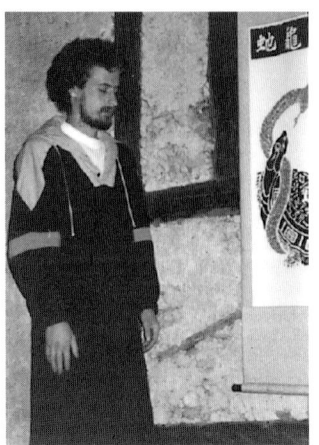

1

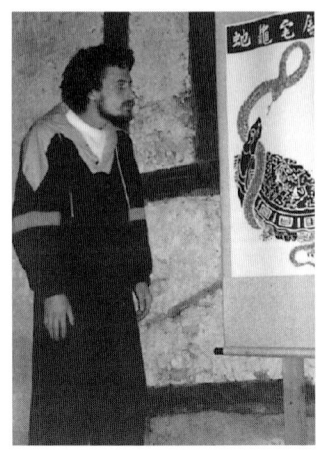

4

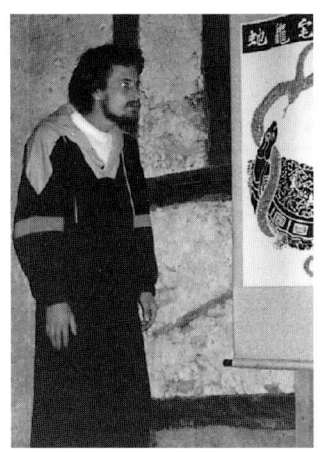

2

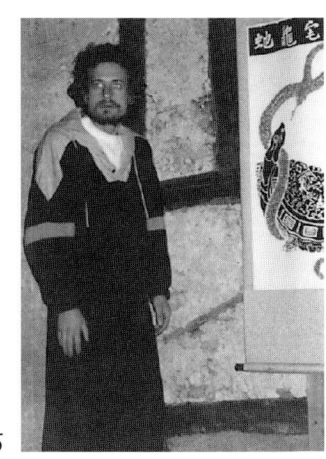

5

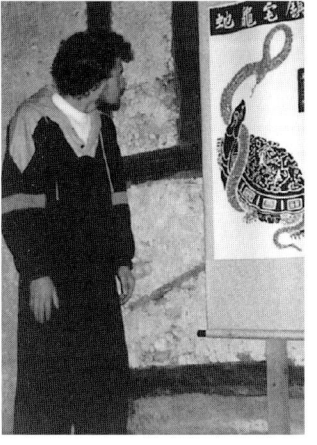

3

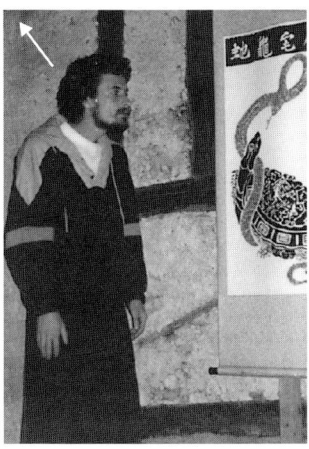

6

Bei der Schildkrötenübung steigern wir die Sehkraft, die Leistung durch Durchblutung des Gehirns sowie in einer höheren Stufe, die in einem Buche nicht beschrieben werden sollte, auch die Mobilisation der Gehirnnerven und der Halswirbelsäule.

Wir stellen uns in die Grundstellung und schauen geradeaus. Danach stellen wir uns vor, wir hätten einen Schildkrötenpanzer über dem Kopf, der uns die Sicht versperrt. Danach lassen wir unseren Kopf so weit wie möglich nach vorne sinken, ohne zu drücken. Unsere Augäpfel drücken wir währenddessen so weit wie möglich nach vorne und schauen auch genau dorthin. Nun schauen wir, während der Kopf den Augen folgt, in dieser Weise zuerst langsam und behutsam nach links und dann nach rechts. Die Übungen sollten immer so locker ausgeführt werden, daß keine Schmerzen entstehen. Dreimal in beide Richtungen sollte ausreichen. Kehren Sie schlußendlich wieder in die Mitte zurück, von wo aus Sie in Ihre Wesensmitte zurückkehren.

Die Atmung gestaltet sich wie immer, völlig autonom und ungezwungen.

Schildkröte, Inbegriff der Weisheit und Langlebigkeit, laß uns von Dir lernen. Dein Panzer der berget die Zeichen um zu sehen die Himmel. Du Geschöpf der Gemächlichkeit laß uns von Dir lernen die Bewegung der Ruhe und die Härte der Weichheit und die Weichheit der Härte. Nun zeig Dich dem Schüler, auf daß er und auch sie die Schwingung zu speichern vermag und den Blick hinten zentriere wie Du ...

Die Schlangenübung

Die Schlange als Symbol habe ich schon vielfältig beschrieben. Die nachfolgend beschriebene Übung wirkt besonders auf die sehr sensible Zone der Sakralgelenke. Die Schlangenübung öffnet die subtilen Körpergelenke, insbesondere die Gelenke der Wirbelsäule, durch feine Drehbewegungen und zieht die Muskeln und Sehnen auseinander. Eine Körpermassage von innen heraus.

Als vorbereitende Übung stellen Sie sich in die Grundstellung mit der Zunge gen Gaumen. Behutsam heben Sie Ihre Hände seitwärts leicht in die Höhe wie abgebildet. Darauf visualisieren Sie, Ihre Hände wären an den Fingerspitzen fixiert. Der ganze Leib ist beweglich, aber die Hände sind an den Fingerspitzen seitlich wie festgemacht. Nun stehen Sie in dieser Haltung und drehen Ihren Leib behutsam aus der Hüfte, koordiniert mit der Achse der Wirbelsäule, langsam in die linke Richtung, während Ihre Hände immer noch seitlich an den Fingern fixiert sind. Danach gelangen Sie auf die rechte Seite und wiederholen diese Übung, bis Sie anfangen, sich in dieser Bewegung wohl zu fühlen, und die Schlangenübung immer eigendynamischer wird, bis sich jede Faser Ihres Wesens in dieser Spiralbewegung findet.

In der fortgeschritteneren Stufe der Übung nehmen Sie zuerst die linke Hand zur linken Brust und verdrehen den Arm wie eine Schlange an der Brust vorbei nach hinten Richtung Rücken, seitlich vom Oberkörper weg, während Sie den Oberkörper aus der Hüfte nach rechts drehen. Diese Übungsfolgen zeigen keine Wirkung, wenn sie nur kurz praktiziert werden, man sollte sich die Zeit nehmen, Zeit zu vergessen und sich dem Fluß der Natur zu öffnen.

In dieser Weise gelangen Sie langsam zur Kraft der Schlange. Die rechte Seite wird in derselben Art vorbereitet, bis Sie letztendlich übergangslos zur Spiraldynamik finden. Falls Sie keine Schlangen mögen, könnten Sie sich vorstellen, Ihre Arme seien gewundene Korkenzieher, die Sie seitlich wechselseitig in den Korken drehen.

Stellen Sie sich nach längerer Auseinandersetzung und Praxis der Schlangenübung vor, daß Sie Ihre alte, verbrauchte und spröde Haut geistig abstoßen und sich eine neue und flexible, sich den Umständen anpassende Haut bildet.

Schlange, die Du von vielen mit Abscheu verachtest aus Angst vor Deiner ungebändigten Spiralkraft. Laß uns diesen Irrtum klären, denn seit Urzeiten haben wir gelernt von Dir die Geschmeidigkeit der Spiralen. Du lehrst uns die hohe Kunst der widerstandslosen Bewegung, der Häutung und der Transformation. Schlange, die Du Dir in den Schwanz beißt, lehre uns in die Ewigkeit zu blicken.

蛇開門

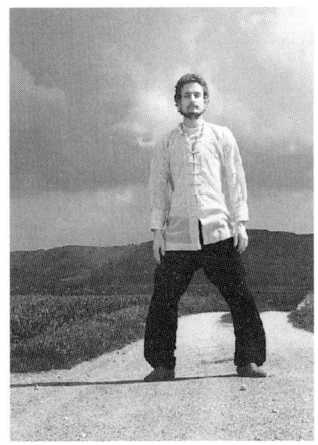

Die Schlangenübung

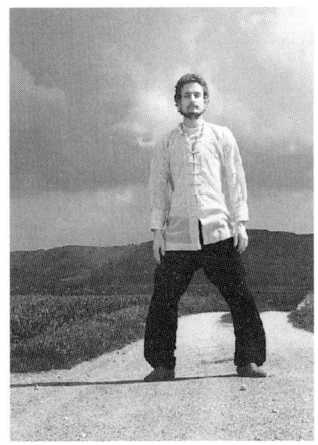

1

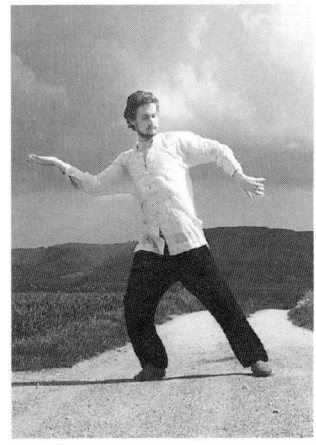

4

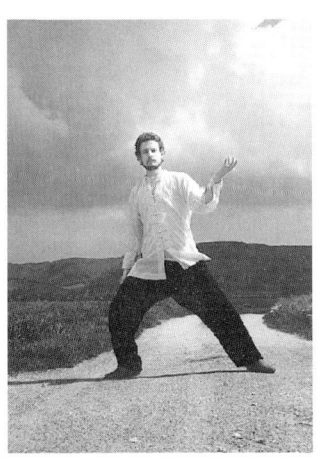

2

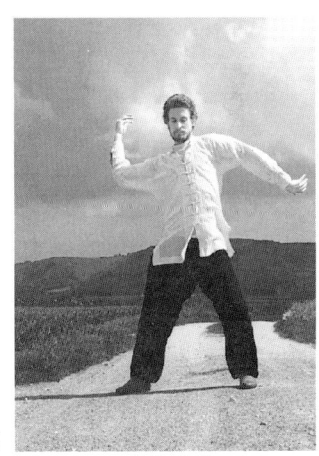

5

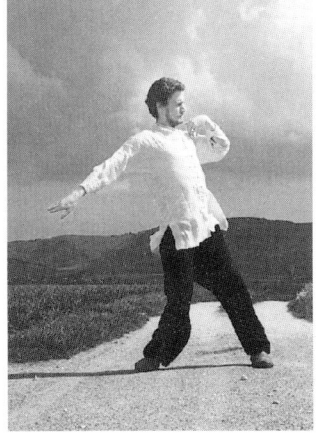

3

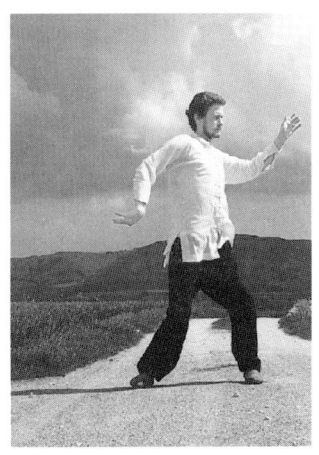

6

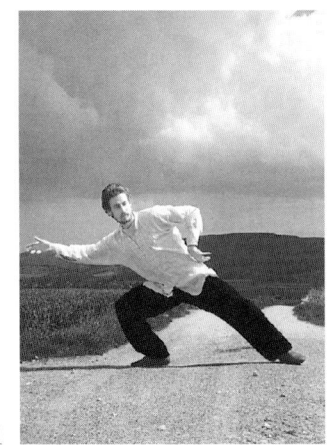

1

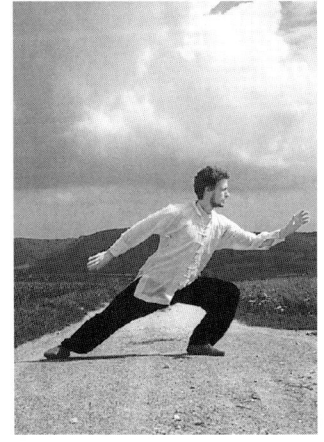

2

3

230

Die Tigerübung

Der Tiger ist der Inbegriff der ästhetischen und ungebändigten Lebenskraft. Eine Körpermasse, die sich mit einer schwungvollen Leichtigkeit bewegt und absolut locker und unverkrampft wirkt. Ein Tiger ist nicht böse, sondern kraftvoll. Wenn Sie während der folgenden Übung zum Tiger werden, dann nehmen Sie sich seine Lebenskraft und seinen Schwung zum Vorbild. Konzentrieren Sie sich auf das unbezwingbare Kraftpotential Ihrer Knochen. Bewegen Sie sich mit Leichtigkeit und ziehen Sie während der Übung die Kraft in die Knochen. Der Tigerknochen gilt als sehr hart und aufgeladen. Tigerknochenpräparate gelten neben den stark mit Qi aufgeladenen Hirschgeweihen als die vitalisierendsten Tonika. Man sollte jedoch nicht der Tiere Lebenskraft verzehren, sondern von deren Energiefluß lernen.

Stellen Sie sich in die Grundhaltung, heben Sie die Hände langsam entlang Ihres Oberkörpers, die Handgelenke ganz locker, greifen Sie mit den Händen auf Brusthöhe langsam nach vorne, greifen Sie die Naturkraft und ziehen Sie die nun lockeren Fäuste ganz locker in Richtung der Oberschenkel bzw. lassen Sie die Arme langsam sinken. Darauf heben wir die Hände wiederum langsam, diesmal nicht um zu greifen, sondern wie wenn wir einen großen imaginären Ball von uns wegdrücken oder eine Sache aus uns »hinausstoßen« würden. Eine sehr empfehlenswerte Übung.

Tiger, Du Symbol der ungebändigten Kraft, lehre uns die Eleganz und Weichheit Deiner Bewegung. Lehre uns Deinen Ausdruck, Deinen Blick. Lehre uns die Kraft Deiner Knochen. Gewähre uns Deine Welt der Wahrnehmung, nimm uns an als Deine Schüler.

Der Tiger, König des Dschungels, Meister der kraftvollen Eleganz. Seine Knochen sind in China wegen ihrer heilenden und stark tonisierenden Wirkung sehr begehrt.
Während des Studiums der Bewegung des Tigers achte man auf seine scheinbare Leichtigkeit und Eleganz.

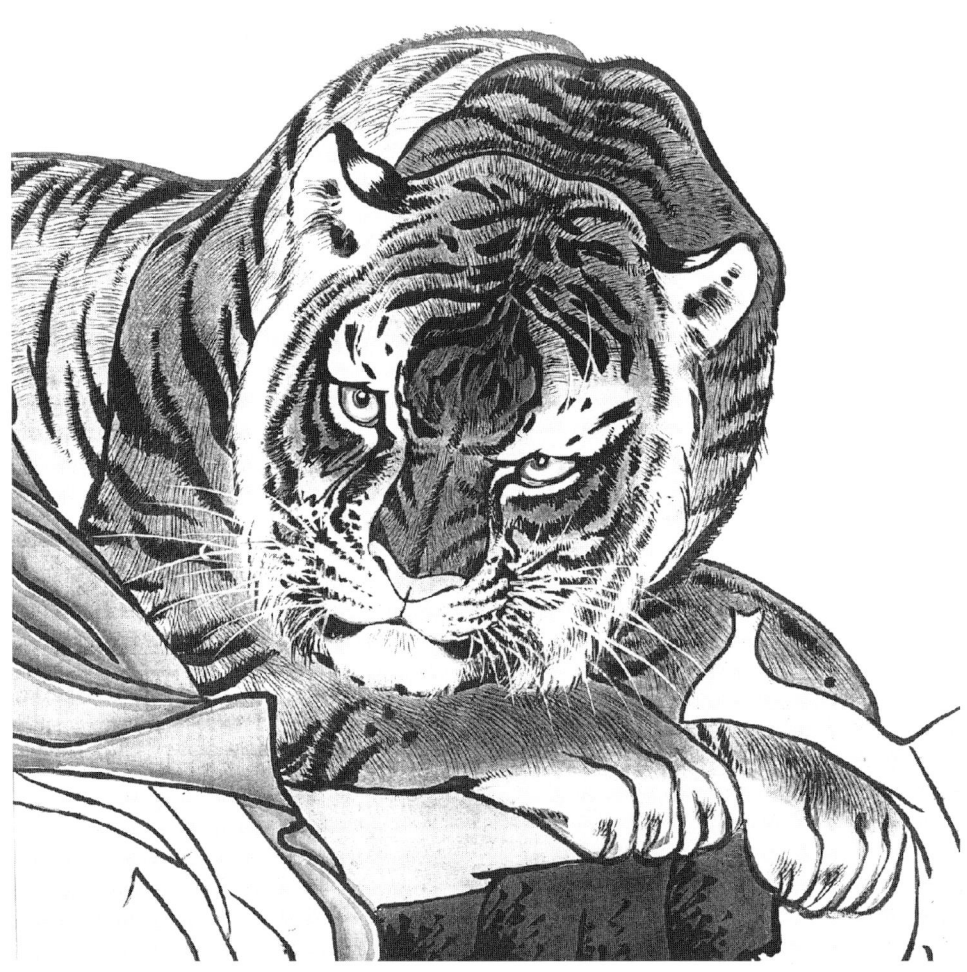

老虎開門

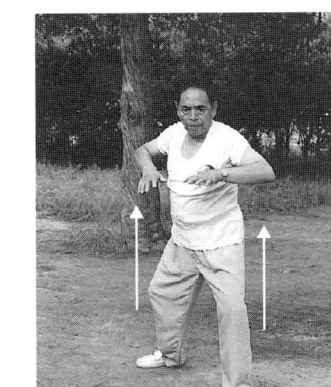

1

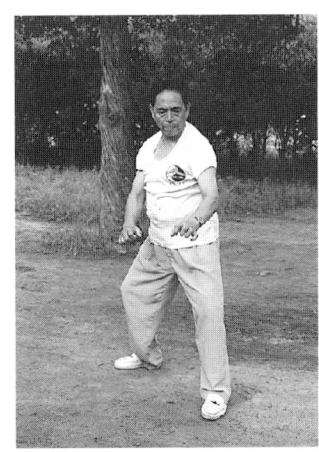

4

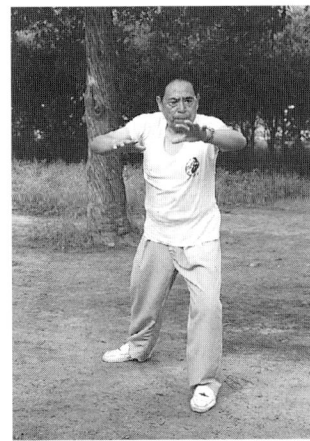

2

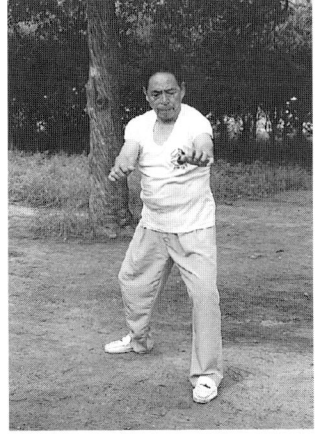

3

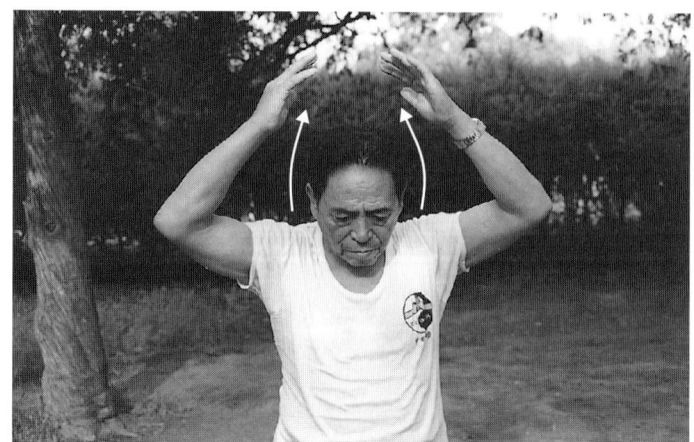

1

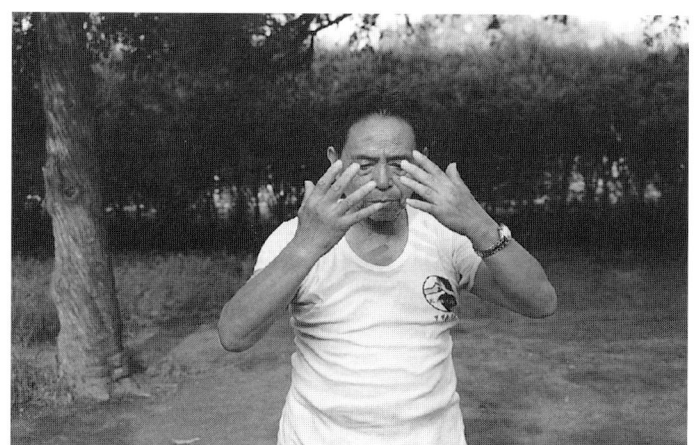

2

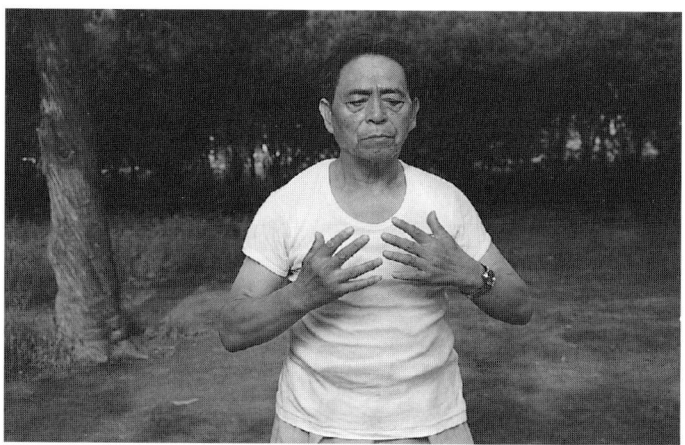

3

Die Katze wäscht sich den Kopf

Dieses ist nicht nur eine gute Übung für Katzenliebhaber, sie eignet sich vielmehr für alle Menschen, insbesondere für Menschen, die unter häufigen Kopfschmerzen, Unausgeglichenheit, Haarausfall, Nackenstarre und Stoffwechselstörungen leiden. Kurz: diese Übung sollte immer wieder in ein Programm mit einbezogen werden, um den Energiekreislauf zu aktivieren.

Man steht entspannt in der Grundhaltung und hebt die Hände mit den Handflächen am Körper langsam zum Nacken, zieht einen fließenden Kreis über den Hinterkopf zur Stirn und zum Thorax. Danach geleitet man die Hände erneut fließend zum Nacken über den Hinterkopf zum Thorax etc.

Jedesmal, wenn man in dieser Übung mit den Händen beim Brustkasten angelangt ist, kann man – anstatt wieder direkt zum Nacken zu kreisen – das Qi auch jedesmal zum Zinnoberfeld hinter dem Bauchnabel sinken lassen, indem man es mit den Händen dorthin geleitet. Dann sähe die Übung folgendermaßen aus: Handflächen zum Nacken, in weitem Bogen über den Hinterkopf und die Stirn zum Thorax, das Qi nun dort sammeln und zum Zinnoberfeld sinkenlassen. Man sieht: für ein und dieselbe Übung gibt es immer mehrere Möglichkeiten der Ausführung.

9. Ergänzende Übungen

Unter den ergänzenden Übungen behandeln wir das Waschen des Wirbelsäulenmarkes und die Massage der sprudelnden Quelle, des ersten Nierenpunktes, der die Erdkraft sprudeln läßt. Außerdem beschreiben wir den großen Körperkreislauf, eine essentielle Massageform des großen Kreislaufes der Kraft. Zuletzt noch das entspannte Klopfen des am meisten tonisierend und aktivierend wirkenden Akupunktes, des »Zusanli« Magenmeridianpunktes 36, sowie der seitlich an den Beinen liegenden Gallenblasenpunkte, die den Kreislauf und die Entspannung der Beine und Hüfte anregen.

Die Sprudelnde Quelle

Beginnen wir mit der »Sprudelnden Quelle«. Dieser essentielle Akupunkt liegt leicht unterhalb der Fußballen. Massieren Sie die Sprudelnde Quelle am besten morgens, wenn Sie aufstehen, in beiden Richtungen mit der Daumenkuppe mit kreisenden, entspannten Bewegungen. Stellen Sie dabei die Verbindung zwischen der sprudelnden Quelle und Ihren Nieren her. Durchfluten Sie Ihre Beine mit Ziel Nieren voller lichter Erdkraft. Acht, vierundzwanzig oder vierzigmal bei beiden Füßen in beiden Richtungen. Es ist generell wesentlich, alle Kreisläufe jeweils nicht nur in einer Richtung zu zelebrieren, sondern in beiden Richtungen, um so dem Organismus zu ermöglichen, autonom die entsprechende Qualität von Kraft aufzunehmen.

> *Im Uhrzeigersinn erzeugen wir aktive Yang-Kraft,*
> *im Gegenuhrzeigersinn passive Yin-Kraft.*

Dieses wußten auch die Druiden und gingen so weit, darauf zu achten, im Uhrzeigersinn zu gehen, wenn sie ein Ereignis positiv beeinflussen wollten, und im Gegenuhrzeigersinn, wenn sie jemandem Schaden zufügen oder ein Zuviel an Energie abschwächen wollten.

Das Waschen des Wirbelsäulenmarkes

Zum Verständnis des Waschens des Wirbelsäulenmarkes stelle man sich zuerst noch einmal vor, was die Wirbelsäule bedeutet. Die Wirbelsäule ist des Menschen zentraler Kraftspeicher, Blutspender, Schaltstation der Nerven und Fundament des physischen Tempels; kurz: die Wirbelsäule ist der Schlüssel zu Gesundheit, Lebenskraft und spiritueller Entwicklung; deswegen ist es ganz wesentlich, die Wirbelsäule zu pflegen, zu reinigen und aufzuladen.

Hierzu gibt es eine ganze Reihe von möglichen Methoden. Eine Visualisation ist es beispielsweise, sich vorzustellen, eine Flamme brenne am Steißbein, erhitze das Wirbelsäulenmark und lasse die Unreinheiten durch die Erhitzung verdampfen und das Mark zum Leuchten bringen.

Ich möchte an dieser Stelle jedoch eine simple, aber höchst effiziente Methode erklären, die Wirbelsäule tatsächlich zu »waschen«. Und zwar bildet man mit der rechten Hand eine Faust und legt die Knöchel (Mittelfingergelenke) der ersten Fingerglieder auf eine Stelle oberhalb des Steißbeins des Partners. Das Muster der Knöchel fügt sich wie ein Zahnrad in das Muster der Wirbelsäule. Nun fährt man ohne Druck, sondern nur mit dem Eigengewicht des Armes die Wirbelsäule bis zur Schädelbasis hoch und stellt sich dabei vor, sämtliche Unreinheiten und Disharmonien würden aus dem Mark der Wirbelsäule herausgewaschen. Dann wäscht man von der Schädelbasis zum Steißbein zurück und immerdar von Yin – Steißbein zu Yang – Schädelbasis. Man kann sich vorstellen, oberhalb des Kopfes sammeln sich in einer Blase die »yangisierten« Unreinheiten an und unterhalb der Füße die »yinisierten«. Wenn wir also von unten nach oben waschen, drängen wir den »Dreck« in die Yang-Blase und in der gegenteiligen Bewegung in die Yin-Blase. Die Austrittsstellen des Ätherleibes des Partners sind ca. zehn Zentimeter oberhalb des Scheitels und ca. zehn Zentimeter unterhalb der Füße, dort sammelt sich die polarisierte Unreinheit der Wirbelsäule. Man kann auch jedesmal bei einer Aufwärtsbewegung »zum Himmel« und bei einer Abwärtsbewegung »zur Erde« visualisieren.

Diese Übung soll mindestens fünfzehn Minuten am Stück vollzogen werden, wobei es wie erwähnt wichtig ist, keinen starken Druck auszuüben, da es bald sehr heiß wird, weil die Wirbelsäule sich auflädt. Bei chronisch erkrankten Menschen kann man unter Umständen eine Heilung auch bei fortgeschrittenem Stadium auslösen, muß dann jedoch ein paar Stunden täglich vorgehen, bis die erkrankten Stoffe neutralisiert sind und frische aufgeladene Lichtvitalität für eine Regenerierung sorgen kann. Man soll vor und nach einer Behandlung bei solchen Krankheiten wie Krebs darauf achten, sich selbst gut zu verwurzeln und sich mit Feuer und Wasser zu reinigen; zuerst mit kaltem, fließendem Wasser waschen und nachher in der Sonne trocknen oder intensives Licht visualisieren. Auch sollen die mit

Krankheit aufgeladenen Blasen in dieser Weise neutralisiert werden, dazu kann auch eine Kerzenflamme und das Verspritzen von Wasser dienen.

Die Massage des Großen Körperkreislaufes

Die Massage des großen Körperkreislaufes fängt in der hier beschriebenen Form, mit den Händen auf dem Nacken liegend, an. Legen Sie Ihre Hände entspannt auf Ihren Nacken und lassen Sie die Kraft der Hände mit den Yang-Zonen des Kopfes am Nacken ineinanderfließen. Streichen Sie alsdann entspannt und ohne Druck über den Hinterkopf zur Stirn, über das Gesicht zum Brustbein, fließend über Ihre zentrale Linie, Solarplexus, Wesensmitte bis zum Ansatz der Geschlechtsgegend. Darauf teilen sich die Hände und streichen seitlich über die Hüftgelenke an der Außenseite des Gesäßes die Beine hinunter. Bei den Füßen angekommen, gehen wir an die Innenseite der Füße, streichen über das Fußgelenk die Yin-Seite der Beine hinauf, vereinen die Hände wieder beim Geschlechtsteil und lassen die Kraft vom Geschlechtsteil direkt zu den Nieren fließen, von wo aus wir wellenförmig zu den Brustwarzen und wieder zum Nacken gelangen. Auch diese Übung beinhaltet mehrere Achterbewegungen und ist äußerst wirksam. Beschreiben Sie diesen Kreislauf zumindest fünfmal.

Das Klopfen der Punkte

Bei den klopfenden Bewegungen stehen wir gut verankert in den Oberschenkeln und beugen den Oberkörper so weit nach vorne, wie es notwendig ist, um mit den lockeren Fäusten unterhalb der Knie leicht außerhalb des Schienbeins auf den Magenpunkt 36, dessen Name »Dritter Weiler am Fuße« lautet, zu klopfen. Lassen Sie Ihre Arme in der Bewegung fallen. Indem Sie diese hoch aktivierende Zone klopfen, aktivieren Sie Ihre Verdauung und Yang-Kraft enorm. Klopfen Sie, solange Sie mögen, und lassen darauf die Arme entspannt seitlich hängen und lassen die entspannten Fäuste genau dorthin fallen, wo sie seitlich auf die Beine treffen. Als letztes noch die Mitte des Gesäßes klopfen, und Ischias und Arthrose werden Sie meiden.

Dies war eine kleine Auswahl von Aufbauübungen einer Kunst, die grenzenlos ist. Ich befürchte, daß internationale Entwicklungen das Qigong in eine westliche »Künstlichkeit und Sterilität« führen könnten. Dies ist jedoch nur dann möglich, wenn genügend künstliche und sterile Menschen ein System kopieren wollen. Deshalb ist es mir ein Anliegen, daß Sie, lieber Leser und Übende, sich auf die

Forschungsreise in Ihr Inneres begeben und nicht aufgeben, für Ihre Natur und die kollektive Natur zu wirken.

Klopfe mit der hohlen Hand Deinen Körper aus wie einen verstaubten alten Teppich und sieh, wie bei jedem leichten Klopfen der alte abgestandene Staub aus Deinem Wesen weicht ...

... sammle den Atem im Bauchnabel und halte ihn dann solange es geht und noch ein wenig länger und länger bei guter Gesundheit und dann schüttle den Körper und schüttle und schüttle, daß alles sich vermischt, auch die Hirnmasse und Augäpfel und Knochenmarksflüssigkeit, vermische alles beim Schütteln, bis Du Dich vergessen hast ... dann lasse die Befreiung des Schultergürtels folgen und ziehe die Kraft in die Welle ...

... und klappere 37mal mit den Zähnen um dann zu sammeln den Speichel und lade ihn auf mit dem Lichte des Atems den Du staust in dem Speichel und lasse den Speichel werden fünf Perlen die Du gleiten läßt nacheinander in die Mitte wo Du befruchtest Dein Ei des Ursprünglichen

10. Die Sammlung des Inneren Elixiers

Die Zentrierung der Kosmischen Schwingung

Die Zentrierung der kosmischen Kraft beinhaltet den Schlüssel zu sämtlichen Prozessen der inneren Alchimie. Wenn Sie die vorbereitende Übung, die sich auch »Mensch ohne Kopf« nennt, intensiv über einen längeren Zeitraum üben, können Sie unter Anleitung eines erfahrenen Lehrers eine höhere Stufe des Hunyuan Qigong erreichen.

Der Mensch ohne Kopf meint nichts anderes, als seinen Kopf in den Bauch zu setzen. Wir schauen, hören, riechen und fühlen – aus dem Bauch, der Wesensmitte heraus. Wir lassen aus der Haltung der großen Leere sämtliche Sinne des Kopfes in die Wesensmitte sinken. Dies wird vielen schwerfallen. Lassen Sie sich nicht entmutigen. Versuchen Sie's weiter und legen Sie Ihre Hände dabei übereinander auf den Bauchnabel. Verlegen Sie Ihre gesamte Konzentration in Ihre Wesensmitte hinter Ihren Händen. Man lasse seinen Kopf in den Bauch sinken mit all seinen Aktivitäten und Eigenschaften.

Falls Sie langsam das Gefühl entwickeln, aus dem Bauch zu fühlen und wahrzunehmen, haben Sie Ihren Intellekt und Verstand vergessen und sollten alles weiter loslassen und geschehen lassen, damit sich die große kosmische Schwingung manifestieren kann. Das Unterbewußtsein und Alltagsbewußtsein vereinen sich.

Diese Übung schult außerordentlich die Konzentration und die innere Kraft der Ruhe.

Im Sitzen oder Stehen nun lasse Du sinken Dein Auge bis es angekommen im Bauch und dort sammle den Blick um zu sehen die Mitte der Dinge und lasse nun sinken Dein Ohr in den Bauch um zu hören die Mitte und auch die Nase nun sinket gen Bauch um zu riechen die Mitte nun zum Schluß noch das Herz und sein Rhythmus nun sinket in'n Bauch um zu schlagen die Trommel des Zentrums und vereine die Sinne im Bauche um zu gewähren das Einssein des Lebens von Himmel und Erde und rieche und fühle und sehe und spreche vom Bauch in die Welt und auch sei nun die Mitte wo alles sich zeiget und nur auch von dort aus gesehen vermag

發展內經 內力

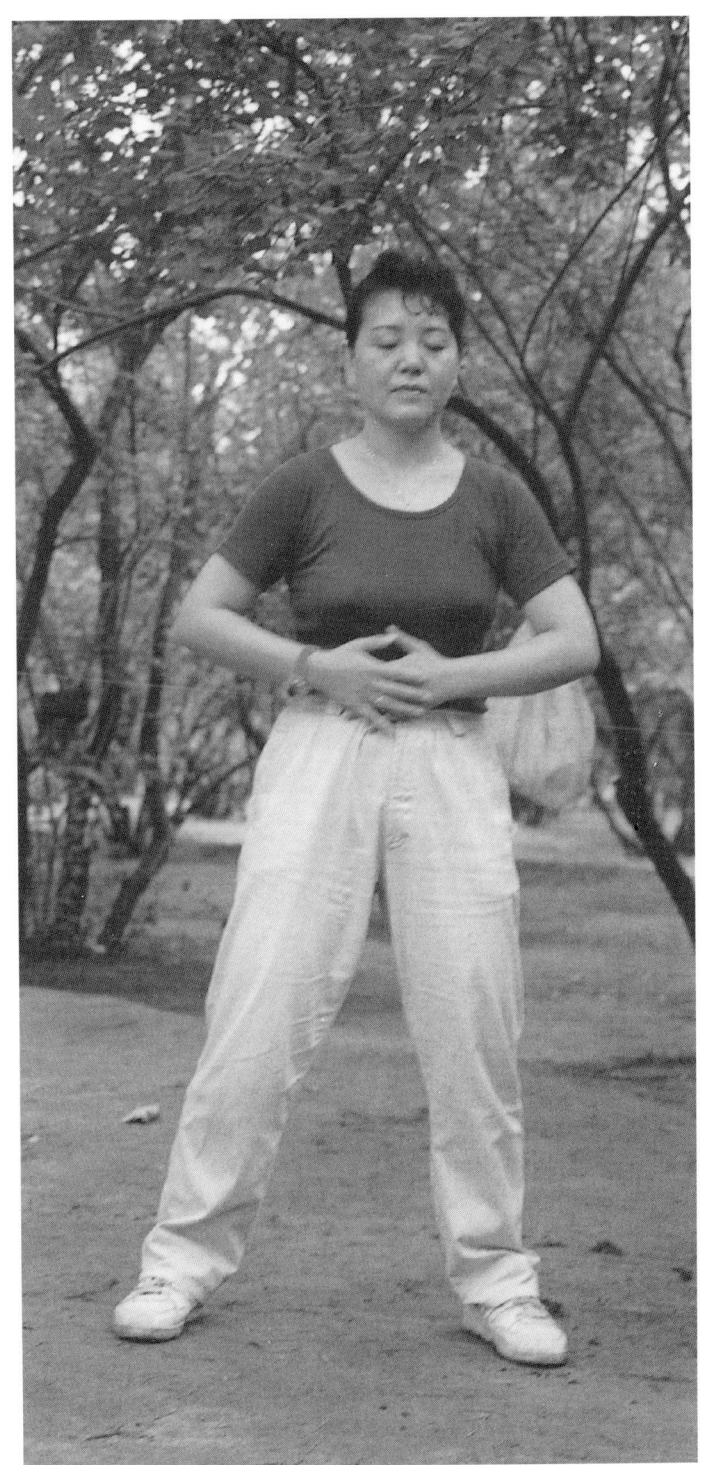

Die Innere und die Äußere Atmung

Die äußere Atmung ist die natürliche Atmung, die autonom geschieht. Wir nehmen lebensnotwendigen Sauerstoff auf, der unser Wasser (Blut) mit der notwendigen Menge an Luft anreichert.

Wichtig ist, daß man die Luft nicht nur, wie üblicherweise, in den oberen Teil der Lungen atmet, sondern die Einatmung so gestaltet, daß sich die Luft im ganzen Oberkörper bis tief in den Bauch ausbreiten kann. Dies ist bei einem verspannten Körper schwierig. Deswegen sind die runden Spiralbewegungen des Hunyuan Qigong so heilsam, weil sie den Organismus in kurzer Zeit in eine elastische Weichheit massieren, die die Funktionsweise des Körpers in eine neue Dimension bringt.

Die innere Atmung hat ein breites Spektrum an Vorgehens- und Wirkungs-bereichen. Die Techniken der inneren Atmung sollten erst geübt werden, wenn bereits eine gute Verfassung und Erfahrung des Übenden vorhanden ist. Viele eso-terisch interessierte Menschen machen meiner Meinung nach meistens den Fehler, viel zu früh, ohne eine gute Basis der Körpertransformation zu haben, mit inneren Techniken zu experimentieren. Dasselbe gilt auch für die Kampfsportler, die ihre Atemkraft meistens während einer Aktion verbrauchen. Wenn der Atem verbraucht wird, kann die innere Kraft nicht aufgebaut werden, und eine Aktion beschränkt sich auf die grobstoffliche materielle Ebene; erst wenn eine Aktion aus der Wesensmitte erfolgt und der Atem der inneren Kraft untergeordnet ist, entspringt die Aktion aus dem höheren Körper, auf feinstofflicher Ebene. Die physische Kraft wird so nicht verbraucht, sondern im Gegenteil aufgebaut. Viele der Kundalini- und Chakra- oder Heilungsmeditationen Betreibenden betrügen sich selbst, da sie häufig das unab-dingbare natürliche Geschehenlassen, das sich mit der Zeit entwickelt, wenn man durch seinen Körper erfährt, vernachlässigen – den Körper als irdische Täuschung zu ignorieren anfangen, da kein Nährboden, keine Basis vorhanden ist, worauf solche energetischen Erfahrungen von selbst geschehen können. Meiner Erfahrung nach öffnen sich beispielsweise Chakren automatisch, wenn die Kraft kreist. Also muß man sich einmal mehr fragen: Soll ich mit ein paar Blumenblüten spielen, oder öffne ich mich für den Kreislauf der großen Naturkraft?

Sie können sich an ihrem Kopf einen Lotus vorstellen. Sie können sich jedoch genausogut eine Tulpe oder eine Rose vorstellen. Es funktioniert genauso. Genau-genommen können Sie sich vorstellen, was Sie wollen, wenn Sie daran glauben, wird es funktionieren. Was ich mit all dem sagen will, ist, daß wir selbst es sind, die alles erschaffen können in unserer Visualisation. Deshalb ist der Sinn von alten weisen Schriften, sich von ihnen inspirieren zu lassen, eigene Erfahrungen zu machen, und nicht Systeme zu kopieren und aus ihrem Zusammenhang zu reißen.

Die Innere und Äußere Atmung

呼
吸
内
呼
吸
外
呼
吸

Der Naturforscher erlebt den Kosmos zuerst im kleinen, in sich selbst und seiner Umgebung. Auf der Erde experimentiert der Daoist, um die kleinen Dinge, die auch den Schlüssel der Geheimnisse der großen Dinge bergen, zu erkunden. In dieser Art sammelt man die praktische notwendige Erfahrung, die großen Dinge zu erleben. Der Atem und der Herzschlag geben den Rhythmus an, den Gang des Lebens zu erkennen. Wenn wir jedoch den Atem mit unserem verstandesmäßig belasteten Willen befehligen, verbrauchen wir Energie, anstatt sie aufzubauen.

Die natürliche Atemschulung, die den Atem nicht kontrolliert, sondern in seiner ureigenen Rhythmik unterstützt, ermöglicht eine solide Basis für eine echte Reinigung und Transformation. Den Atem zu befehligen kommt einer Befehligung des Dao nahe. Wenn Sie bewegungslos sitzend oder stehend meditieren und von Anfang an den Atem kontrollieren wollen, verhindern Sie die spontane Wahrnehmung, und die ersehnte Gedankenleere ist schwer zu erreichen. Erst wenn Sie sich vergessen können und somit auch Ihren Atem vergessen, kann die Natur in Ihnen wirken. Die Bauchatmung und Gegenbauchatmung sind erst sinnvoll bewußt zu üben, wenn Sie diese Phänomene spontan erleben. Die Bauchatmung ist die natürliche Atmung, die tief in den Bauch erfolgt. Beim Einatmen strömt die frische Luft tief in den Bauch, und die Bauchdecke hebt sich, beim Ausatmen zieht sich die Bauchdecke wieder ein. Die Gegenbauchatmung gestaltet sich genau umgekehrt: Beim Einatmen läßt man die frische Luft ebenfalls tief in den Unterbauch strömen, zieht die Bauchdecke jedoch gleichzeitig an, was ein zusätzliches isometrisches Element der Bauchmuskulatur zeitigt. Diese Form der Atmung ist höchst vitalisierend, man kann so eine starke Vermehrung von Qi produzieren. Die zweite Variante setzt jedoch ein sehr fortgeschrittenes Körpertraining voraus und eine praktische Kenntnis der wesentlichen Akupunkte wie dem Tor des Lebens (mingmen).

Nach meiner Beurteilung haben die allermeisten der im Westen Qigong-Übenden diese Voraussetzungen nicht und sollten deshalb diese Techniken wie auch den mikrokosmischen Kreislauf unterlassen, da die Grundlagen fehlen. Dann, wenn die Grundlagen erarbeitet sind, wird man die Gegenbauchatmung während des Übens automatisch spüren, denn es handelt sich um eine peristaltische Spiralbewegung – die Grundlage des Hunyuan-Taiji-Gongfu. Ich erlebe immer wieder Schüler, die früher bei namhaften, auch asiatischen Lehrern Taijiquan, Qigong oder andere Formen des Kampfsportes oder der Meditation praktiziert hatten und durch den Fehler der Atemkontrolle in der Anfängerstufe vielleicht Energie entwickeln konnten, diese aber nicht frei fließen lassen konnten, da sich die äußere und die innere Aktion nicht natürlich und einheitlich entfalten konnten. So wurden physische und psychische Blockaden nicht aufgelöst, sondern lediglich überdeckt. Um die innere Kraft (Neili) entwickeln zu können, braucht es die Bereitschaft, über seinen Schatten und seinen Schmerz springen zu lernen.

Eine einfache und für Anfänger empfehlenswerte Übung der inneren Atmung ist die Vorstellung, beim Einatmen reine Luft, Kraft und Vitalität aufzunehmen. Bei der Ausatmung läßt man die störenden und dreckigen Emotionen ausströmen, zuerst mit der Lunge, dann mit dem ganzen Körper. Nehmen Sie beim Einatmen frische Energie in die Poren auf (am besten nackt und bei offenem Fenster) und atmen Sie Unreinheiten aus den Poren hinaus. Schon Zhuang Zi, ein daoistischer Philosoph, meinte vor langer Zeit, intelligente Menschen atmeten durch die Füße. Wenn Sie, in der Grundhaltung stehend oder in aufrechter Haltung auf einem Stuhl sitzend, Kraft aus dem Zentrum der Erde durch Ihre Füße bis in Ihre Wesensmitte oder sogar bis zum Scheitel hinaufatmen, wenn Sie dies in einer natürlichen und spontanen Weise tun, wird Sie das vollkommen entspannen, und Ihr Atem wird sich allmählich von selbst verlangsamen. Sie können im Prinzip bei geduldiger Übung in jedes erdenkliche Körperteil hineinatmen und Licht in geschwächten Organen stauen, was sehr heilsam ist.

Eine essentielle daoistische Knochenmarksreinigung ist es auch, mittels der inneren Atmung beim Ausatmen die Unreinheit im Knochenmark als dunkle, verdreckte Energie auszuatmen, die sich beispielsweise in einer schwarzen Kugel sammelt, während man strahlendes Licht in die Knochen hineinatmet. Dies ist eine ungeheuer kraftvolle und wirksame Meditation, die sehr energetisierend, reinigend und transformierend wirkt.

Für die Atemfrequenz in der Meditation ist der eigene Herzschlag der beste Kompaß. Beginnen Sie beispielsweise zwei Herzschläge lang in die Wesensmitte einzuatmen und während zwei Herzschlägen die Luft wieder ausströmen zu lassen. Sie können Monat für Monat bei guter Praxis die Dauer der Atemfrequenz gemäß der Anzahl von Herzschlägen steigern. Eines Tages sollte man, während Sie meditieren, eine Taubenfeder vor Ihre Nase halten, ohne daß sich die Feder bewegt.

Viele esoterische Therapeuten geben vor, ihre Patienten mit Qi, Licht oder was auch immer aufzuladen. Meine Erfahrung deutet jedoch darauf hin, daß man eine intensive Selbsterfahrung in diesem Bereich benötigt, bevor man dies an Patienten versucht. Weiter sage ich, daß man einem Patienten vor allem beibringen sollte, solche »Heilungen« selbst zu trainieren, was einer echten Klärung der Ursache näherkommt. Manchmal ist eine Kombination sinnvoll. Ich selbst beispielsweise habe die Kunst der Akupunktur von einem authentischen Lehrer so erfahren, daß ich mir anfangs sämtliche wichtigen Akupunkte, auch am Hinterkopf und zum Teil am Rücken, selbst genadelt habe, bis ich sattelfest genug war, dies bei anderen zu tun. Das war eine ziemlich krasse Erfahrung, da ich Nadeln verabscheute, mich mit viel Zeit aber immer mehr mit ihnen anfreunden konnte. Auf andere Techniken der inneren Atmung werden wir in den folgenden Kapiteln noch zu sprechen kommen.

Atme Dich in alles was Du willst – der Atem ist einer der Schlüssel der Verwandlung des Körpers mit dem Geist – atme und orientiere Dich am Herzschlag der Deine innere Trommel ist und verlangsame langsam die Frequenz, beginne mit zwei Herzschlägen einatmen und vier ausatmen, wenn dies natürlich und ohne Anstrengung geschieht steigere langsam und behutsam die Kraft
Atme bis Du nicht mehr atmen kannst – bis es von selbst atmet

Die Ausdehnung der Inneren Kraft

Die Ausdehnung der inneren Kraft setzt voraus, daß innere Kraft vorhanden ist. Jahrelanges kontinuierliches Training, am effektivsten die bewegungslosen Meditationen, sind Voraussetzung. Die folgende Übung können Sie in jeder Position an jedem Ort machen.

Sammeln Sie in Ihren Augen so viel Licht, daß Ihre Pupillen die Ausstrahlung von zwei kleinen Sonnen stauen (ohne heiß zu sein). Darauf leuchten Sie mit Ihren strahlenden Augen in Ihr Inneres. Konzentrieren Sie in Ihrer Wesensmitte einen kleinen Ball und verdichten Sie darin zunehmend das Licht. Wenn der Lichtball genügend ausgebildet ist, vergrößern Sie den Ball mit jedem Ausatmen. Beim Einatmen verdichten Sie jedesmal erneut Licht im Ball und dehnen diesen beliebig aus. Die Atmung muß unbedingt natürlich sein, und Sie sollen bei dieser Übung in einer guten Verfassung sein. Sie können den Ball dorthin senden, wo Sie es als notwendig empfinden.

Speise den Ball des Atems und Lichts zur Kraft des Leuchtens geschickt zur Transformation

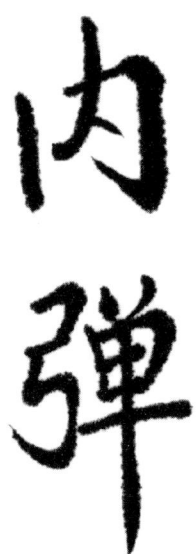

Der Bauchkosmos

Der Bauchkosmos baut auf das Zentrieren der kosmischen Schwingung auf. Während wir bei den vorgängigen Übungen auch auf die wechselseitigen Wahrnehmungsformen von unten und oben, hinten und vorne, innen und außen, vertikal und horizontal achteten und von der inneren »kleinen« Wahrnehmungsebene sprachen, gehen wir in der folgenden Übung aus dem inneren Kreislauf in den äußeren Kreislauf und kommen in eine Sphäre, wo letztendlich innen nicht mehr von außen unterschieden werden kann.

Aus der Haltung und dem Gefühl des Zentrierens der kosmischen Schwingung nehmen wir unsere Haltung ein, um in den Bauchkosmos zu gelangen. Voraussetzung für diese Übung ist, daß Sie Ihren physischen Kopf in seiner Aktivität nicht mehr im Kopf spüren, sondern tatsächlich anfangen, aus Ihrer Mitte zu spüren und zu agieren.

Bilden Sie gedanklich wie bei der Ausdehnung des mittleren Kreises in Ihrer Wesensmitte ein konzentriertes Prisma. Während Sie nach wie vor Ihre Hände vor Ihrem Zentrum halten, fangen Sie an, aus Ihrer innersten Mitte heraus das Prisma in eine anfangs ganz subtile und gemächliche Spiralschwingung zu visualisieren. Synchron dazu entfalten Sie diese Spiralschwingung auch in der äußeren Bewegung, anfangs massierend mit den Händen, ohne Druck – nur mit dem Eigengewicht und Schwung der Arme. Spürbar fängt der Bauchkosmos an, sich auszudehnen. Die Spiralbewegung wird immer größer, aus dem ursprünglichen Prisma entsteht eine grenzenlose Milchstraße, die Hände verlieren ihren Körperkontakt und beschreiben immer größere Kreise. Wenn die Zeit gekommen ist, lassen Sie den unbegrenzt ausdehnbaren Bauchkosmos wieder in seine ruhende Schöpfungsposition fließen, bis in Ihrem Wesenskern zwischen Bauchnabel und Wirbelsäule wieder das Prisma leuchtet.

Den Bauchkosmos läßt man in beide Richtungen drehen. Für die Damen ist es vorteilhaft, sechsunddreißigmal im Uhrzeigersinn und vierundzwanzigmal im Gegenuhrzeigersinn zu kreisen, und bei den Herren umgekehrt. Aber auch hier – wer sich tatsächlich natürlich in der Natur bewegt, bewegt sich nicht und kann auch nicht zählen, sondern es bewegt und es zählt von selbst.

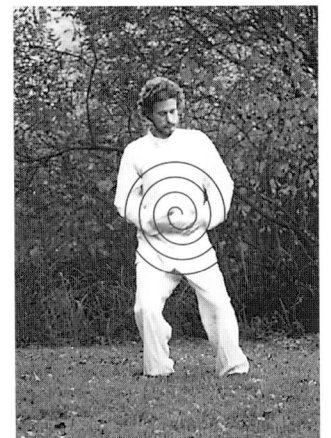

1

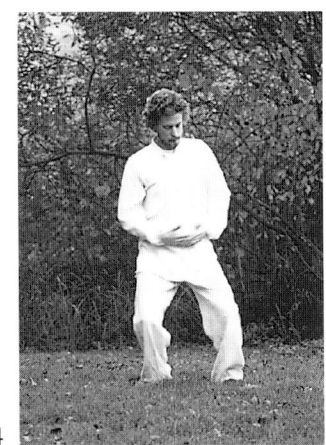

4

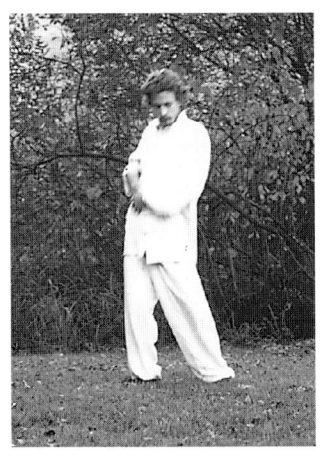

2

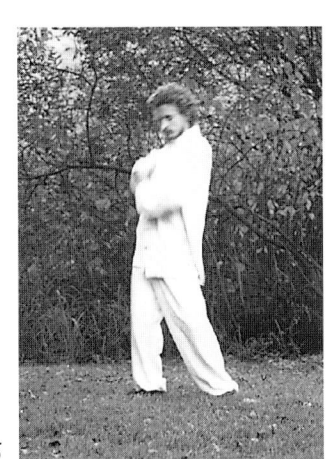

5

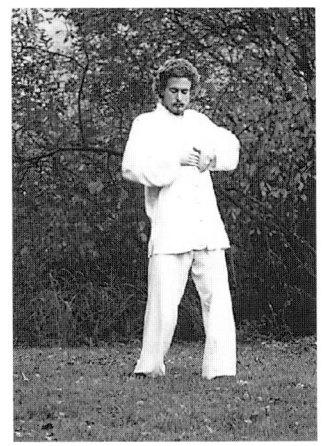

3

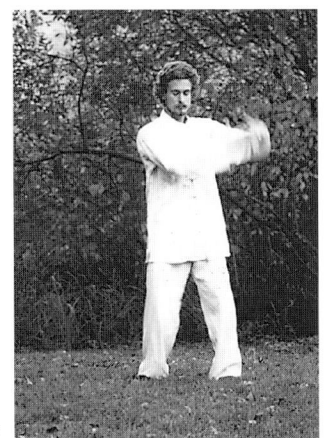

6

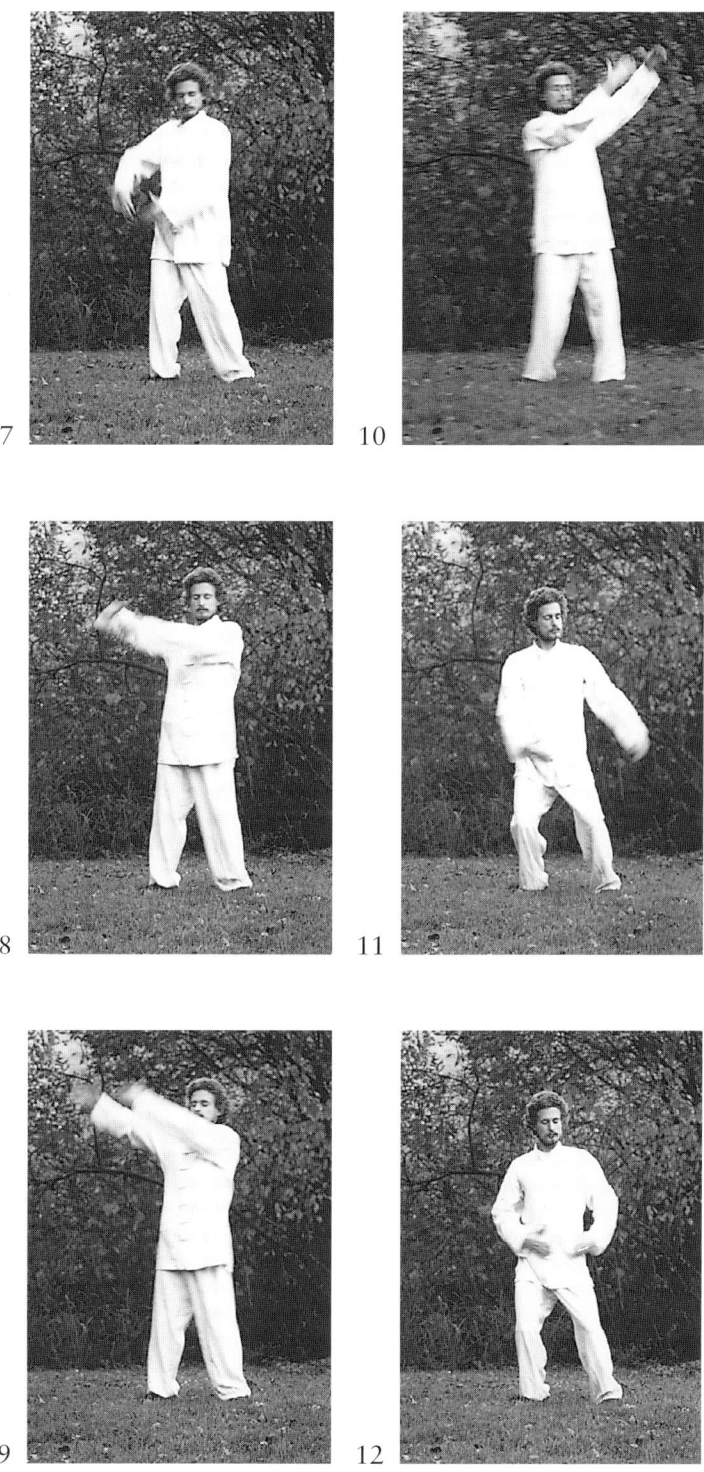

7

8

9

10

11

12

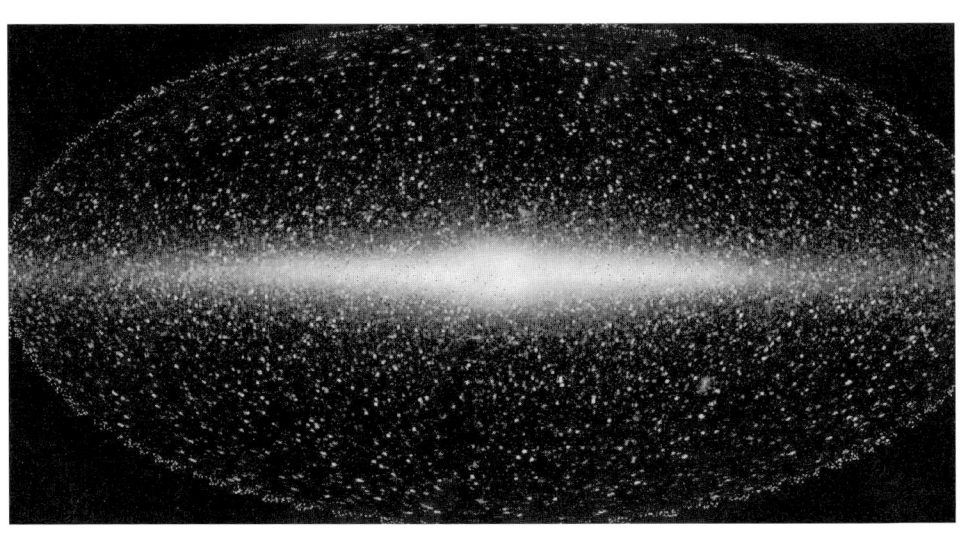

Wenn sich Dein Prisma in Deinem Bauch zu regen anfängt, habe keine Angst, folge der kosmischen Spirale gleich der Milchstraße und werde Schöpfer im Universum, laß dich tragen von der unendlich werdenden Spirale, die ihr Zentrum in Deiner Wesensmitte zeugt. Zeuge einen neuen eigenen Kosmos, Deinen Kosmos – mit Deinen Planeten und Deinen Sonnen und Monden – kehre jedoch jedesmal wieder an Deinen Ursprung zurück – Deine Wesensmitte – Deinen Bauchnabel – den Ort der Dich schon immer ernährte seit der Entstehung in Deiner Mutter Mitte

11. Der Gesang der Fünf Elemente

Bei den Wandlungsphasen der fünf Elemente Feuer, Erde, Metall, Wasser und Holz, die sich gegenseitig in verschiedenen Beziehungen beeinflussen, geht es mir nun weniger um die Beeinflussungsmuster als darum, wie der Übende mit den Elementen in der ersten Stufe arbeiten kann.

Die Erde steht im Zentrum der fünf Wandlungsphasen, der Milz und Magen zugeordnet werden. Im Fünf-Elemente- resp. Körper-Geist-Boxen ist es die Technik Hengquan – die Zirkulärfaust.

Im Aufbau anfangs eingehend mit der Kraft der Erde zu arbeiten ist unumgänglich. Ohne Wurzeln kann kein Baum (be-)stehen. Die Erdanziehung wird aber auch gut bei Gehtechniken erfahren, wenn man mindestens eine Viertelstunde enorm langsam, doppelt so langsam wie Zeitlupe, geht. Gut in den Beinen verankert, und der ganze Körper in einem Stück koordiniert, mit dem Yi geradeaus rasiermesserscharf ausgerichtet. Auch Übungen wie das Gleiten um den Baum entlocken aus der Erde einen Wirbel von Kraft, der sich in den Himmel entwickelt. Aus der Erde entnehmen wir alles, was wir für unser physisches Leben benötigen, deshalb wird Milz und Magen (Umwandlung von Nahrung zu Kraft und Blut) in der daoistischen Medizin auch eine zentrale Rolle beigemessen.

Zur Erde gehören auch die höher schwingenden, dem Himmel zugewandten Teile unseres Planeten, die Berge. Viele sensible Menschen zieht es in die Berge, um ein einfaches und in sich gekehrtes natürliches Leben zu führen. Die Berge sind auf der Erde die Yang-Ebenen zusammen mit den Drachenadern, den Kraftlinien unseres Planeten. Viele unserer Ausbildungsseminare führen wir in den Alpen durch, da dort die Naturschwingung noch pur ist. Elektrosmog und Psychosmog werden von den Bergen und den Bäumen (ebenfalls Yang) neutralisiert, insofern man sie nicht zerstört, sondern unterstützt. Jeder Mensch, der mit der Natur kommuniziert, fördert deren ausgleichende Kraft. Auch die Mutter Erde braucht des Naturforschers Hingabe und Respekt. Die Erde lokalisieren wir in der Meditation im Unterbauch oberhalb der Geschlechtsteile.

Wenn Sie frühmorgens um fünf Uhr in die Natur pilgern, können Sie eines der vielen großen Wunder erleben, wie dunkel zu hell wird, Yin sich zu Yang transformiert, die Erde anfängt, den Rhythmus des Tages anzustimmen. Wenn Sie in der Frühe draußen stehen, erleben Sie den Schlaf und die Ruhe der materiellen Welt (Yin), und irgendwann fängt ein einzelner Vogel zu zwitschern an. Danach kommt ein weiteres Knistern eines anderen Tagtieres im Wald dazu. Sie haben den Kosmos

五行方法

in seiner puren Leere erlebt, und jetzt fängt die Aktivität Schritt für Schritt an, ihre Symphonie zu spielen. Die Sonne schickt ihre ersten Lichtsegmente auf die erwachende Erde. Alles paßt zusammen, fügt sich zusammen – baut sich auf, um sich wieder auszuruhen – pulsiert. Yin wandelt sich zu Yang im ewigen Kreislauf der Gezeiten des Kosmos.

Des Nachts ist es nicht so, daß alles schlafen würde. Im Gegenteil üben viele Meister der inneren Kampfkunst nachts, wenn die »Yin-Naturgeister« ihre Zeit haben und die Nachtschattengewächse ihre Blüte genießen. Zum Beispiel trainierte Guo Yunshen, ein großer Xingyiquan-Meister seiner Zeit (Meister von Wang Xianzhai, des Gründers des Yiquan oder Dachengquan – der Boxkunst der großen Vollendung), meistens nachts auf einem Friedhof. Dies war für ihn offenbar der ruhigste und angenehmste Platz in einem hektischen Umfeld. Großstädte können sehr laut sein. Die Nacht ist rein. Ich habe in meinem Garten Nachtkerzen; sobald die Abenddämmerung hereinbricht, kann man das Wunder erleben, wie sich die Blüten der Dunkelheit zuwenden und öffnen. Ist es möglich, daß in der Dunkelheit das hellste Licht enthalten ist, während das Licht den dunkelsten Schatten birgt?

Das Metall, das der Erde erwächst, entspricht Westen, der Lunge und dem Dickdarm. Piquan ist seine Technik, die Grundtechnik aus dem Stehen der drei Wunder. Die Eigenschaft von Piquan ist das Spalten wie mit einer Axt (im Kampf).

Aus dem Metall entsteht durch die schmelzende Eigenschaft des Feuers auf das Metall das Wasser. Wasser ist im Winter, im Norden am aktivsten. Seine sensibelsten Organe sind die Niere und die Blase. Des Wassers Technik ist im Gongfu das Zuanquan, der »Wellenschlag«. In der Übung »Die Wassermeditation« beschreibe ich genau, wie man die Qualität des Wassers in sich aufnehmen kann.

Aus der tränkenden Eigenschaft des Wassers auf die Erde sprießt im Frühling das Holzelement, das für die gesamte Pflanzenwelt steht. Seine Himmelsrichtung ist der Osten, und seine Organe sind die Leber und das »Energiespeicher-Yanghohlorgan« Gallenblase. Die Technik zu den Pflanzen ist Pengquan, der Schlag, der den Gegner frontal durchdringt. Wie man seine eigene Energie mit der eines Baumes synchronisiert und austauscht, haben wir bereits beschrieben. Jede x-beliebige Pflanze kann in eine Hunyuan Qigong Übung einbezogen werden. Jede Pflanze hat ihre eigentümliche Ausstrahlung und dementsprechend auch ihre Wirkung.

Das Holz nährt das Feuer, das im Sommer und Süden seine Stunde hat. Das Herz und sein Energieproduzent, der Dünndarm, sind in der Mittagszeit am aktivsten. Seine Technik ist das Paoquan, das wie eine Rakete oder ein Blitz und wie bei allen

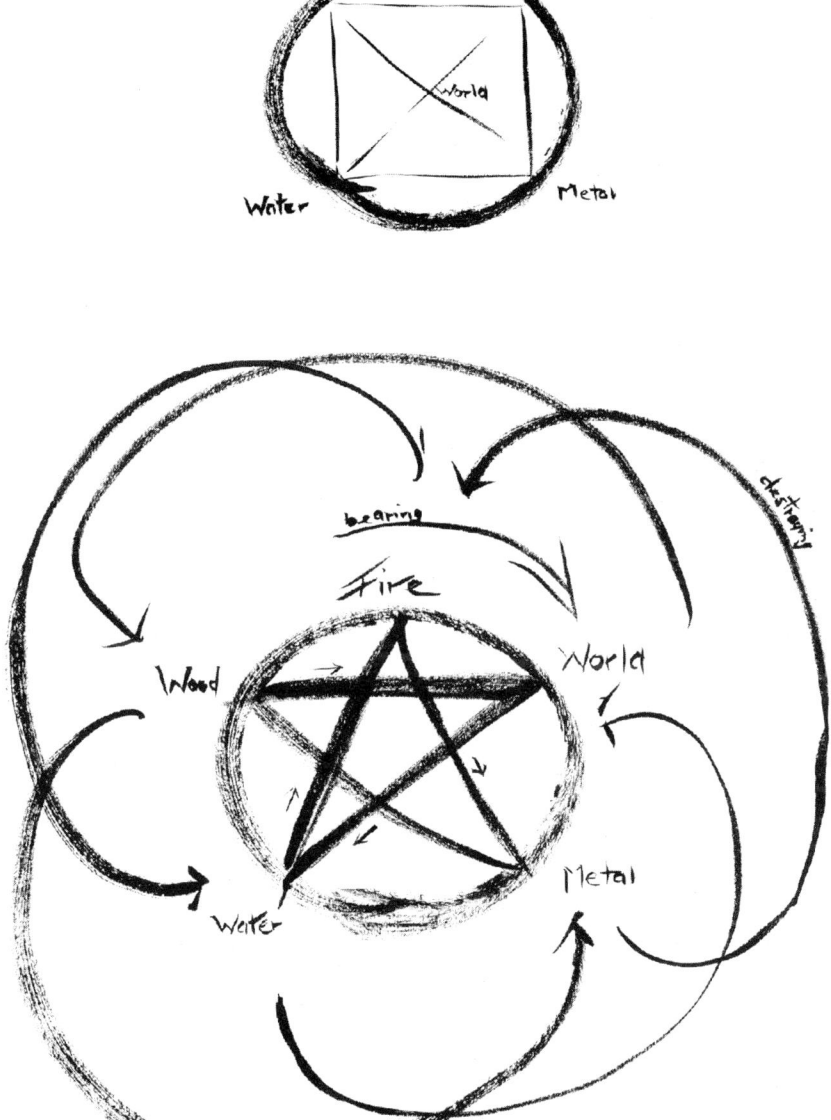

Übungen ungemein locker nach vorne schießt. Es gibt sehr wertvolle Meditationstechniken, wo in die Sonne meditiert wird. Ein Uneingeweihter sollte bei Übungen
nie in die Sonne schauen. Die eigene Unreinheit könnte das nicht zulassen, es kann
zur Erblindung führen, nicht eingeweiht in die Sonne zu schauen. Der Eingeweihte
weiß aber, daß die Sonne in der Mitte schwarz ist und ein Tor zu einer anderen Welt
bildet.

Das Singen der Elementarkraft

Eine sehr simple, aber effiziente Methode, die Intensität der Elementarkräfte wahrzunehmen und selbstheilend im eigenen Organismus anzuwenden, ist das Singen
resp. Rezitieren der heilenden Laute. Dabei stellt man sich auf die Elementarkraft
wie beispielsweise auf die Erde ein, indem man sie sich spontan vorstellt, riecht,
Lehm oder Sand visualisiert und sich dabei auf die Gegend der Milz und/oder des
Magens konzentriert. Dann beginnt man, spontan und im eigenen Rhythmus »die
Erde in Milz/Magen zu atmen«. Dieses kann stehend, sitzend oder liegend geschehen. Danach versucht man, sich auf die ureigene Melodie, auf die ureigene Schwingung dieses Erdkreislaufes einzustimmen. Man kann als Einstimmung die daoistische Grundschwingung des »Chhuuuuu«, oder »Rrhuuuuuuu« wählen, um nach
längerem intensivem Singen – je länger, desto mehr – in die persönliche intime Erd-
schwingung zu gelangen. In der ersten Phase sucht man diese ureigene Schwingung
zu ertasten. In der zweiten Phase strahlt man sie in den Makrokosmos, man singt sie
in die Natur, um die Vernetzung und den großen Kreislauf des Singens zu erfahren.
Anders gesagt, lädt man den Träger der Schwingung, das ist in diesem Falle der Ton,
besser der Oberton, durch die umgebende Natur auf. Die Rückstrahlung (das Feed-
back) unseres Gesanges durch die Natur erst birgt das Ganze und Heilsame mit sich.
Das ist wie ein Energiemolekül, das sich in einer übergeordneten Umgebung aufladen muß, um als Energieträger eine spezifisch katalysierende Wirkung auf einen
chemischen Prozeß im Organismus ausführen zu können (ATP-ADP-Zyklus). So
geschieht es bei allen Formen der wahren Körpertransformation. Erst der Austausch
und die Reflexion mit umgebenden Faktoren ermöglicht die Einsicht der Leere.
  Wenn man nun also den Erdkreislauf durch das Singen dieser Vibration in der
ersten Phase ertastet, die Gravitation der Erdelementarkraft in sich erfühlt, gelangt
der Laut in der zweiten Phase in den großen Kreislauf. Dort lädt er sich auf, gelangt
zur Ganzheit und kehrt kreisförmig zurück. In der dritten Phase integrieren wir nun
diese um den makrokosmischen Kreislauf bereicherte essentielle Schwingung in den
zugehörigen Organen. Je höher der Gesang in seiner Frequenz schwingt, desto
heilsamer wirkt die Übung. Man kann diese hochfrequenten Stimmenfrequenzen

mit den Mantragesängen tibetischer Mönche vergleichen, die teilweise eher wie ein Gong klingen als wie eine menschliche Stimme, da sie auf einer derart hohen oder auch tiefen Obertonfrequenz vibrieren. Wir können diesen überaus heilsamen Prozeß wie folgt zusammenfassen:

1. Gravitation ertasten/erfühlen;
2. Schwingung des Gesanges in den Naturkreislauf aussenden;
3. die aus dem Naturkreislauf zurückkehrende, ganz gewordene Schwingung des Lautes im zugehörigen Bereich (Zinnoberfeld oder Organ) integrieren und speichern.

Vorbeugend in der entsprechenden Jahreszeit die dem jeweiligen Element zugehörige »Organvibration« zu singen, ist eine hervorragende Methode, sich in den Naturzyklus einzufügen und durch die harmonische energetische Resonanz der Organkreisläufe ganzheitliche Gesundheit zu bewirken.

Im Frühling empfiehlt sich in der Phase des Holzes für das Organpaar Leber/Gallenblase der Laut Ssuuuuuu.

Im Sommer empfiehlt sich in der Phase des Feuers für das Organpaar Herz/Dünndarm der Laut Kiööööööööööö.

Im Spätsommer empfiehlt sich in der Phase der Erde für das Organpaar Milz/Magen der Laut Rrouuuuuu.

Im Herbst empfiehlt sich in der Phase des Metalles für das Organpaar Lunge/Dickdarm der Laut Ssschiöööö.

Im Winter empfiehlt sich in der Phase des Wassers für das Organpaar Nieren/Blase der Laut Tschooueeyyyyyyy.

Für das essentielle energetische Zentralorgan der chinesischen Medizin, den sogenannten dreiteiligen Erwärmer, der die medizinisch-energetische Erkennung der drei Zinnoberfelder simuliert, also für die harmonisierende Resonanz der drei essentiellen Zentren gilt der Laut Sssssiiiiiiiiiiiii.

Man kann die Hände über dem jeweiligen Organpaar an den Körper halten, um die Konzentration von Lebensenergie im fokussierten Bereich zu verstärken, oder man legt die Hände direkt vor den Bauchnabel. Die Hände können jedoch auch entspannt an den Seiten des Körpers liegen.

Die Fünf Wandlungsphasen und ihre Entsprechungen in der Natur

	Holz	Feuer	Erde	Metall	Wasser
Zeichen	Drachen	Sonne	Schlange	Tiger	Mondschild-kröte
Metall	Zinn	Quecksilber	Kupfer	Eisen	Blei
Farbe	Grün	Rot	Gelb	Weiß	Schwarz
Planet	Jupiter	Mars	Saturn	Venus	Merkur
Jahreszeit	Frühling	Sommer	Spätsommer	Herbst	Winter
Entwicklung	Geburt	Wachstum	Wende	Niedergang	Tod
Wahrnehmung	Sehen	Schmecken	Tasten	Riechen	Hören
Sinnesorgan	Augen	Zunge	Lippen	Nase	Ohren
Tageszeit	Morgen	Mittag	Nachmittag	Abend	Nacht
Ausdruck	Schreien	Lachen	Singen	Weinen	Wimmern
Stimmung	Wut	Freude	Sorgen	Traurigkeit	Angst
Geschmack	Sauer	Bitter	Süß	Scharf	Salzig
Exkret	Tränen	Schweiß	Speichel	Auswurf	Urin
Gewebe	Bänder, Sehnen	Arterien	Muskeln	Haut, Körperhaar	Knochen, Kopfhaar
Hohlorgan Yang	Gallenblase	Dünndarm	Magen	Dickdarm	Blase
Organ Yin	Leber	Herz	Milz	Lunge	Nieren
Pflanzliche Nahrung	Korn	Reis	Mais	Hafer	Sojabohnen
Tierische Nahrung	Huhn	Schaf	Rind	Pferd	Schwein
Klima	Wind	Hitze	Feuchtigkeit	Trockenheit	Kälte
Richtung	Osten	Süden	Mitte	Westen	Norden

Atme Feuer, atme Wasser, atme Holz, atme Gold, atme Quarz und Rubin, atme Blume und Wind –
Sei Feuer, sei Wasser, sei Luft und sei Baum und Metall – sei Erde und sei, was immer Du willst.

12. Der Weg zur Meisterschaft

Das Leben zweier Meister

Im folgenden möchte ich ein paar Worte von Urvätern sprechen lassen.

Mein Lehrer und geistiger Vater, Großmeister Feng Zhiqiang, mußte schon sehr früh in seiner Jugend arbeiten. In Hebei, nicht allzuweit von Beijing entfernt, arbeitete Feng schon mit zehn Jahren sechs Stunden am Tag, wo es Arbeit gab, denn die Familie war darauf angewiesen. Später erlernte er seinen damaligen Beruf in der Metallbauindustrie. Schon in sehr jungen Jahren lernte er Kampfkunst wie die meisten chinesischen Kinder damals. Als Teenager hatte er bereits ein gutes Gongfu erreicht. Er lernte viel über »Tongbiquan«, die Boxkunst der »Tausend Arme«, wovon auch noch Elemente im alten Schattenboxen enthalten sind. Auch Baguazhang (die Handfläche der acht Trigramme – Yijing) und Xingyiquan erlernte er schon in seiner Jugend. Über seinen wichtigsten damaligen Meister, Hu Yaozhen, den Arzt und Xingyiquanmeister, kam er zu seinem einflußreichsten Lehrer, dem legendären Chen Fake, der nach Beijing gezogen war und bei Hu Yaozhen lebte. Chen Fake war der größte Meister des ursprünglichen Schattenboxens der Familie Chen. Das Schattenboxen hat seinen Ursprung in den Wudangbergen und kam u. a. über Chen Wangting vor ein paar hundert Jahren in die nichtklösterliche Tradition des Clans. Das Schattenboxen wurde damals von der Familie Chen streng geheimgehalten. Um des Überlebens Willen. Erst durch die Entwicklung verschiedenster abgewandelter Stile einzelner Adepten wurde das ursprüngliche dynamische Taijiquan immer mehr vereinfacht und kam in der vereinfachtesten Form nach langen Jahrhunderten als staatliche Gesundheitsgymnastik, als Peking-Form, in den Westen.

Als Feng Zhiqiangs Lehrer gestorben waren, hatte er bereits eine mehrköpfige Familie gegründet und arbeitete in einer Fabrik. Chen Fake hatte ihm sein ganzes enormes Wissen und seine Erfahrung vermacht, denn Feng Zhiqiang war der einzige würdige Schüler Chen Fakes, der die Voraussetzungen vereinte, die authentische Linie weiterzuführen. Wegen der Totalrasur des chinesischen Volkes durch die kommunistische Revolution mußte Feng seine Meisterschaft unbedingt verbergen. So wußten damals nur wenige Eingeweihte von Fengs Gongfu. Erst Anfang der achtziger Jahre erhielt Feng den entscheidenden Impuls in der Geschichte.

Feng arbeitete wie gewöhnlich in der Fabrik. Zehn Meter von ihm entfernt war eine zwei Tonnen schwere Maschine an einem Kran aufgehängt, und ein Arbeiter stand darunter. Feng bemerkte, daß die Maschine herunterzufallen drohte, was sie

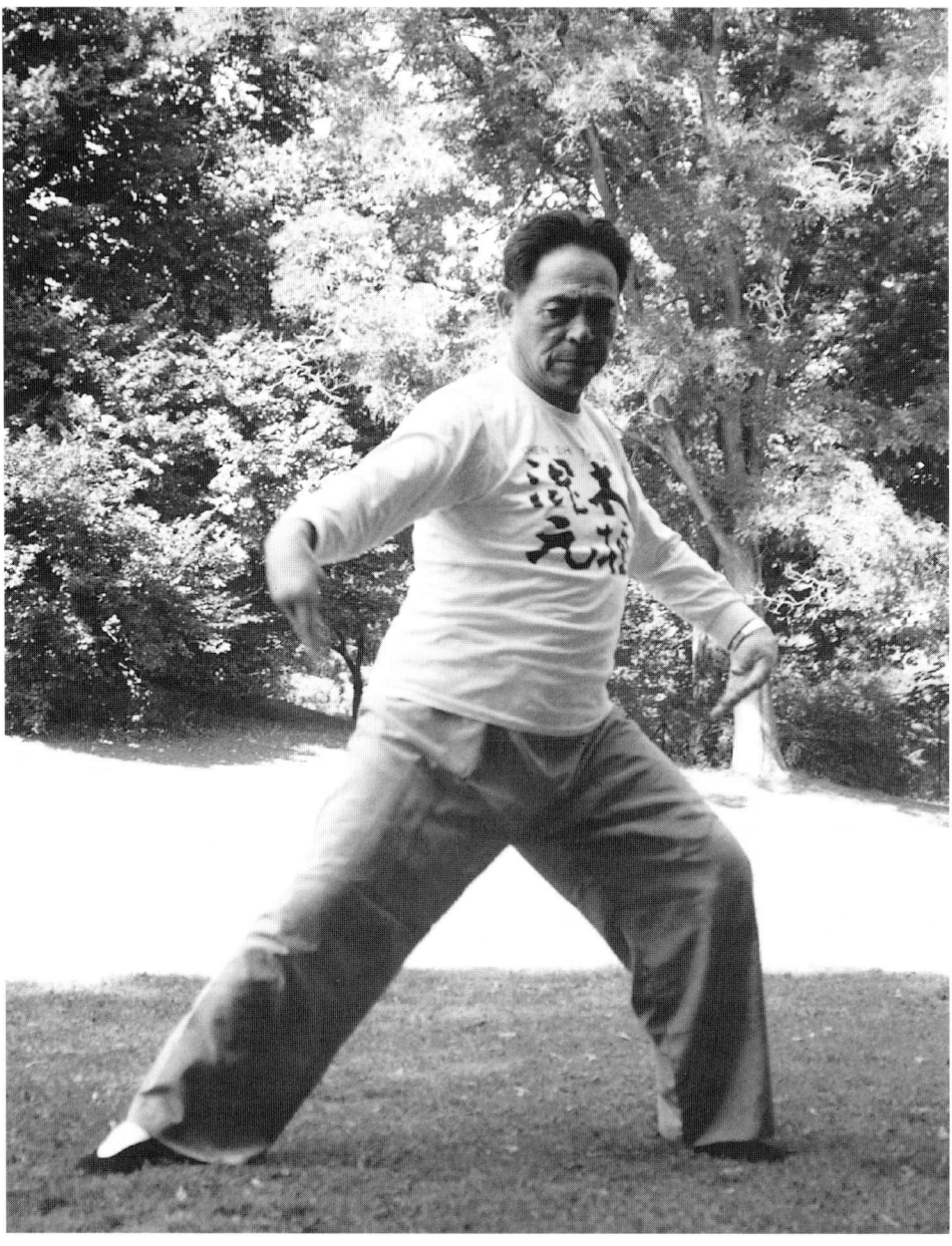

auch tat. Feng begab sich zu dem Arbeiter, stieß ihn weg und schaffte es irgendwie, die Maschine aufzufangen und auf den Boden zu setzen. Er rettete dem Mann das Leben und ersparte dem Staat einen großen Verlust der teuren Maschine. Die begeisterungsfähigen Leute wollten natürlich wissen, was hinter Fengs Kräften stecke, und waren selbstverständlich hocherfreut zu erfahren, daß Feng ein Meister der Kampfkunst und des Daoismus ist. Über Nacht wurde er berühmt, und eigentümlicherweise wollten viele sich mit ihm im Zweikampf messen. Auch ein amerikanischer Kickboxchampion hat dadurch von Feng die geballte Kraft der Natur zu spüren bekommen. Bald wurde der Held nach Japan eingeladen und mit hohen Ehren empfangen. Feng ging damals nicht gerne nach Japan, ihm steckte immer noch der Krieg in den Knochen.

Eines Tages gab es einen Riesenaufruhr; die Chinesen wollten Feng mit Mohammed Ali messen, der damals Boxchampion war. Ich vergesse das Foto nicht, wie der riesige schwarze Schwergewichtschampion in höchsten Maßen erstaunt zu dem zwei Köpfe kleineren Asiaten schaut, umringt von einer Menge von Schaulustigen. Feng ist jedoch in keiner Weise ein aggressiver oder offensiver Mensch, der Herausforderung im Kampf sucht. Aber als Kampfkunstmeister, der die authentischen Traditionen vertritt, schreckte er vor solchen Begegnungen nicht zurück.

Ich kenne einen Freund, aus Hongkong stammend, der nun in San Francisco lebt, der vor ca. zehn Jahren in Beijing per Zufall im Park auf Feng traf. Der Anglochinese war Meister des Yunchunquan (Wingchunquan), das durch Bruce Lee sehr populär geworden ist. Nach einer kurzen Begegnung wurde er Schüler Fengs und lernte mit ihm nun jedes Jahr, so habe ich ihn auch kennengelernt. Dadurch, daß ich früher ebenfalls intensiv das Shaolingongfu der buddhistischen Nonne Ng Mui praktiziert habe, wurde aus unserer Begegnung im Himmelstempel Beijing bald eine Freundschaft.

Es gäbe noch viele Geschichten über Feng, aber ich will keine Biographie schreiben, sondern ein Werk über Hunyuan Gongfu. Feng hat unzähligen kranken Menschen geholfen, sich mittels dieser Kunst zu heilen. Ich könnte über viele mir bekannte Personen in China im Umfeld Fengs wie auch Menschen in meinem Umfeld erzählen, die sich von inneren und äußeren Krankheiten heilen konnten.

Ich möchte noch kurz von einem großen Meister der inneren Kampf- und Heilkunst erzählen: von Sun Lutang. Sun Lutang war als kleines Kind sehr krank und wollte sich in jungen Jahren wegen seiner schlechten Lebenssituation das Leben nehmen. Dies wurde im letzten Moment vereitelt. Sein Kampfkunstlehrer schickte ihn darauf zu seinem großen Meister des Xingyiquan, zu Guo Yunshen. Nach kurzer Zeit entwickelte sich Sun bei täglichem Training unter Guos Aufsicht zu einem der besten Schüler. Mit Guo als Lehrer war das Training hart, die ersten Jahre übte er fast ausschließlich Baumstehen und das Stehen der drei Wunder. Aber nur so kommt man zur echten inneren Kraft und Gesundheit. In den alten Zeiten war man sich

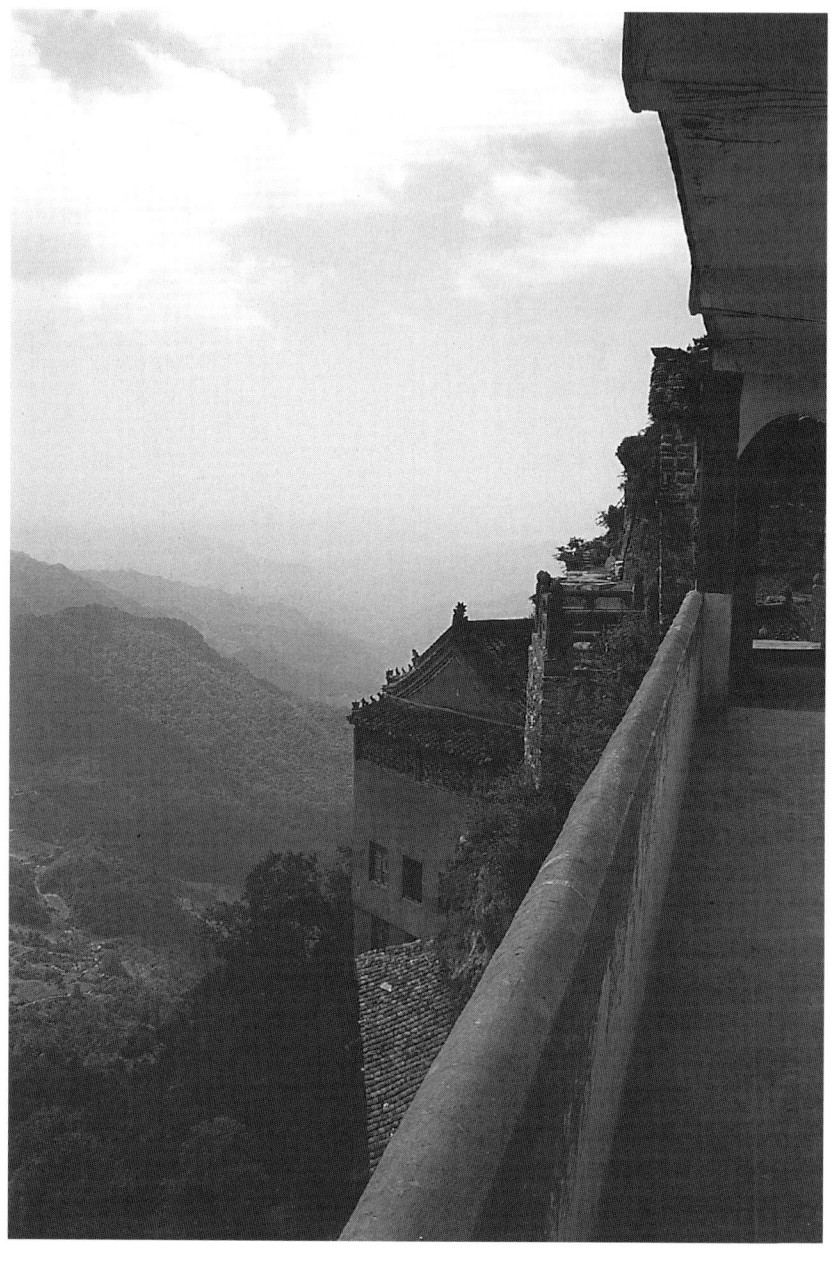

bewußt, wie und wo man lebte; Kampfkunst von einem guten Lehrer zu lernen war ein Privileg, auch weil nur wenige das knallharte Training vertrugen. Die Herausforderungen zum Zweikampf schlug er nicht aus und überzeugte ausnahmslos, ohne jemanden dabei zu verletzen. Auch lernte Sun Bagua von Cheng Tinghua, dem großen Begründer des Chengpai (Cheng-Schule) Baguazhang, und wurde als sehr talentierter Adept bald Chengs bester Schüler. Er wurde oft herausgefordert, es waren harte Zeiten. Mit fünfzig Jahren erlernte Sun den dritten Stil der inneren Schule (Neijia) von Hao Weichen, das Schattenboxen. Er schrieb viele Klassiker über die innere Schule und kreierte eine Form, Schattenboxen, Körpergeistboxen und Kreisboxen zu kombinieren. Er starb im Alter von vierundsiebzig im Jahre 1933 und gilt für Insider als Nationalheld.

Ich war vor ein paar Jahren am ersten internationalen Taijiquan-Seminar und -Kongreß in Handan, Hebei (Geburtsort von Yang Luchan, dem Begründer des Yang-Stils), wo ich in Begleitung von Feng teilnahm und als einzige Langnase eine offizielle Demonstration im Rahmen des Seminars zusammen mit Wang Fengming vorführte (eine große Ehre, auf dem Forum der bekanntesten chinesischen Meister, die sich zu diesem Anlaß das erste Mal in diesem Rahmen trafen, und gefilmt vom chinesischen Fernsehen, aufzutreten). Dort habe ich die Tochter von Sun Lutang, Wu Yinghua, getroffen, die eine Rückendeformation trägt, aber ein ausgezeichnetes inneres Gongfu und eine technisch äußerst eindrucksvolle Kampfkunst praktiziert. Bei einer Demonstration konnte man die Natürlichkeit der gebückten alten Frau erleben, die eine ungeheure Ausstrahlung hat.

Das Dao verkörpert das Universum und die Schöpfung von Yin und Yang. In der Kampfkunst ist das Dao symbolisiert durch das Neijia, die innere Schule. Zur inneren Schule zählt das Taijiquan, das Xingyiquan und das Baguazhang. Die Form dieser drei Stile ist äußerlich verschieden, deren Essenz jedoch dieselbe: Alles kommt aus der Leere und endet in der Leere. Die ursprüngliche, vorgeburtliche Lebenskraft (Yuan Qi) muß verwirklicht werden. Diese Kraft, die den Himmel blau und die Erde im Gleichgewicht erhält, ist dieselbe Energie, die den Menschen sich entwickeln läßt. Das Neijia (wörtlich: innere Familie) entspringt den Lehren von Konfuzius, Laozi und Buddha.
Immer wieder hörte ich, die Kampfkunst münde im Dao, habe dies jedoch nie wirklich begriffen, bis ich die Schulung der »Geheimen Energie« (An Jing) lernte. Wir kombinierten in unserem Training harte mit weichen Taktiken und wurden leicht, gewandt und natürlich in unserem Wesen. Aber als wir die »Mysteriöse Energie« (Hua Jing) übten, erzählten wir uns nicht, was wir erlebten. Doch werde ich jetzt darüber schreiben. Nachdem ich

265

mich beim Üben einer Bewegungsform ruhig und aufrecht stehend hinstelle, sammle ich meine innere Kraft und meine Konzentration. Dann fühle ich etwas in meinen Genitalien. Ich fühlte es jeden Tag. Aus der Aktion gelangte ich in die Nichtaktion, in die Stille. Nach meinem Training vernahm ich alles Äußerliche und in mir die Leere. Zu dieser Zeit fühlte sich das echte Yang, die schiere Kraft, an, als wolle sie sich entladen. Wenn ich mich bewegte, hatte ich das Bedürfnis zur inneren Entladung. Ich entlud mich in der Kampfkunst. Ich ließ meinen Geist und meine Konzentration zu meinem Bauchnabel sinken und das Yang aus meinen Genitalien zum Nabel steigen. Meine Genitalien zogen sich darauf zusammen, und mein Sperma stieg in mein Zinnoberfeld (Dantian, Wesensmitte hinter dem Nabel). Daraufhin verspürte ich einen immerwährend zirkulierenden Energiefluß in meinem Körper. Nach einem ein paar Stunden dauernden komaähnlichen Zustand, fühlte ich mich wieder »normal«. Im Neijia sollst Du Deinen Atem in Deinem Nabel verankern.

Schon Zhuang Zi meinte, man solle aus den Fußsohlen hinaufatmen (aus der sprudelnden Quelle, dem ersten Nierenakupunkt, in die Nieren hinauf). Dieses Aus-den-Füßen-Atmen aktiviert den Energiefluß, und das innere Feuer wird nicht verlöschen. Du solltest jedoch langsam und harmonisch vorgehen. Halte Arme und Beine in einer flexiblen Haltung. Die einen brauchen länger als die andern, letztendlich kommt es jedoch auf dasselbe hinaus. Versuche Deine Geschlechtskraft zum Nabel steigen zu lassen und Deine Lebenskraft und Deinen Atem dort zu speichern. Benütze Deinen Geist, um Dich zu motivieren. Wenn Du Deine Lebenskraft, Dein Qi, nun vom After die Wirbelsäule hinauf zirkulieren läßt, ist dies in der Kampfkunst dasselbe wie in der sitzenden Meditation. In der Kampfkunst fängst Du damit an und meditierst im Stehen und später im Sitzen. Du kannst es auf diese Weise erreichen. Wenn Du dann schläfst, ist es dasselbe, wie wenn Du wach wärst. Wenn Du wach bist, ist es, wie wenn Du schlafen würdest, Du überwindest diese Grenze. Echte Kampfkunst ist anfangs eine schwierige Sache, die Überwindung kostet, später wird es immer einfacher. Wenn Du das Qi sinken läßt, kann es alles heilen. Also ist die innere Kampfkunst und Dao dasselbe. In der Realität (Polarität), in einem Notfall, wirst Du nicht versuchen, zu hören oder zu sehen, noch irgendwie zu reagieren, Du weißt: dies wird alles automatisch geschehen. Konfuzius meinte: »Von der größten Aufrichtigkeit kommt die größte Vollendung.«

Sun Lutang

Mein Weg zu den Inneren Künsten

Oft hatte ich schon in frühester Kindheit das Gefühl, ich befände mich im falschen Film. Ich erinnere mich, wie ich mich manchmal alleine in meinem Zimmer befand, an die Decke starrte und den Himmel inbrünstig fragte, wie er mich in diese Rolle als Mikrobe einer Mikrobe bannen konnte.

Ich hatte das tiefe Gefühl, die Erde wäre nur ein kleinstes Teilchen eines viel, viel größeren Wesens, aber niemand verstand dies. Ich denke, viele meiner Leser werden ähnliche unbeschreibliche Erinnerungen an die Kindheit gefühlsmäßig nachvollziehen können. Für viele solcher Bilder findet man keine Worte.

Mein Weg zu den inneren Künsten begann bereits in frühester Kindheit. Oft saßen meine Mutter und ich am Rhein und unterhielten uns darüber, welches Tier wir sein wollten: Schwan, Pferd, Katze, Tiger, Schlange – Schwan. Mit fünf Jahren begann meine Schulung mit Kampfsport, mit Judo, was ich zuletzt für kurze Zeit wettkampfmäßig betrieb, bis ich mich entschloß, tiefer zu dringen und das Judotraining aufgab. Ich kopierte darauf zu Räucherstäbchenduft Schriftzeichen auf selbstgebastelte Schriftrollen und tanzte schon in der Vorschulzeit Verwandten zufolge an Festen wie ein Derwisch im Kreis, bis ich umfiel und mich an nichts mehr erinnern konnte. Durch meine Mutter hatte ich schon früh Zugang zu östlichen Philosophien und esoterischen Ansichten. In der Mittelschule hatte ich definitiv das Gefühl, mich im falschen Film zu befinden, stürzte mich in die experimentellen Musikerkreise und machte jahrelang Musik. Es folgte eine Zeit des Okkultismus und der Kontakt mit anderen Kulturen, damals in Nordafrika, wo ich mehrere abenteuerliche Reisen auch mit Mauleseln im hohen Atlas genoß. Ich versuchte mich in diversen Berufsbildern, um meine Reisen finanzieren zu können. Später reiste ich das erste Mal nach Asien, nach Thailand, wo ich viele buddhistische Klöster besuchte, um deren Lehrsysteme wie auch die thailändische Boxkunst zu studieren.

Von einer üblen Krankheit abgemagert und auch von weniger erhebenden Erfahrungen gezeichnet, entschloß ich mich nach meiner Rückkehr, die chinesische Kampfkunst zu studieren, und lernte Yunchunquan (Wingchun Kung Fu). Parallel schulte ich mich an Seminaren in verschiedenen Massagetechniken und im Polaritätstraining (Polarity). Dabei stieß ich immer wieder auf Verknüpfungspunkte der chinesischen Medizin und der Kampfkunst. Es wurde mir bewußt, daß dies alles verschiedene Zutaten für ein und denselben Kuchen sind.

In Dr. Kuan Hin (A Kuan) fand ich einen Lehrer, der China noch vor der Kulturrevolution erlebt hatte und in einer alten esoterischen Familientradition steht (Yinhua – die Silberblume). Ich reiste zu dem Chinesen nach Paris, und er weihte mich ein. A Kuan ist ein international sehr renommierter Arzt, der durch seine Rettung eines französischen Generals in Vietnam nach Paris flüchten mußte und

Zugang zu den »höheren« Kreisen fand, da er von der französischen Regierung für seine Verdienste hoch dekoriert wurde. Er arbeitet in der Aids- und Krebsforschung mit dem führenden französischen Institut zusammen und ist in der ganzen westlichen Welt aktiv. Seine Bücher sind sehr empfehlenswert; in allen Sprachen erhältlich ist sein Buch der chinesischen Massage und Akupressur. Später assistierte ich ihm bei Ausbildungsseminaren und Behandlungsreisen in verschiedenen Ländern. Ausserdem absolvierte ich Studien in praktischer Psychologie und Naturheilkunde.

In meiner Studienzeit in Paris lernte ich in einem Park, wo ich häufig trainierte, Ming Shan kennen. Dieser stand mit geschlossenen Augen bewegungslos neben einem Baum und hatte zwischendurch komische Zuckungen, was mir damals sehr befremdlich vorkam. Nach einer Stunde klingelte neben ihm auf dem Boden sein Wecker, und er wechselte die Stellung. Irgendwie zog mich diese Prozedur an, und andererseits empfand ich es als sehr seltsam. Irgendwann nach ein paar Tagen ergriff er das Wort, und im Nu fanden wir uns in einem freundschaftlichen Zweikampf wieder. Esprit martial. Ich war mir meiner Technik sicher, ging immer geschlossen in den Angriff, wie man es im Yunchunquan zu tun pflegt, ich erreichte den Chinesen aber nie richtig, er schien ohne eine ersichtliche Technik zu kämpfen. Mit der Zeit hatte ich das Gefühl, ich hätte einen Verrückten vor mir, und im nächsten Moment dachte ich, er sei betrunken. Tatsächlich trinkt er gerne, aber das war's nicht. Er schien immer mehr mit seiner Umgebung zu verschmelzen und steigerte sich in eine Art kämpferische Ekstase. Ich kam mir mit meiner »Supertechnik« plump vor und erkannte, daß dies hier eine wichtige Wegscheide in meiner Entwicklung war. Ich lud den Frankochinesen in die Schweiz ein, und wir trainierten. Die nächsten Jahre konzentrierte ich mich aufs Zen-Boxen (Dachengquan) und das Schattenboxen der Familie Chen (Chen-Stil Taijiquan). Ming Shan ist ein sehr martialischer Mensch, der nach der Ermordung seines Vaters mit seiner Mutter auf spektakuläre Weise aus Vietnam flüchten mußte und zum Kämpfen gezwungen war. Er war zur inneren Kampfkunst der Effizienz wegen gestoßen. Er hatte verschiedene externe Stile wie Karate, Taekwondo und Shaolinquan studiert und kam durch seine Forschung zu den inneren Künsten. Durch Ming Shan lernte ich in China bald Großmeister Feng Zhiqiang und Großmeister Wang Xuangjie kennen, und wurde von ihnen eingeweiht. Später gelangte ich durch die Einladung eines daoistischen Klosters an Wang Xuanjie, der mich dorthin schickte, in die Berge des Südens von China. Ich hatte keine Ahnung, was mich dort erwarten würde. Tatsächlich traf ich nach einer sehr beschwerlichen dreißigstündigen und schlaflosen Zugreise in einem historischen Moment in dem Kloster ein. Das erste Mal in der Geschichte des Daoismus, und die ist Tausende von Jahren alt, kam eine Delegation des Zentrums der Nordschule der Vollkommenen Wirklichkeit (orthodoxe Schule, die mächtigste Chinas) aus der Weißen Wolke in Beijing in den Süden in dieses Kloster Hunans, wo

Heilige daoistische Statue in einem der vielen Tempel im Wudang-Gebirge

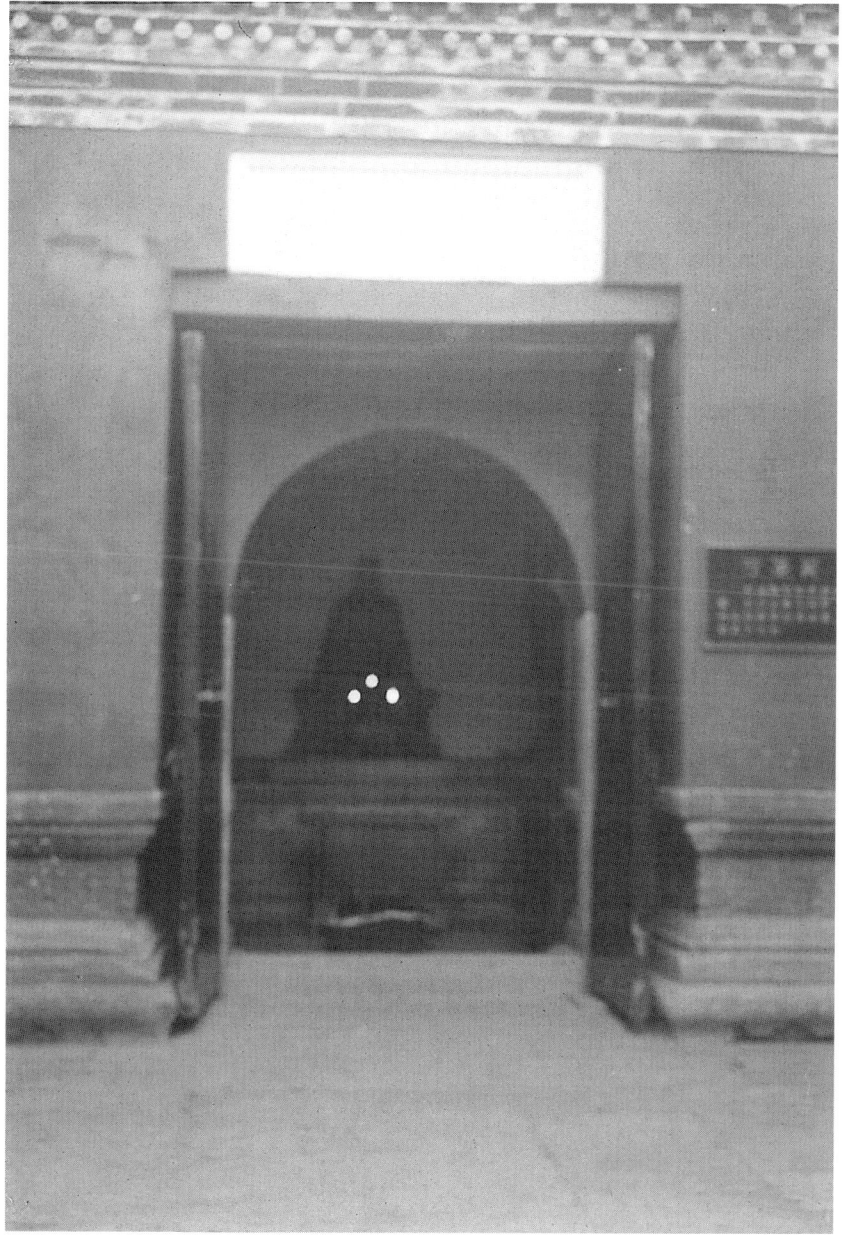

ich mich befand. Eine monumentale Prozession mit vielen Priestern, darunter auch ein daoistisches Orchester, fand statt. Ich hatte das Gefühl, zu Hause angekommen zu sein. Ich lebte ein Weilchen im Kloster und erfreute mich einer vorzüglichen vegetarischen Küche, wie ich sie noch nie erlebt hatte. Da Li Jugeng, ein Ober- priester und ebenfalls ein Schüler meines Meisters, mir verschiedene Privilegien ermöglichte, erlebte ich eine überaus fruchtbare Zeit in dem Kloster. Da die kommunistischen Kader jedoch immer ein Auge auf das Kloster und insbesondere auf die darin lebende Langnase gerichtet hatten, wollte ich die Situation nicht strapazieren und reiste bald nach Beijing zurück, um Wang Xuanjie abzuraten, in der Gegend ein Kampfkunst- und Meditationszentrum aufbauen zu lassen, wie es ge- plant war, da er sich dort nicht frei bewegen könnte.

Die daoistische Prozession prägte den weiteren Verlauf meines Weges wie schon oft in ähnlicher Weise. Die ganze Geschichte Chinas schien komprimiert in ihrer Magie rituell wiederholt zu werden, nein, eher sogar die Weltentstehung. Oft schon hatte ich während meiner Lehrzeit in Klöstern und auf meinen Wegen ähnliche Schlüsselerlebnisse dieser metaphysischen Art. Ich entschloß mich, unbeirrbar an die Wurzeln der Bewegung und des Dao zu gehen. In der Zwischenzeit hatte ich in Europa verschiedene Gruppen aufgebaut und mich während der Zeit hier immer wieder zu den tibetischen Buddhisten begeben, wo ich den Lamaismus studierte und mitunter auch Initiationen empfing.

Erst ein paar Jahre später hatte ich die richtige Zeit erwischt, in China wieder einmal in die Berge zu pilgern, da ich in Beijing intensiv trainierte (Zehnstunden- trainingstage). Ich war mit einer Gruppe von acht Schülern in Beijing, was sich bei einzelnen als problematisch erwies, da es oft schwierig ist, das China, wie ich es den Leuten zeige, mit den psychologischen Mustern, die man in Europa häufig mit sich trägt, zu vereinbaren. Nach zwei hektischen und anstrengenden Monaten (wegen der Verantwortung, die man trotzdem für die Gruppe trägt – eine Schülerin mußten wir wegen Lebensmittelunverträglichkeit ins Spital einliefern, jemand anderes hatte eine Woche lang sehr akuten Durchfall und mußte das Hotelbett hüten etc.), die Nase gestrichen voll von der Großstadt, machten Jörg Frischknecht und ich uns auf den Weg in die Wudangberge, das Zentrum daoistischer Kampfkunst und die Wiege des ursprünglichsten Taijiquan. Es war ein beschwerlicher Weg mit abenteuerlichen Zwischenfällen – versuchtem und abgebrochenem Raubüberfall seitens einer Grup- pe von acht Chinesen in einer düsteren Nacht an einem See in Wuhan, wo wir ein wenig trainierten, dem Versuch von fünfzig Bauern, den Westen gegen China kämpfen zu lassen, sprich: einem hypernervösen Kampfkunstmeister der Region, der seinen Li-Familienstil pflegte und unbedingt Colaflaschen mit seiner Handkante entzweien wollte, etc. etc. –, der uns schließlich erschöpft auf dem Gipfel des steilen Gebirges ankommen ließ. Wir konnten nicht begreifen, wo wir waren, nachdem wir

Jörg Frischknecht beim Taijiquan-Training im Bambuspark in Beijing

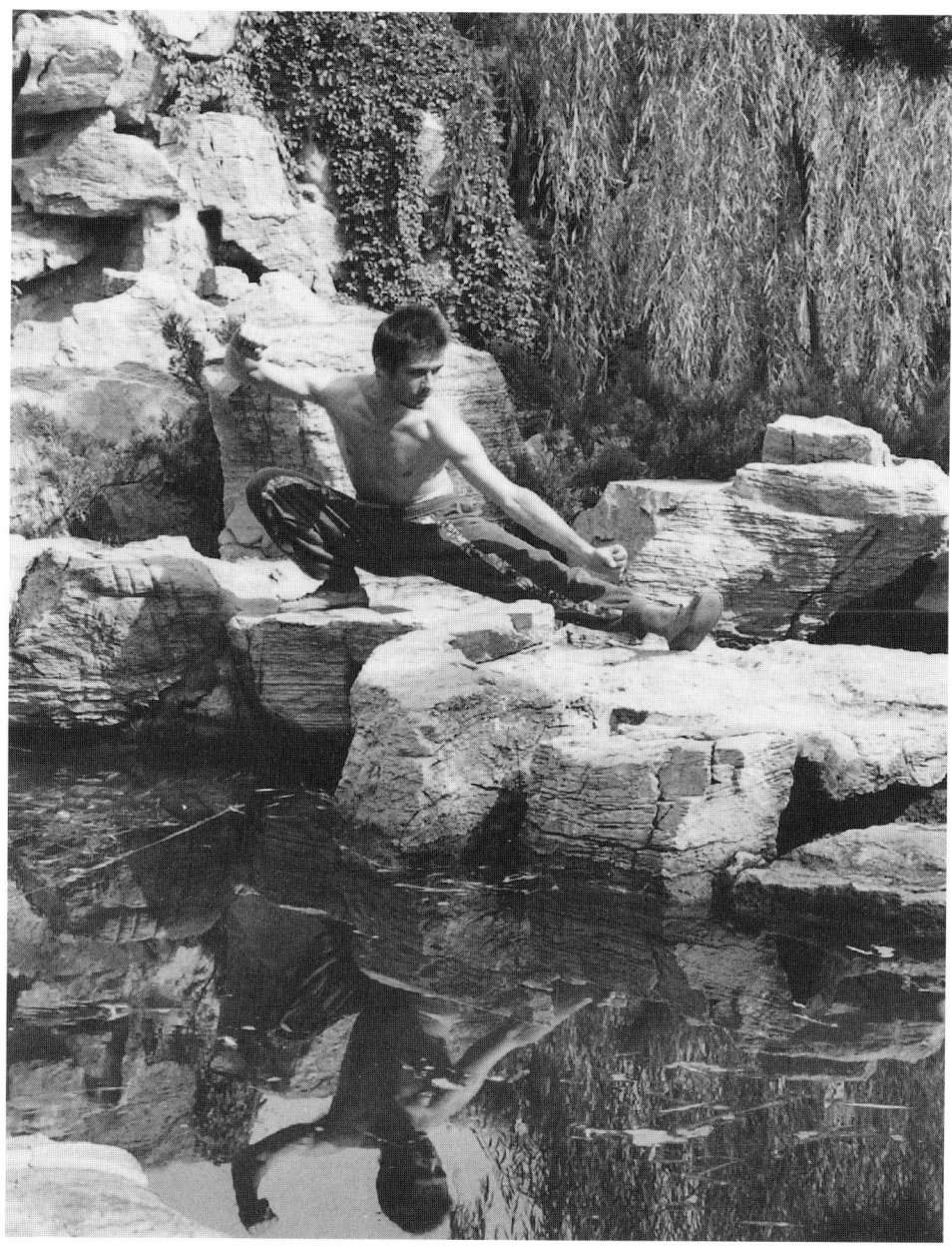

während einer Woche nur die schlechtesten und degeneriertesten Seiten Chinas erlebt hatten und uns wirklich auf die heiligen Berge hinaufkämpfen mußten. Auch war der Anstieg mit schwerem Rucksack eine Motivation, so schnell wie möglich bei unseren Freunden, den Priestern auf einem der Dächer der Welt, anzukommen.

Dort verstrich keine Minute, und die verrücktesten Dinge passierten. Das alte magische China lebt, wenn man bereit ist dazu. Die Magie des Ostens, des Südens, des Westens und des Norden soll sich vereinen, auf daß die Welt transformiert werden kann. Auf dem Wudanggebirge wurde mir vieles, was ich ahnte, jedoch noch nicht klar erkannte, ganz bewußt, so auch, daß ich meine jetzige Gattin und Mutter meiner Kinder Gao Fengrong heiraten würde – und vor allem, daß ich meinen Weg weitergehen und Brücken zwischen den verschiedenen Kulturen der Welt schlagen wollte. Wir staunten ob halbmetergroßen Schmetterlingen, der überwältigenden Natur und einem weitgehend intakten, wenn auch eingeschränkten Leben der dort wieder ziemlich zahlreichen Priester. In tiefer Meditation auf hohen Berggipfeln, die jeder für sich erklomm, wurde mir der Kontakt zu verschiedenen Eremiten offenbar, die im Wudanggebirge noch zahlreich das Erbe der alten Magier verwalten. Tägliches, stundenlanges individuelles Training, auch des Nachts, die täglichen stundenlangen Lektionen, die ich meinem Freund Jörg in der Schwertführung erteilte, die Begegnung mit sehr eigentümlichen Priestern, Pilgern und Einsiedlern wie auch der tägliche Verzehr von riesigen heiligen Pilzen, die besser und kräftiger schmecken als jedes Fleischgericht, ließen uns nicht mehr an eine Rückkehr in die niedrige, verstaubte und verblendete Welt denken.

Nun lernte ich meinen Freund Xu Zungming kennen, einen jungen daoistischen Priester, mit dem ich fortan geistig intensiv zusammenarbeitete. Dieser lebte später nicht mehr im Wudanggebirge, das von sintflutartigen Regenfällen betroffen war, sondern in einem zugänglicheren Kloster in der alten Kaiserhauptstadt Xian, dort habe ich ihn ein Jahr darauf wieder vorgefunden. Von dort aus pilgerte ich in tiefer Nacht auf den Huashan, das heilige Zentrum der daoistischen Meditation, Askese und Alchimie, um dort befreundete Priester zu besuchen. Ein gefährliches Gebirge, wo man zu gewissen Schreinen nur entlang vertikaler Felshänge, mit Hilfe rostiger und in den Fels gehauener Eisenketten, hinaufklettern kann. Unzählige Pilger, die sich den Aufstieg wohl zu leicht vorgestellt hatten, lehnten weinend an den rostigen, in den Fels gehauenen Eisenketten. Die ganze Mystik und magische Atmosphäre wirkte auf mich beim Aufstieg in der Nacht noch intensiver und metaphysischer, als ich das Gebirge in Erinnerung hatte. Ich war in daoistische Gewänder gekleidet, die mir Xu geschenkt hatte, da meine wenigen westlichen Kleider schmutzig waren und ich die letzten Wochen in Xian und im Louguantai, einem wichtigen historischen Kloster, in dem Taishang Laochun (Laozi) lange Zeit gelebt haben soll, residierte, zusammen mit zwei Priesterfreunden aus den Wudangbergen. Erstaunlicherweise

Die mythischen goldenen Tafeln in einem Tempel im Wudang-Gebirge

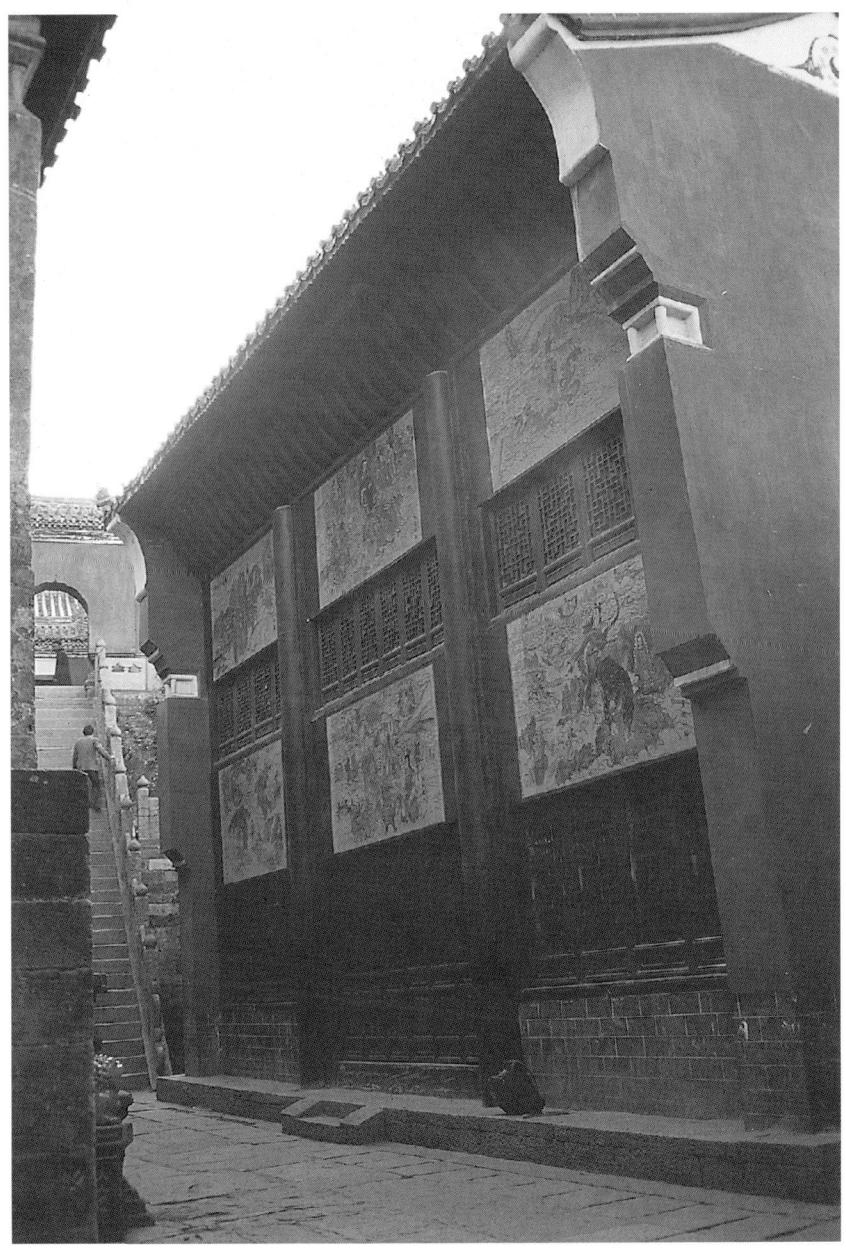

nahmen die chinesischen Pilger oder eher Touristen ohne das übliche nerven-raubende Frage-Antwort-Spiel zur Kenntnis, daß ein blonder, westlicher Daoist unterwegs war.

Als ich dann im geheimen in einem kleinen Tempel mit zwei Priestern auf einem abgelegenen Berggipfel lebte und zeitweilig Pilger in unser heiliges Gemäuer drangen, fragten mich die meisten um den üblichen Rat in dieser oder jener menschlichen Angelegenheit und schienen sich zu meinem Erstaunen überhaupt nicht zu wundern, daß sie einen langnasigen Priester vor sich hatten. Als mir junge Studenten übers Internet Fragen stellten, wurde mir wieder bewußt, daß ich mich in einem kommunistischen Land befand an einem heiligen Ort, wo in alten Zeiten die politische Meinungsbildung der Kaiser entscheidend beeinflußt worden war. Ich erinnerte mich, daß wenn ich zu viel sagte und zu lange an diesem gesegneten Ort in Abgeschiedenheit verweilte, die wenigen von den ehemals über tausend Priestern auf dem Huashan noch mehr Probleme und Repressionen erleiden müßten, als sie ohnehin schon hatten. Denn im Gegensatz zum Wudanggebirge ist es auf dem Huashan ähnlich wie in Tibet. Ich überwand mich, gefährlichste überhängende Felswände zu erklimmen, die kilometerweit in die Tiefe führten und von Nebeln umhüllt waren. Ich hangelte mich unter Anleitung eines Freundes, einem daoistischen Priester aus dem Süden Chinas, in entlegenste Höhlen, wo ich Dinge erlebte, die ich nicht in Worte fassen will und kann. Ich saß häufig in meiner in den vertikalen Felsen gehauenen Höhle, umgeben von Donnergrollen, das um die Berggipfel kroch, und von Nebelschwaden, die belebt zu sein schienen, die ihre Form und Farbe dauernd veränderten. Ich verschmolz mit dem Berg und einer anderen, versunken geglaubten Welt ...

Während dieser Aufenthalte auf den heiligen Bergen des Daoismus erlangte ich viel spontane und praktische Erfahrung des täglichen Lebens der Priester und Priesterinnen. Die praktische Erfahrung ist im Daoismus und allen Naturreligionen essentiell. In China lernte ich über Freunde auch Leute kennen, die Traditionen der Kampfkunst und inneren Alchimie pflegen, die im Westen gänzlich unbekannt sind. So zum Beispiel das Zhuojiao Fanziquan (alter Name: Sunzhaojiuzhezequan), eine Kampfkunst, die auf die Tang-Dynastie zurückgeht (vor ca. 1300 Jahren). Der berühmte General Yue Fei soll auch diesen Stil ausgeübt haben. Etwas Verrückteres habe ich selten erlebt. Meister Hong Zhitian wurde bald zu einem Freund, auch wenn ich ihm nie wirklich traute – er hatte den Blick eines Mannes, der schon oft getötet hat. Ein für China oder auch allgemein völlig untypischer Meister. Ein Mann ohne Limit – in jeder Beziehung. Er schockiert durch eine ungebändigte Offenheit, und das ganze übliche Blabla ist ihm Wurscht. Wenn ihm einer nicht glaubt, dann kämpfe. Glaube oder kämpfe.

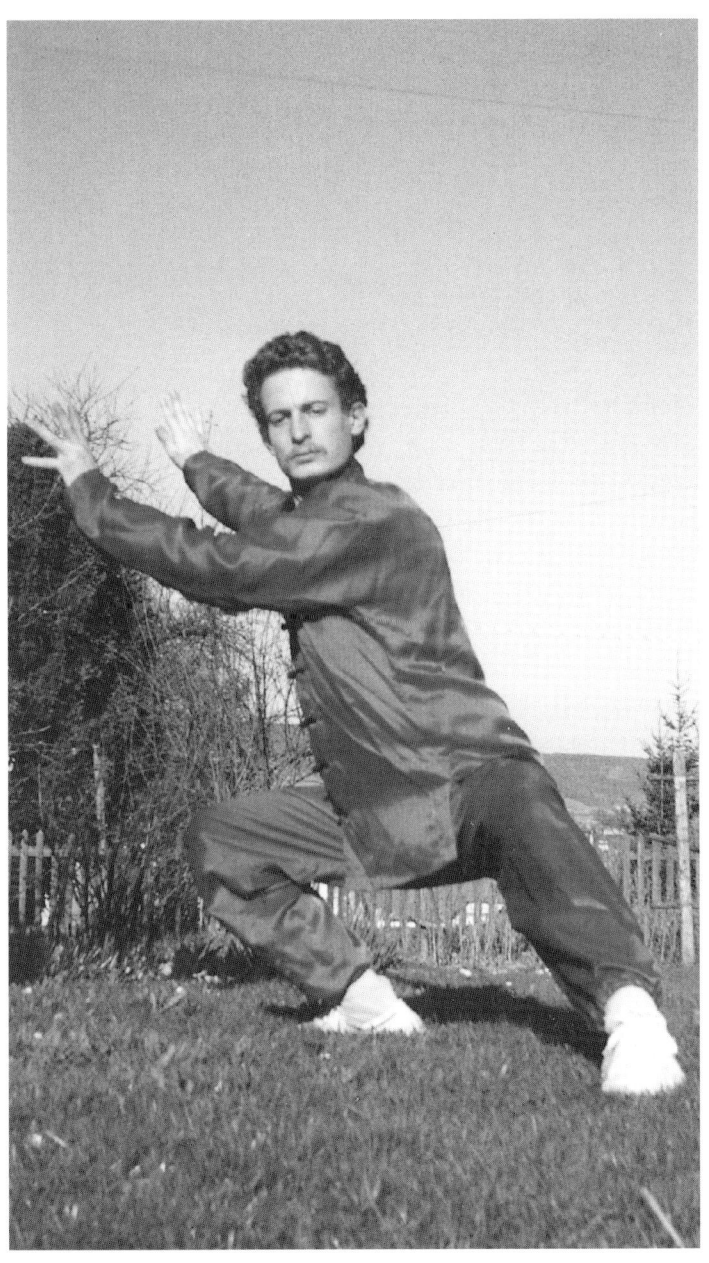

Die Kampfkunstmeister des alten China waren in den allermeisten Fällen Genießer des Reisschnapses, so nannte der legendäre Chen Fake, mein »Großvater«, das heilige Wässerchen »Lashui« – scharfes Wasser. Auch der bekannte Meister des Yang-Stil Schattenboxens Yang Chengfu war dem scharfen Wasser sehr zugetan, so auch sein Schüler Cheng Manjing. Selbst für buddhistische und auch daoistische Priester steht es häufig in keinem Widerspruch, in Maßen genossen den Destillaten zu frönen. Die häufig charakterlich sehr schwierigen Meister der alten Schulen erstrahlen, wenn man sie kennt, aber in einer selten anzutreffenden Sensibilität und Spiritualität. Es ist erst das Klischee des »heiligen Meisters«, der nie etwas Falsches sagt, nie Fleisch ißt, nie trinkt oder raucht, wie es im Westen entstanden ist, das ein grenzenloses Unverständnis für die alten Künste hervorbrachte und die meisten westlichen »Konsumenten« im Nebel der kalkulierten Künstlichkeit erstarren läßt. Früher mußte man sich jahrelang gedulden und um die Gunst kämpfen, von einem Meister aufgenommen zu werden und die Heilkunst oder die Kampfkunst zu erlernen – im Westen lesen sich Ausbildungsbroschüren in Qigong oder Taijiquan wie Zugfahrpläne.

Die alten und unverfälschten Systeme kennen keine innere oder äußere Kampfkunst, keine innere oder äußere Alchimie, kein Schwarz oder Weiß – die wahre Erkenntnis liegt jenseits des Polaren. Diese Unterscheidung gibt es bei den kompletten Systemen nicht. Genauso wie das natürliche Schattenboxen der Inbegriff von Dynamik sein sollte und genauso schnell werden kann wie umgekehrt langsam, genauso hart wie umgekehrt weich. Der Schöpfungsakt der Natur liegt dem Taiji zugrunde. Wie könnte dies fortwährend langsam und statisch geschehen?

Hunyuan Gongfu geht an die Wurzel der Naturbewegung –
die Nichtbewegung oder Stille.

Die Initiation

Bei der Initiation geht es um den Schlüssel zu dem morphischen Feld, das der Lehrer seinem Schüler zugänglich macht. Es geht aber noch viel mehr um das praktische Training in der Natur. Denn die eigentliche Initiation geschieht während der persönlichen Öffnung des Adepten gegenüber der Natur und somit gegenüber sich selbst. Es gibt keine Geheimnisse. Das Geheimnis liegt in jeder Körperzelle und in jedem Atom. Diese Räume des Lebens gilt es zu erspüren und zu erfahren – zu erleben.

Großmeister Feng sagt gerne, daß es schwieriger für einen wahren Meister ist, einen geeigneten Schüler zu finden, der bereit ist, den Weg der Natur (des Dao) zu gehen, als es für den Suchenden ist, einen Lehrer zu finden. Nur wenige Menschen sind leider bisher bereit, den echten Weg wirklich zu gehen.

Wenn Sie einen geeigneten Qigong- oder Kampfkunstlehrer suchen, achten Sie auf Ihre Intuition. Ein guter Lehrer sollte in erster Linie ehrlich, natürlich und spontan sein. Vergessen Sie das Klischee des heiligen Meisters. Die guten Lehrer sind nicht die, die nur schöne Worte machen. Das Hellste ist häufig im Dunkelsten zu finden. Ein berufener Lehrer hat die schwierige Aufgabe, seinen Schüler aus seinem Netz von aufoktroyierten Illusionen zu befreien, was meistens ein schmerzhafter Prozeß ist. Ein Qigong-Lehrer muß sehr viel Geduld entwickeln, den Schülern ihren eigenen Rhythmus des Erkennens zu erlauben. Die wirklichen Meister ihres Fachs sind immer Künstler, und ein Künstler ist meistens ein »Spinner«. Auch ist es des Schülers Prüfung, die Schattenseiten mit den Lichtseiten des Lehrers vereinbaren zu lernen. Diese Punkte kommen dann zur Geltung, wenn jemand die Kunst des Qigong von Grund auf erlernen will und echte Schulung sucht. Das Dao wird einem den Lehrer schicken, der der Reife des Augenblicks entspricht.

Die Konfrontation

Die Konfrontation ist das, was man in der Kampfkunst lernt. Falsche Spiegel zu demaskieren. Über seinen Schatten zu springen (Schattenboxen) – Vergangenheit als Vergangenheit, Zukunft als Zukunft und Gegenwart als jetzigen menschlichen Zustand zu durchschauen und die Dreifaltigkeit als Dreieck des Mittels zum Zweck zu gestalten. Hunyuan Qigong reinigt und öffnet. Man spürt immer mehr. Innen und außen – oben und unten – vorne und hinten. Mit dieser Sensibilisierung ist nicht leicht umzugehen. Nur Natürlichkeit und Spontaneität, zu wirken, ohne wirken zu wollen, ist sinnvoll. Ohne Verkrampfung gäbe es keine Entspannung. Ohne Dunkel kein Licht. Genießen Sie die Sache als ein Experiment.

對

抗

Die Integration

Die androgyne »Weltenurgottheit«, wie sie in China als *Guan Yin* (im tibetischen Buddhismus Tara, Dölma oder Avalokita) überliefert ist, lehrt die Eigenschaft des mitfühlenden Hörens. Man schließe während der Meditation die äußeren Augen und lausche absichtslos in den Kosmos hinein. Als Mantra kann einen die tibetische heilige Vibration des *Om tare de tare tri soa* geleiten, diese Lautfolge ist für den Westler gut auszusprechen; es ist jedoch nur die lange andauernde Rezitation (mindestens ununterbrochen dreißig Minuten), die die Vibration in die mehr-dimensionalen Obertonschwingungen erheben und so den klärenden Zugang zum Lichtwesen der Erde verschaffen kann. Eine weitaus ältere Form des Mantras um das Weltenei ist Guaranshi (Guar an shö ausgesprochen), das in ähnlichen Lautformen in ähnlichem Zusammenhang in verschiedenen Kulturen anzutreffen ist. Das ernst-hafte Studium dieser Techniken wird laut Überlieferung die drei Flammen der Stirne entfachen, und die heilende Flamme wird durch die Lenden ins Blut gelangen, um auch den Menschen aus seinem materiellen Schatten zu befreien.

Die esoterische Lehre der Guan Yin geht auf Urzeiten zurück, den Urdaoismus, der nicht nur in China angesiedelt ist, sondern als heilige Priesterschaft durch die ur-zeitlichen Völkerwanderungen in weite Teile des Globus gelangte; so sind heilige Laute in verschiedenen Sprachen der Priester sehr ähnlich erhalten geblieben. Dieser Urglaube besagt, daß die Erde ein sensibles Lichtwesen ist, das durch gewisse Entwicklungen jedoch Gefahr läuft, sich in seinem materiellen Schatten zu verfan-gen. Der Schatten dieses Lichtwesens ist die materielle Erde, wie wir Menschen sie wahrnehmen. Durch die Geschichte ist es nun also tatsächlich so geschehen, daß der Schatten des Wesens Erde überhandgenommen hat und das wahre Wesen der Erde darin gefangen ist. Dazu hat das Kind dieses Wesens, der Mensch, einleuchtender-weise stark beigetragen. Dieses leuchtende Wesen wurde später im Buddhismus als Amithaba-Buddha (chinesisch Om mi to fuo) bezeichnet, hat aber ohne Zweifel einen älteren, vorgeschichtlichen Ursprung, der sich nicht datieren läßt.

Laut Überlieferung wird das wahre Wesen unserer Mutter Erde von vier uni-versellen Hauptströmungen versorgt, diese manifestieren sich im Kreuz von vier Fixsternen. Die polaren kosmischen Ströme von Yin und Yang werden für die Erde den Sternen Antares und Aldebaran zugeordnet. Antares gilt als erste Prüfung auf der ersten Stufe der Leiter der Erkenntnis am untersten Ende im Sternbild des Skor-pions. Die destruktive Kraft des Antares läßt den Adepten seinen Schatten, seine Ängste und Emotionen durchgehen, auf daß er den Todesschmerz überwindet und gestärkt die weiteren Initiationsschritte gehen kann. Im Daoismus wird diese Er-fahrung und Überwindung des irdisch-polaren Schmerzes mit Kun, dem Trigramm

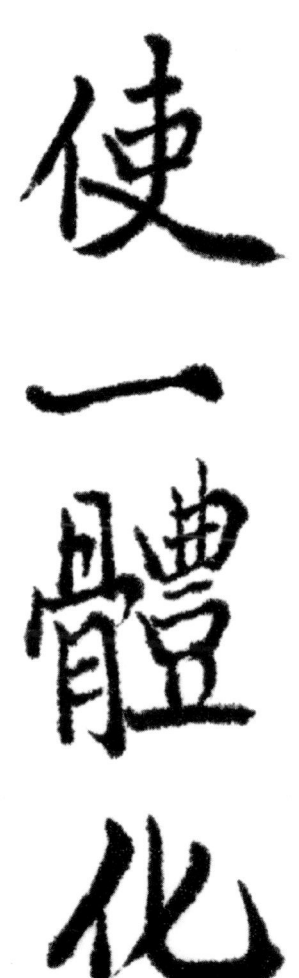

der dreifaltigen Empfänglichkeit, gleichgesetzt. In jüngeren, buddhistisch geprägten Geheimlehren ist Antares als Hüter und Verwalter des Karmas der Menschen erkoren, der den Menschen so lange mit seinem Dreck konfrontiert, bis er sich wirklich aus ihm erhebt. Als Gegenpart zu Antares, der ersten Prüfung, gilt Aldebaran im Sternzeichen des Stieres als erleuchtender und befreiender Faktor, der die Erhellung und Geistwerdung des Trigrammes Qian ausdrückt. Zu den weiteren zwei Richtungen des Kreuzes zählen laut Überlieferung Regulus im Sternzeichen des Löwen und Formalhaut im Wassermann, die die Trigramme Li und Kan, Feuer und Wasser, darstellen können.

Der Sinn dieses Mysteriums liegt darin, durch diese vier Kardinalkräfte, die durch die genannten Fixsterne repräsentiert werden, aus dem Schatten der Erde ausbrechen zu können und die fünfte Dimension des tatsächlichen farblosen Lichtes der Erde und des eigenen Wesens zu verwirklichen, was dann hauptsächlich über die Transzendierung der polaren Hauptachse von Yin und Yang (Antares und Aldebaran) geschehen soll. Die Energie dazu wird durch die Feuer und Wasser repräsentierenden Kräfte von Regulus und Formalhaut gesehen. Hierbei handelt es sich wie zuvor besprochen um die Erschaffung des alchimistischen Vehikels, wobei die Transformation vom Irdischen zum Ätherischen über den energetischen Druck der Vereinigung von Feuer und Wasser geschieht (Sexualität und Meditation-Intuition). Der Leser lasse sich von diesen Überlieferungen nicht verwirren, sie sind als ergänzende Urgeschichte mit informativem Charakter zu verstehen.

Unter Integration verstehe ich den Prozeß der Findung und Entwicklung der Wesensmitte. Man läßt die Kräfte und Eindrücke ins Zentrum strömen. Man werde transparent und lasse den Pseudoschutz des Charakters fallen, um die Welt der Polaritäten zu erfahren, um sie in ihrer Dynamik zu erkennen. Wenn man Angst vor den Extremen hat, wird man nie wirklich die Einheit kennenlernen. Leere wird von der Einheit geboren. Raum zu erfahren bedingt das Erkennen von Fülle und Leere. Die Erfahrung von Raum können wir mit allen Sinnen erleben. Man beginne in der Meditation mit den Ohren aufmerksam und absichtslos zu hören. Man verdränge nicht seine Emotionen, sondern akzeptiere sie. Man verdränge nicht seine Gedanken, sondern akzeptiere sie. Man verdränge nicht seine Wünsche, sondern erkenne sie. Nur so kann die Naturkraft sich selbst regulieren.

Die Leere

284

Die Leere (Wuwei)

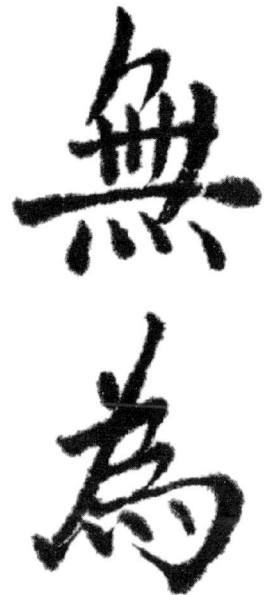

Ein Wort zur Vernetzung

Genau wie wir uns innerlich vernetzen, damit meine ich, wenn wir unseren verschiedenen Ebenen die Möglichkeit geben, sich zu treffen und zu vereinen, sollen wir uns auch äußerlich vernetzen mit der Natur. Wenn ich meine Beine als Einheit mit den Armen erlebe, oder wenn meine der Außenwelt zugewandte Konzentration die innere Konzentration des kleinen Zehennagels trifft, dann vereinen sich immer mehr scheinbar unvereinbare Gegensätze auch im psychologischen Bereich. Genau wie wir uns selbst in unseren inneren und äußeren Ebenen vernetzen, sollten wir dies auch bewußt mit der uns umgebenden Natur tun. Sei dies ein Baum, ein Fluß, eine Wolke, ein Wind, eine Blume oder ein Tier und ein Mensch. Über die innere Entdeckungs- und Forschungsreise in die Existenz unseres kleinen Universums gelangen wir in Übereinstimmung mit dem inneren zum äußeren Erleben und entdecken, daß es sich zusammenfügt. Wir sind von nichts abgetrennt und deswegen minderwertig und klein, nein, der Mensch und jede Form und Nichtform der Natur – sind eins.

Jeder Mensch, der mit der Mutter Natur in dankbarer Haltung umgeht und mit ihr in einem guten Sinne experimentiert, sie erforscht, trägt dazu bei, die Erde und somit auch den Kosmos in eine harmonische Schwingung zu bringen. Deswegen ist jeder einzelne Mensch, der die Chance hat, auf der Erde zu leben, dazu verpflichtet, die Natur – sich selbst – zu pflegen. Eine realistische Vernetzung der Menschen untereinander ist nur möglich, wenn der Mensch sich selbst vernetzt und zur Einheit strebt.

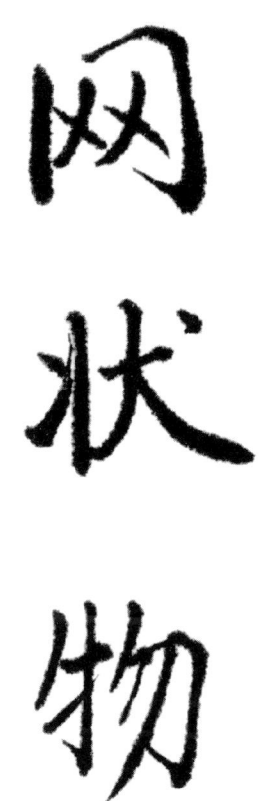

网状物

13. Der Goldene Drache

Einführung in die Innere Alchimie

Man glaubt, die Alchimie sei die alte Kunst, Quecksilber und Blei in Gold zu verwandeln. Tatsächlich gab es solche Leute, des wahren Alchimisten Sinn ist es jedoch, das Metall wie gleichermaßen den Geist und den Körper zu veredeln. Angestrebt wird die innere und die äußere Reinheit. Wenn die Metalle durch die Elemente gezogen werden, wenn sie mit Feuer erhitzt, mit Wasser abgeschreckt werden, wenn sie kristallisieren und so fort, verändern sie ihre Farbe und Form, bleiben aber immer weiter bestehen, selbst dann, wenn sie mit den äußeren Sinnen nicht mehr wahrnehmbar sind. So ist es auch mit dem Geist und der Seele. In den verschiedensten Manifestationen verändern wir vielleicht Farbe, Form und Gestalt, der innere Funken ist aber auch hier gleichermaßen einzigartig und unzerstörbar. Die äußere Form kann man verbrennen, destillieren, kristallisieren, legieren und was auch noch immer, die innere Essenz bleibt jedoch immer erhalten.

Des Daoisten Ziel ist es, die Gesetze der Natur so perfekt zu beherrschen, daß er den physischen Alterungsprozeß verjüngend beeinflussen kann. Ein Daoist gilt als unsterblich, wenn er oder sie sich verdoppeln kann, das heißt sein spirituelles Ich zu einem bewußten Wesen entwickelt. Innerhalb der groben Materie und außerhalb. Viele versuchten dies mit Unsterblichkeitspillchen. Viele vergifteten sich wohl, als sie ihre Gebräue mit Quecksilber und Blei ausprobierten. Auf jeden Fall zeugen viele Gedenktafeln in daoistischen Klöstern Chinas davon, daß dieser oder jener Heilige hier seine unsterblich machende Goldpille fabriziert hatte und sofort unsterblich in den Himmel aufstieg. Dies ist die äußere Alchimie und die Vorstufe der inneren. Wahrscheinlich fragten sich die Priester mit der Zeit, ob es nicht sinnvoller sei, eine Methode zu wählen, die weniger an russisches Roulette erinnert. Auch ist die Vision der Unsterblichkeit des Daoisten weniger die berauschende Vorstellung, ewig in diesem schwerfälligen Körper zu leben, als genügend Zeit zu haben, seine Forschungen zu vervollkommnen, um sie unter Umständen an einen jungen Nachfolger weiterzugeben, der weiterforscht, bevor der Erleuchtete schließlich so schnell wie möglich aus dieser plumpen irdischen Existenz verschwindet, um noch tiefer in die Natur, das Dao einzugehen, frei von materiellen Schranken.

Wenn man sich den Schein des metallenen Goldes als goldenes Licht vorstellt, das sich verdichtet, kommt man der inneren Alchimie näher. Die Geburt des reinen Ätherkörpers ist die Vorstellung. Einen reinen und kraftvollen Körper zum Lichtkörper

Goldener Drache

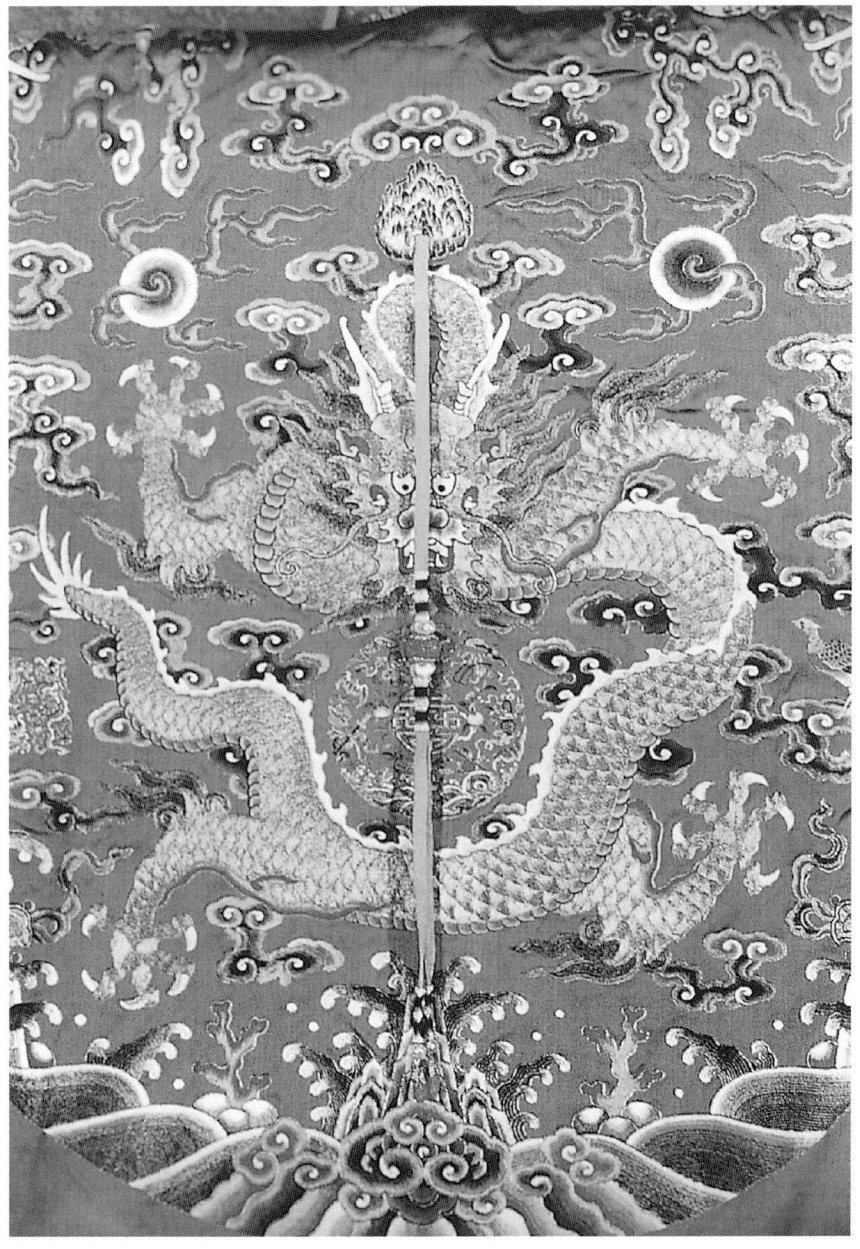

umzuschaffen, mit dem man sich nach dem irdischen Tode und jederzeit frei bewegen kann, der also eine Art Vehikel für den Himmel darstellt, mit dem man sich wie ein Drache durch die Galaxien bewegt – das ist der Gedanke der inneren Umwandlung. Wo und wie entsteht dieser Körper? Auf welchem Wege entsteht ein Kind? Ein Gedanke von zwei Polen (Frau und Mann). Folgt der Geschlechtsakt mit der Verschmelzung der zwei Pole zu einem Ganzen. Wie geschieht das physisch? Durch das Hirn (Yi), den Gedanken, die Lust, den Trieb über die Geschlechtsteile. Wo entsteht der Embryo? In der Mitte. Im Bauch. Worin? In der ernährenden, hegenden und pflegenden Gebärmutter. Wir müssen zurückfinden zur Fötalatmung, des Uratmens des ungeborenen Kindes im Mutterleib. Der Fötus atmet durch die Wirbelsäule kreisend. Diese Fötalatmung wird angestrebt.

Was wir also tun bei der inneren Umwandlung, ist, Frau und Mann, Erde und Himmel in uns zu vereinen, sie zu vermählen, um zu einem Moment der Einheit, zu einem spirituellen Orgasmus zu gelangen. Wie? Durch die Transformation der Energie der Geschlechtsteile und den konzentrierten Geist, der das innere Licht erschafft. Es ist die reine kosmische Liebe gegenüber der Natur und deren Schöpfung, die den Nährboden bildet für die innere Alchimie. Nun müssen wir im Bauch eine Art schützende Gebärmutter bilden. Die Chinesen nennen dies Dantian, was übersetzt Zinnoberfeld heißt.

In dieser spirituellen Gebärmutter bringen wir – uns selbst – auf die Welt. Nicht im Angesicht der Welt, im Angesicht Gottes.

Der Keim des spirituellen Embryos ist in jeden Menschen eingepflanzt. Der Embryo braucht jedoch genügend Wärme (Nieren, Herz), Nahrung (Liebe) und Licht (Yuanqi, die kosmische kreisende Urkraft), außerdem braucht der Embryo den reinen Lebensatem (Lungenenergie). Die fünf Elemente, die die fünf Farben, die fünf Planeten, die fünf Energien mit all ihren Repräsentationen beherbergen, sollen sich in der spirituellen Gebärmutter vereinen. Ebenso die acht Richtungen des kosmischen Schlüssels. Quecksilber, Kupfer, Eisen, Blei und Zinn; Rot, Gelb, Weiß, Schwarz und Grün; Mars, Saturn, Venus, Merkur und Jupiter; Silber und Gold – Mond und Sonne – werden aus dem Kosmos in die Gebärmutter strömen, um sich zu vereinen. Danach müssen wir das Ei erschaffen und befruchten, indem wir mental das Gehirn mit den Geschlechtsteilen vereinen und dem Keim mit dem Atem und dem Herzschlag das Leben einhauchen. In der Meditation lassen wir die goldene solare Kraft aus dem Geschlecht heraufströmen, um das silberne lunare Ei in der Gebärmutter zu befruchten. Ein diamantener Strahl wird aus dem Kosmos durch den Scheitel in das Wesen strömen, um die geistige Geburt zu erleuchten. Der sich bildende Embryo muß allzeit gepflegt werden. Wir schaukeln ihn, spenden ihm täglich Wärme, Luft, Nahrung und Licht, so daß er sich entwickeln kann. Wenn wir konsequent genug sind, wird er langsam aber stetig wachsen, um eines Tages ein

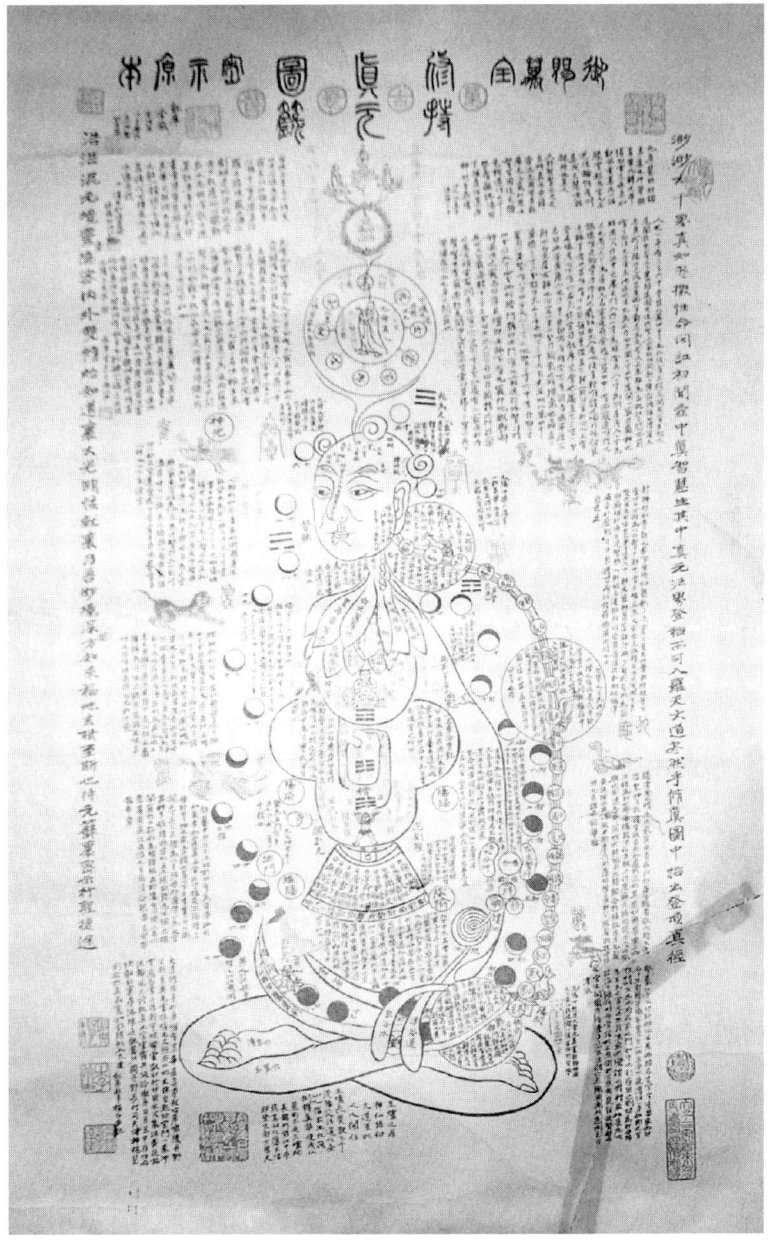

ausgewachsenes Wesen zu sein, das nicht an die Polaritäten, an Tod und Leben, wach und Traum, gebunden ist. Eines Tages wird es aus dem Himmelstor jederzeit aus dem physischen Körper austreten können. Der Moment, in dem dies geschieht, ist die Heilung der Krankheit des Menschen. Der Tempel des Körpers ist dann der Träger eines bewußten und unabhängigen kosmischen Körpers.

Der ägyptische Götterbote Hermes, Trismegistos auf den die smaragdene Tafel zurückgeführt wird, deren Botschaft wie keine andere die europäische Mystik geprägt hat, entschlüsselt beim genauen Studium dieselbe alchimistische Quintessenz wie die Schriften, die auf Taishang Laochun, auf Laozi weisen. Bei der Figur des Götterboten Hermes, wie auch bei Laozi sowie dem europäischen Mythos Merlin, handelt es sich um Figuren, die weniger als einzelne historische Figuren betrachtet werden sollten, sondern als Priesterschaften, die ihre Existenz der essentiellen Lehre verschrieben haben. Es ist anzunehmen, daß charismatische Persönlichkeiten diese Priesterschaften wohl gründeten, jedoch ist es für die mystischen Überlieferungen typisch, daß eine Person als Synonym für eine Geheimbewegung aufgezeichnet wird, um die Priesterschaft geheimzuhalten und deren Lehren und Überleben zu sichern. So waren es auch bei den Urhebern der Tabula Smaragdina wohl eher die prophetischen Priester Hermes-Thot als die alleinige Figur Hermes Trismegistos. So ist anzunehmen, daß es weniger ein Merlin war, der existierte, vielmehr ist Merlin die historisch-intellektuell verfälschte Überlieferung eines Priesteramtes von Zauberern. Anonyme Handschriften der Neuzeit weisen auf den traurigen Verlauf der Geschichte im Sinne von: »In alten Zeiten priesen sie meine Lieder, erfragten meine Weissagungen und bewarfen mich mit Gold – heute bewerfen sie mich, Merlin, mit Steinen und verleugnen mich.«

All diesen Naturpriestern ist gemeinsam, daß sie das mystische Geheimnis der Beherrschung von Energie und Materie bergen, daß sie den Initiationsfunken der Magie zur Transformation in verschleierten Versen verschlüsseln. Die altertümliche Chemie war ein Akt spiritueller und mystischer Entwicklung. Man experimentierte mit den Stoffen, erhitzte sie und kühlte sie ab, vermischte sie und schied sie, um das mystische Wesen der Natur zu erkunden. Die unzähligen Märchen dieser Zeiten deuten jedoch auch immer wieder unmißverständlich auf die Goldgier hin, die den Herrschern Macht verhieß und den wahren Sinn der Alchimie verschleierte.

Diese immer wiederkehrende Botschaft der Verblendung, die viele Menschen ereilt beim Anblick von Gold, das in der Alchimie als letzte Stufe der materiellen Umwandlung vor der Vollendung zu reiner, schierer Energie gilt, ist die Problematik des Alchimisten in der polaren Welt. Wie kann der Mensch sich nur verblenden lassen von Materie, anstatt selbst zu geistigem Gold, zur wahren Erkenntnis, zur kosmischen uneingeschränkten Kraft zu streben. Im Westen wie im Osten verwechselten

Mittelalterliche Handschrift der christlichen Mystik, die den Aufstieg, die Veredelung der Seele zum Christusbewußtsein darstellt.
Anonyme hermetische Handschrift des 12. Jahrhunderts der Nationalbibliothek Paris.

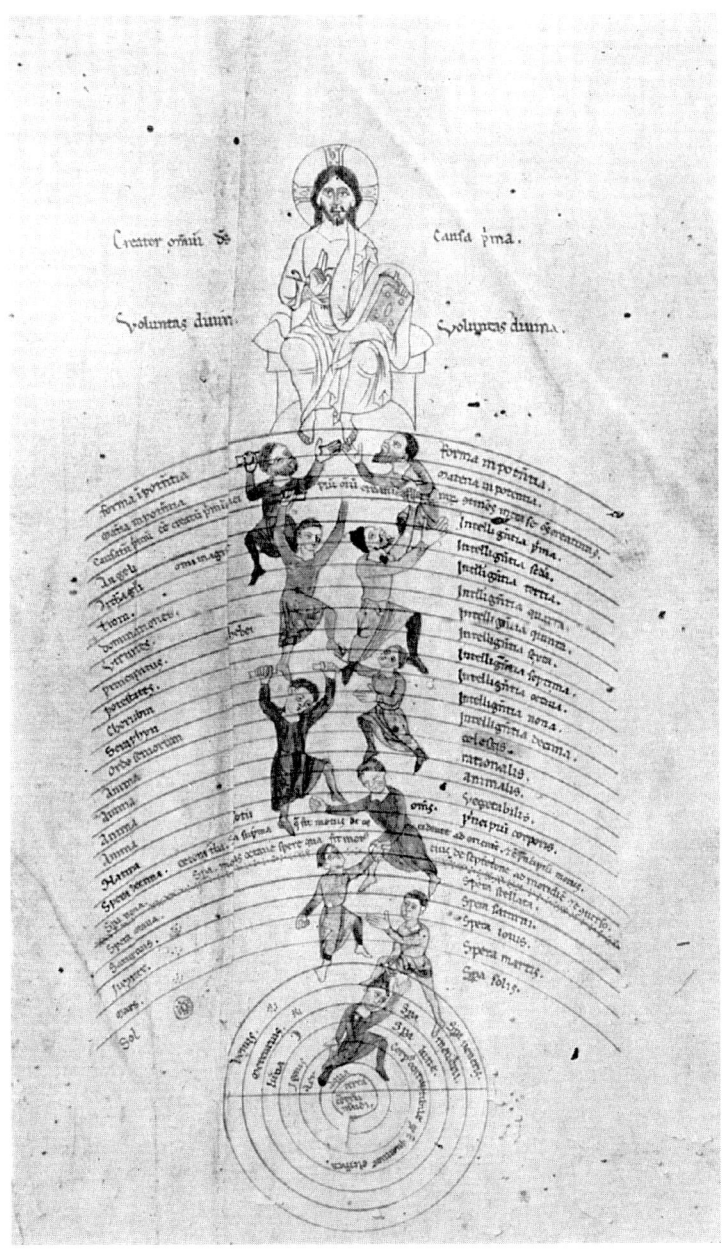

auch viele Mystiker Gold mit Energie und starben im offensichtlichen Irrtum, materielles Gold aus Quecksilber, Blei, Schwefel und Salz zu zaubern. Gedacht war die Chemie ursprünglich als materielles Gleichnis zu einem spirituellen Prozeß, wo sie geendet hat, ist offensichtlich: im größten Irrtum des Menschen, Materie zu materiellen Befriedigungen zu missbrauchen anstatt zur Erfüllung des großen Naturwerkes.

Tabula Smaragdina

1. In Wahrheit, gewiß und ohne Zweifel: Das Untere ist gleich dem Oberen und das Obere gleich dem Unteren, zu wirken die Wunder eines Dinges.
2. So wie alle Dinge aus Einem und durch die Betrachtung eines Einzigen hervorgegangen sind, so werden auch alle Dinge aus diesem Einen durch Abwandlung geboren.
3. Sein Vater ist die Sonne, und seine Mutter ist der Mond. Der Wind trug es in seinem Bauche, und seine Amme ist die Erde.
4. Es ist der Vater aller Wunderwerke der ganzen Welt.
5. Seine Kraft ist vollkommen, wenn es in Erde verwandelt wird.
6. Scheide die Erde vom Feuer und das Feine vom Groben, sanft und mit großer Vorsicht.
7. Es steigt von der Erde zum Himmel empor und kehrt von dort zur Erde zurück, auf daß es die Kraft des Oberen und des Unteren empfange. So wirst du das Licht der ganzen Welt besitzen, und alle Finsternis wird von dir weichen.
8. Das ist die Kraft aller Kräfte, denn sie siegt über alles Feine und durchdringt alles Feste.
9. Also wird die kleine Welt nach dem Vorbild der großen Welt erschaffen.
10. Daher und auf diese Weise werden wunderbare Anwendungen erwirkt.
11. Und darum werde ich Hermes Trismegistos genannt, denn ich besitze die drei Teile der Weisheit der ganzen Welt.
12. Vollendet ist, was ich vom Werk der Sonne gesagt habe.

Nach der Übersetzung aus dem Lateinischen und teilweise Arabischen von Titus Burckhardt.

In der inneren Alchimie, die sich von der äußerlichen Wahrnehmung nach innen wendet, wird der Adept zum Schöpfer seiner inneren materiellen und geistigen Welt. Die Prozesse der inneren Transformation werden mit den chemischen Prozessen der äußeren Alchimie beschrieben, also gehören eigentlich die äußere und die innere Alchimie zusammen, wie es im Prinzip weder innere noch äußere Kampfkunst gibt, sondern lediglich verschiedene Vorgehensweisen. Esoterik im Gegensatz zu Exoterik; wenn man von Esoterik, den innerlichen Lehren spricht und dabei die äußeren vernachlässigt, wird der Prozeß ebenso einseitig, wie wenn ein Lautsprecher nur angeschaut wird, anstatt sich auch seine Tonschwingungen anzuhören.

In den daoistischen Texten zur Transformation ist immer wieder von der Sammlung des Yin die Rede. Damit ist gemeint, die physischen Essenzen wie das Sperma zu sammeln; wenn sie dann gesammelt sind, werden sie mit der inneren Flamme erhitzt, worauf sie steigen. Die Hindus nennen das Quecksilber den »Samen Shivas«, das gesammelt wird, um es die Wirbelsäule hochsteigen zu lassen, nach daoistisch-alchimistischem Verständnis sammelt man den Samen dann in der Mitte des Hirnes (Zirbeldrüse), wo es sich in Gold verwandelt und in den gesamten Körper dringt, aus der Stirne zwischen den Augenbrauen aus dem Körperinnern fließt und das gesamte Wesen umhüllt.

Dabei existieren in den verschiedenen Kulturen und darüber hinaus in den unzähligen verschiedenen Schulen der Alchimie unterschiedlichste Vorstellungen über die Abläufe dieses Prozesses. Erstaunlich einig sind sich die diversen Richtungen in der Erkenntnis, daß vor ca. 3000 Jahren ein einschneidender Paradigmenwechsel stattgefunden haben muß. Bis dahin war die Sonne als Muttergestirn und der Mond als Vatergestirn erkoren, was auf das Matriarchat hinweist und mit den Göttinnenskulpturen dieser Epochen übereinstimmt. Danach wurde die Sonne und mit ihr das Gold und der Schwefel männlich und der Mond, das Silber und das Quecksilber weiblich.

Wenn ich eine Lehre aus diesen historischen Entwicklungen ziehen darf, möchte ich darauf hinweisen, daß offensichtlich beides möglich ist und, solange ad absolutum in die eine oder andere Richtung verkehrt wird, sich nie aus dem irrtümlicherweise destruktiven Konkurrenzkampf lösen kann. Die alchimistische Hochzeit ist nämlich die energetische Verschmelzung des Weiblichen mit dem Männlichen, das in der Figur des Buddha sehr offensichtlich verwirklicht ist. Verschmelzung hat immer etwas mit Sexualität zu tun. So ist es auch im Daoismus und im Tantrismus der Weg des Adepten, die verschiedenen Entwicklungsetappen der Verfeinerung von Sexualenergie zu erforschen, wobei die partnerschaftliche Sexualität einen zwar wichtigen, aber doch nur für den Anfänger bedeutenden, kleinen Teil der Umwandlung darstellt. Die wahre chymische Hochzeit ist ein Akt, den der Mensch nur ganz alleine feiern kann, so wie er die Erde betritt und wie er sie auch verläßt – ein spirituell-erotischer Akt im Angesicht der allumfassenden Natur. Der Androgynos, der beidergeschlechtliche Mensch, war auch in der europäischen Alchimie ein primärer Faktor des Transformationsprozesses, und dementsprechend wurde die chymische Hochzeit häufig in sehr kunstvoller Form dargestellt.

Aquila Volansis

Die Kröte symolisiert die dunkle Erdkraft, die Schlange die Transformation zum Geistigen, der Adler den befreiten Geist und der zunehmende Halbmond die Umwandlung des Wesens.

Handschrift des Britischen Museums aus dem 15.–16. Jahrhundert

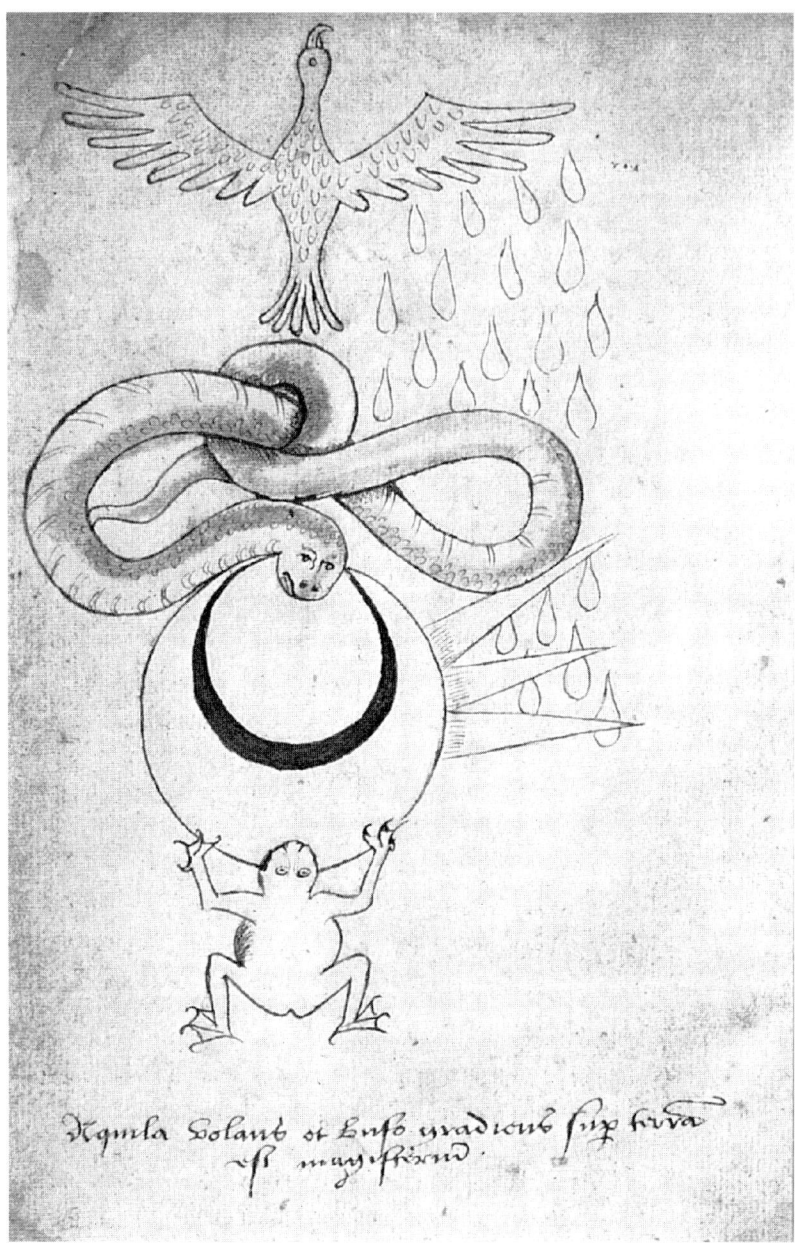

Der Dhyana-Buddhismus wurde nachhaltig vom daoistischen Meister Guo Zhanggen geprägt, der dort drei Möglichkeiten des alchimistischen Quecksilbers beschreibt. Erstens weist er dem Herzen die Eigenschaften des Quecksilbers zu, das durch die Meditation weich und fließend, durch die Initialzündung der Konzentration des Geistes feurig wird, wobei dem Leib an und für sich das Blei zugeschrieben wird, das es in Gold umzuwandeln gilt. Andererseits setzt er das Quecksilber mit der Seele gleich und das Blei mit dem initiierenden Atem und letztlich das Quecksilber mit dem Blut und das Blei mit dem Samen.

Das alchimistische Gold ist als das Unsterblichkeitselixier zu verstehen, das den unsterblichen Geist, die bewußte letztendliche Transformation bedeutet. Das Gold wird mit der Zahl Sieben assoziiert, nach dem großen Lü wird es siebenmal gewandelt (verfeinert) und neunmal wiederhergestellt, dies bezieht sich auf die Zyklen der Meditation, die genau festgeschrieben sind. Wenn das Metall, das mit dem Unbewußten beschrieben wird, durch das Feuer, das für den initiierenden Geist (Konzentration) steht, geläutert wird, verflüssigt sich das Metall und kann nun aus seinem statischen und unbeweglichen Zustand zurück zur Quelle finden – dieser Prozeß kann sich auf die Rückführung der Sexualkraft (Samen) in spirituelle Kraft beziehen. Unbewußtes wird also durch die Aufmerksamkeit des konzentrierten Geistes erhellt, »erhitzt«, dadurch belebt, bewußt gemacht und verflüssigt, so daß es zu seinem Urgrund zurückfindet. Dies ist einer der ersten Prozesse der Alchimie, der mit der Wiederherstellung des goldenen Elixiers assoziiert wird. Dabei handelt es sich um eine eigentliche Rekapitulation aller Ereignisse, die einen unbewußt aus dem Gleichgewicht bringen und daran hindern, freie neue Prozesse zu erfahren.

Dazu ist in der daoistischen Alchimie die Versiegelung sehr wichtig. Diese bezieht sich auf eine Schließung aller Körperöffnungen, wie dies Noah mit seiner Arche tat, um die Essenzen der Natur vor dem Untergang zu bewahren. Um die essentielle Energie zu destillieren, muß der Adept seinen Mund, seinen After, sein Geschlechtsteil, seine Ohren und Augen energetisch »versiegeln«, sich gewissermaßen abschotten, um uneingeschränkt seine Innenwelt zu erforschen und ungestört seine Rekapitulation zu vollziehen. Nur so erlangt er seine ursprüngliche Kraft zurück, um das abgeschlossene hermetische Gefäß zu bilden, das die Quintessenz schützen und bewahren kann. Die Verpuppung der Raupe, bevor sie sich zum Schmetterling entfaltet. Dies wird in der Meditation durch die Konzentration auf die einzelnen Körperöffnungen erreicht; angefangen beim After, beendet bei der Fontanelle, dem geheimnisvollen Paß. Dabei wird während der Meditation eine Art geistiger Schutzschild um den Körper gebildet, im speziellen werden die versiegelnden Tore, eben die Körperöffnungen geschützt, da dort die »bösen Geister und Dämonen«, sinngemäß: die destruktiven und zersetzenden Kräfte, die den Körper frühzeitig altern lassen, eindringen könnten. Dabei wird, wie dies die einzelnen Körperzellen perfekt beherrschen, eine selektive Permeabilität erreicht, nur die für das Wesen nährenden Stoffe werden eingelassen, alle anderen abgewiesen.

Im Transformationsprozeß des authentischen Qigong werden dieselben Schritte gleichermaßen befolgt, jedoch der jeweiligen Situation des Umfeldes entsprechend. In der Alchimie geht es immer darum, die ursprünglichste aller Schichten von Wirkkraft zu entblättern, zu erkennen, zu sammeln und zu vermehren, um sich letztendlich selbst in diese Kraft oder Nichtkraft jenseits alles Vorstellbaren zu begeben. Diese ursprünglichste aller Energien zu erkennen und letztendlich zu werden entspricht dem Bild des Rades: für die meisten Menschen ist es schon sehr schwierig zu erkennen, daß sich alles dreht, kommt und geht, immer zurückkehrt, wie es gegangen ist. Wenn das Rad an und für sich erkannt ist, ist ein wichtiger und essentieller Schritt getan, dann gilt es jedoch, ins Zentrum des Rades vorzustoßen, was nicht ganz einfach ist, da sich alles immer schneller dreht, immer aufgeladener und stärker wird. Wer von den wenigen letztendlich den Mut hat, in das Zentrum des Rades zu dringen, wo im Achsnullpunkt eigentlich alles stillsteht, obwohl es die Drehung erlaubt, hat das erste alchimistische Werk vollendet und nun die Möglichkeit, die Dinge aus ganz neuen Perspektiven zu schauen. Solange man jedoch an der Peripherie des Rades klebt wie der Kautschuk am Autopneu, ist man den Gesetzmäßigkeiten der Drehung unterworfen und ein Spielball auf den Wogen des unermeßlichen Atlantiks, den Launen des Meeres ausgeliefert.

Quecksilber fließt davon, wenn es vom Feuer getroffen, und Blei schreckt auf, also verwahre man Quecksilber und Blei vereint und durch das absichtslose Öl besänftigt in der Mitte – Unterbewußtsein erhellt durch die Aufmerksamkeit in Vereinigung von Vergangenheit und Zukunft – im Sonnengeflecht und lasse die vereinten Substanzen von Himmel und Erde leuchten im Zentrum der Dinge

Oh Sonne oh Mond oh ihr Sterne und Nebel und Ozeane des Ganzen – strömet herbei in die Mitte zu vereinen die Seiten der Trennung des Seins – oh nehmet Gestalt zu und strömet herbei und verschmelzet den Keim des Funkens der Wahrheit der Schöpfung des Alls – oh leihet die Kraft zum Gebären die Seele des Säuglings des Kindes zwischen den Polen des Vergänglichen – oh kommet zu feiern die Hochzeit der Kraft – oh Phönix, Drachen, Tiger und Schlange, helfet den Säugling zu schützen und zu versiegeln die Essenz

Taishang Laozhun (Laozi)

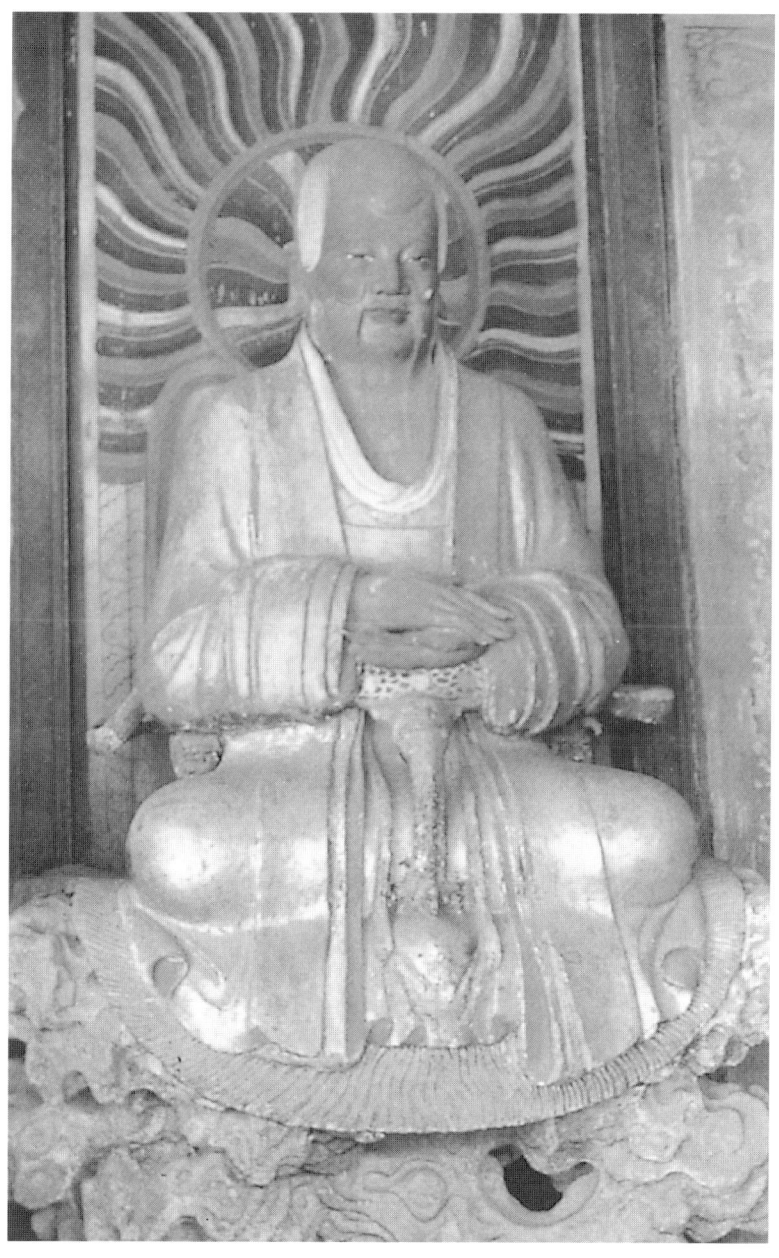

Der Alchimist

Es war einmal ein junger Mann mit Namen Du. Er dachte nur an sein Vergnügen. Er trank des Weins zuviel und hurte in der Stadt herum, bis ihn seine Familie nicht mehr ertragen mochte und ihn verstieß. Du trieb sich nun verwildert in der Gegend herum, ohne Mittel zu besitzen. Er war hungrig und durstig und war sehr unzufrieden und verzweifelt. Vor Kälte frierend, schrie er sein Leid gen Himmel. Da stand plötzlich ein alter unscheinbarer Wanderpriester vor ihm auf einen Stock gestützt und fragte den Jammerer, was ihn dermaßen schmerze, daß er so ungestüm in der Gegend herumschreie. Du antwortete, daß ihn sein Hunger und die Kälte schmerzten, er müsse sterben, wenn er nicht bald essen könne. Daraufhin fragte ihn der Alte, ob ihm denn geholfen sei, wenn er ihm Geld gäbe. Du erregte der Gedanke, und er meinte, mit ein paar tausend Münzen käme er für die nächste Zeit schon über die Runden. Der Priester mit seinem langen weißen Bärtchen und den kaum erkennbaren Augen lächelte unmerklich und meinte fast flüsternd, ein paar tausend Münzen seien zu wenig, er würde ihm ein paar Millionen Münzen geben. Er zog einen Geldbeutel aus dem Ärmel, überreichte ihn Du und meinte, dies sei ein Vorschuß, den Rest gebe er ihm tags darauf an einem vereinbarten Treffpunkt. Du konnte sich vor Übermut und Freude nicht mehr beherrschen und hüpfte über den ganzen Marktplatz, stopfte sich mit allem Eßbaren voll, was er finden konnte, und ergab sich dem Wein. Tags darauf trafen sich der Priester und Du zur vereinbarten Zeit, und der Bärtige überreichte dem Rotz das Geld, verabschiedete sich ohne ein weiteres Wort.

Keine Woche verging, und Du verfiel wieder in seine alten Lebensgewohnheiten. Er kleidete sich in Brokat und Seide, genoß die edelsten Huren und lebte wie ein Krösus. Es war noch kein Jahr vergangen, und die Kiste voller Münzen leerte sich zunehmend. Du mußte sich notgedrungen wieder einfacher kleiden und verkam immer mehr. Da kam der Tag, als er wieder in Fetzen gekleidet in der Kälte zitternd um Almosen bettelte. Und schon war der Priester wieder da und musterte Du gütig. Der Alte meinte zu Du, er wolle ihm nun das Doppelte an Münzen geben und wünsche ihm damit mehr Glück als zuvor. Du schämte sich und nahm das Geld verstohlen zu sich. Er bemühte sich in der folgenden Zeit ernsthaft, das Geld anzulegen und zu vermehren, anstatt es zu verschwenden. Er hatte auch Erfolg und gelangte zu Ruhm und Ansehen. Nach einem Jahr war er zu einem geschätzten Geschäftsmann geworden und hüllte sich in Prunk und Stunk. Nur, wie es das Schicksal will, als er auf seinem geschäftlichen Höhepunkt angelangt war, zog ihn sein Drängen nach Vergnügen wieder in den Bann. Während eines weiteren Jahres hatte er sein ganzes unschätzbares Vermögen wieder vertan. Auf dem Platz war wieder der alte Priester und meinte, er wolle ihm ein letztes Mal behilflich sein und ihm abermals Geld

Priester auf den Gipfeln des Huashan. Ein lieber Freund, der mich offen bei sich aufnahm.

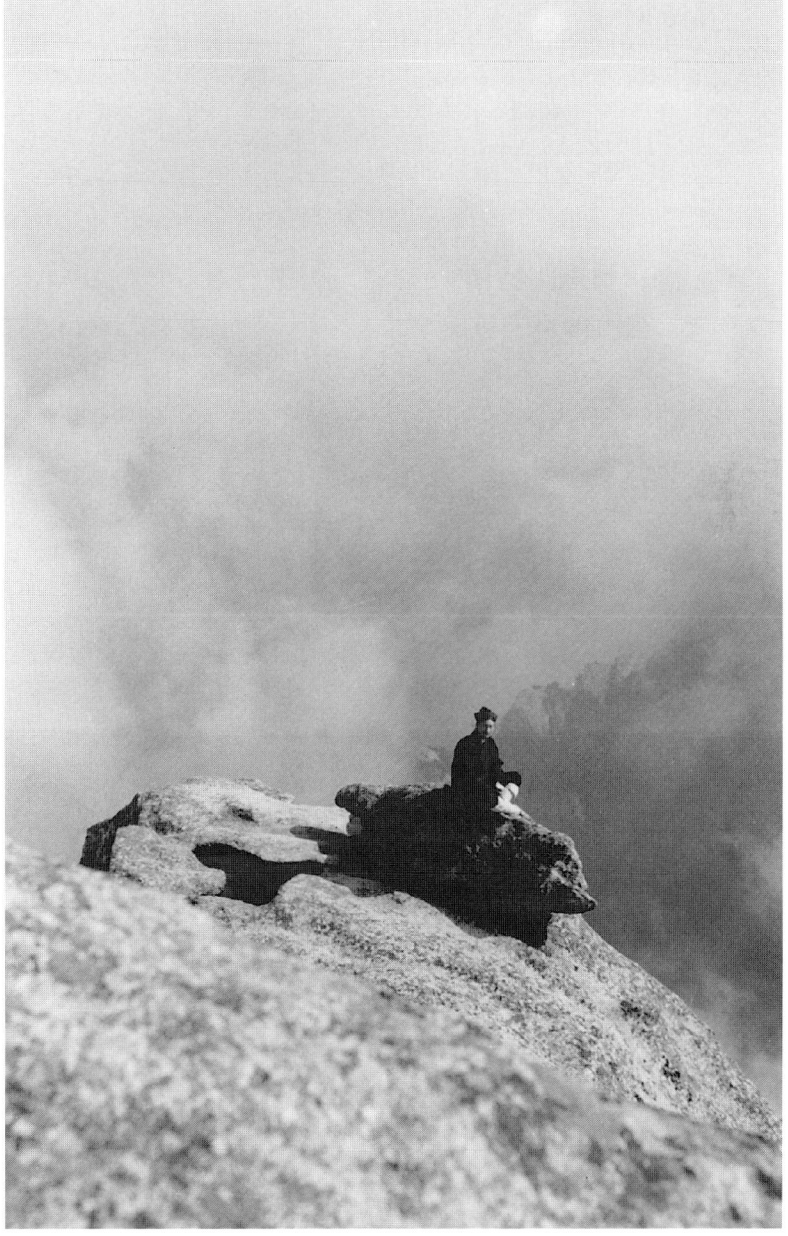

spenden. Du war zutiefst beschämt und wollte das Geld erst nicht annehmen. Schließlich meinte er, er wolle das Geld annehmen, es aber nur für gemeinnützige Zwecke verwenden. Danach wolle er dem Priester auf dem Weg des Dao folgen, und wenn der Himmel über ihm einstürzen würde, und wenn der Blitz ihn treffen sollte, und wenn er Feuer und Wasser überwinden müsse, er würde ihm in das Land der Reinen folgen. Der alte Priester freute sich darüber und forderte Du auf, nach vollendetem Werk zu ihm in das Louguantai-Kloster zu kommen. Dies sei Laozis Meditationsberg gewesen. Laozi habe dort sein alchimistisches Werk vollendet.

Du fuhr in den Süden und ließ Armenhäuser errichten, wo mittellose und kranke Menschen kostenlos betreut wurden. Er legte das Geld des Priesters gut an und pilgerte danach zum Louguantai. Du spazierte durch einen endlosen Bambuswald und hörte die Flöte eine ferne Melodie spielen. Er fand den Weisen unter zwei Wacholderbäumen sitzend die Flöte spielen. Der Priester freute sich über die Leistungen des Du, und sie pilgerten gemeinsam zu den heiligen Bergen, dem Huashan. Es war ein gefährliches Abenteuer, die rasiermesserscharfen Kämme zu erklimmen. Ein Fehltritt, und man wurde in den endlosen Tiefen des Gebirges begraben. Der alte Priester schien völlig mühelos an den teilweise überhängenden Felsen entlangzutanzen, während Du sich beherrschen mußte, nicht weinend vor Angst stehenzubleiben. Viel Schweiß, Angst und zuweilen auch Blut, das aus den Schürfwunden trat, die er sich zugezogen hatte, kostete ihn der Weg zu einem kleinen Tempel, der wie auf den nackten Felsen geklebt schien. Der Wind schien das bescheidene Tempelchen im nächsten Moment von dem Haarnadelfelsen herunterzuwehen, aber es hielt. Ferne Donnerstimmen grollten um die benachbarten Gipfel, als wollten die Berggeister das kommende schöpferische Ereignis kommentieren. Nebelschwaden schwebten wie lebende Wesen umher, dehnten sich aus und zogen sich zurück, schienen in einer bestimmten Folge den Weg um die steilen Gipfel zu ziehen.

Sie waren in eine andere Welt eingetaucht, nichts wirkte irdisch an diesem Ort. Die Atmosphäre war schwanger von Göttern und Geistern, man konnte sie fast greifen, sie schienen so nahe. Du wagte sich kaum zu rühren, so war er von dieser verzauberten und lebendigen Natur ergriffen, auch hatte er immer noch Angst, bei einem Fehltritt in die Schlünde des lebendigen Nebels zu fallen. Der alte Priester nahm ihn bei der Hand und zeigte nach oben und sagte erregt zu Du: Siehst du dort, siehst du sie? Siehst du sie nicht? Sieh genau hin, siehst du nicht diese wunderschönen Kraniche? Dann zeigte er zur anderen Seite und zeigte auf einen gelben Drachen, den Du aber nur sehr vage wahrnehmen konnte. Je mehr er sich jedoch entspannte und seine Angst sich legte, desto mehr meinte er überall mythische Wesen zu sehen, von denen man immer in den Sagen hörte. Ja, tatsächlich, da waren Kraniche und Pfauen, er meinte auch ein fliegendes Einhorn zu sehen und war überwältigt von dieser unsagbaren Pracht. Der Priester führte Du in ein kleines

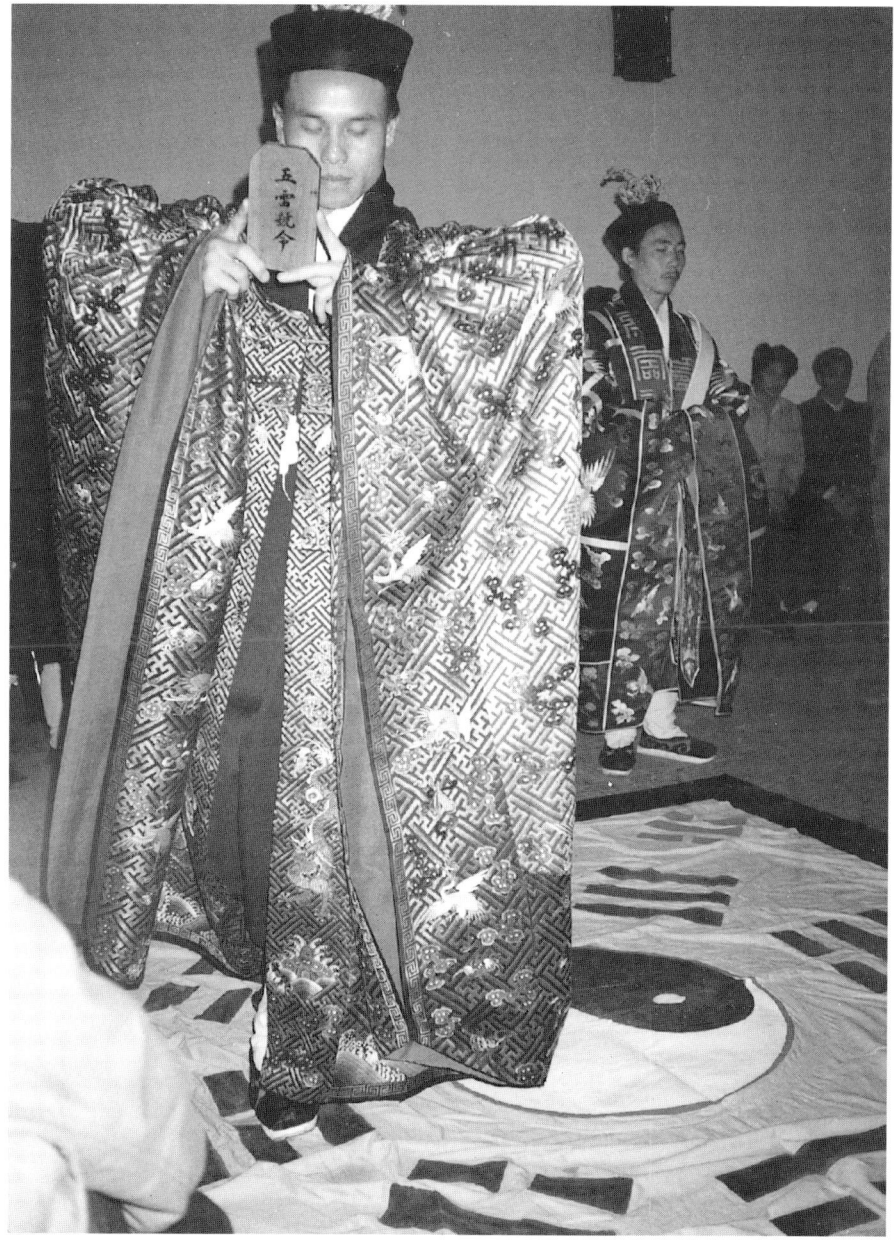

Tempelgebäude. Dort stand ein Alchimistenofen mit einer lodernden und leuchtenden Flamme in seinem Innern. Der alte Priester entpuppte sich in dem Tempel als großer Magier mit fliegenden Gewändern. Er scharte einen grünen Drachen, einen weißen Tiger, einen Phönix und eine weise Schildkröte um sich. Dann rief er die neun Feen, die sie schützen sollten. Er nahm drei kleine Kügelchen aus weißem Steinpulver, tat sie in einen Becher Wein und gab ihn Du zu trinken. Darauf breitete er Richtung Westen ein Tigerfell aus und hieß Du nach Osten gewandt darauf Platz nehmen. Im Namen von Himmel und Erde, Feuer und Wasser, Berg und See, Wind und Donner, nun ist es soweit, du bist vorbereitet. Nun hüte dich, nur einen einzigen Laut von dir zu geben. Was dir auch immer begegnet, was auch immer, du darfst dich nicht erschrecken lassen. Und wenn es zehn Teufel sind, die dich Höllenqualen erleiden lassen werden, und wenn es das verführerischste aller Weiber ist, und wenn es das grausamste aller Verbrechen ist, laß dich nicht aus der Fassung bringen, alles, was du sehen wirst, sind nur Illusionen, Träume von Träumen, Fata Morganas. Es wird dir nichts geschehen, wenn du dich nicht von ihnen anstecken läßt. Sei es nun in der Freude oder im Leid, im Genuß oder im Ekel, laß dich nicht verleiten, laß nicht deinen Körper und deinen Mund sprechen, sondern sammle deinen Geist und konzentriere dich auf die Leere, dann wirst du *Wuwei* erreichen.

Alles, was Du nun sah, war ein Trog voll Wasser. Die ganze mystische Atmosphäre, die vorher geherrscht hatte, war wie weggewischt. Du versuchte sich zu orientieren und wurde von einem lauten Krachen aufgeschreckt. Er wußte nicht, wie ihm geschah, und die Erde erzitterte, daß es ihn schauderte. Da stand plötzlich ein riesiger Mann in goldener Rüstung hoch zu Pferd vor ihm und schaute ihn ungeduldig an. Er stellte sich als der General vor und wurde zunehmend von seinen Soldaten umgeben, die Du alle mit ihren Waffen bedrohten. Dann donnerte die Stimme des Generals: Wer bist du? Mach Platz! Bist du taub, du sollst uns aus dem Weg gehen! Du rührte sich nicht. Da wurde der Riese wild und hieß seine Kumpane, dem Tauben den Kopf abzuhacken. Doch Du blieb unbewegt und verzog keine Miene. Da wurde es dem General leid, und er zog mit seiner Horde ab.

Dann kamen wilde Tiere, um ihn zu beißen, tausend Schlangen und Tiger. Aber Du ließ sich nicht verunsichern, und sie ließen ihn in Frieden.

Dann braute sich ein Unwetter zusammen, und es fing fürchterlich zu gewittern an. Der Donner erschütterte den Boden, und der Blitz fuhr durch Mark und Bein. Der Wind heulte unbarmherzig, und der Regen strömte in Fluten hernieder. Doch Du meditierte tief und fest, und das Unwetter ließ von ihm ab.

Ein Zischen und Stinken machte sich breit. Es loderte eine Flammen auf, und es stank ungeheuerlich – da stand plötzlich ein Teufel lachend vor ihm. Er hatte zwei Schwänze und Schweinehufe. Er meinte, er mache sich nun ein Frühstück, und schleuderte Du in einen Bronzekessel voll siedenden Öls. Du meinte schon, seine

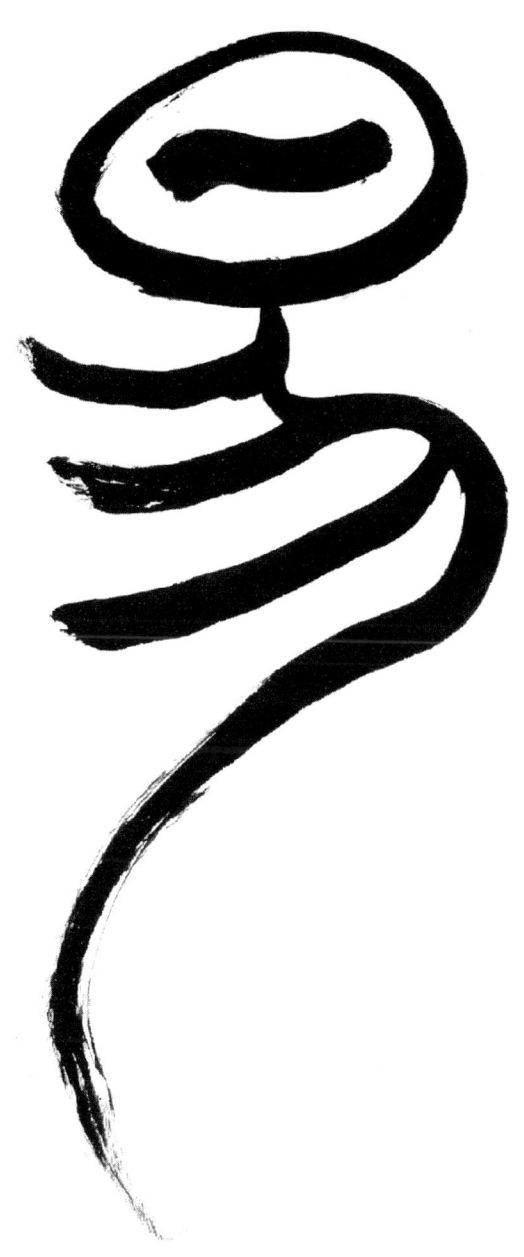

Geister verließen ihn, als der Teufel ihm sagte: Sage mir deinen Namen, und ich erlöse dich. Doch Du antwortete ihm nicht, und der Schweinefüßige ließ ihn im Öl kochen. Doch Du war nach wie vor in tiefster Meditation versunken, und der Schmerz konnte ihm nichts anhaben. Da holte ihn der Teufel aus dem Kessel heraus und zerrte ihn an den Haaren zum Fürsten der Finsternis persönlich. Diesen umgab eine Aura des Schreckens. Er hatte lodernde Augen, und das Fegefeuer umgab ihn. Er herrschte den Teufel an: Bringt mir sein Weib! Da wurde Dus Gemahlin herbeigeschafft, die zerschlagen und weinend wie ein Häuflein Elend am Boden kauerte.

Der Teufel lachte schallend, und überall ertönte das Echo des Gelächters. Er zwinkerte Du zu: Wenn du uns deinen Namen preisgibst, wird sie erlöst sein – wenn nicht ...

Aber Du ignorierte die häßliche Szenerie und versenkte sich tiefer in seine Meditation. Da wurde seine Frau auf die schändlichste Weise gequält, so daß ihr Flehen, Winseln und Schreien den ganzen Raum einnahm. Da jammerte sie an ihren Gemahl gerichtet: Mein Leben habe ich dir geschenkt, und so dankst du mir meine Aufopferung? Alles habe ich für dich getan, und du kannst kein Wort zu meiner Rettung von dir geben. Wie kannst du mich nur auf diese schändliche Weise verraten. Alles habe ich für dich getan und so dankst du mir nun. Befreie mich von dieser unerträglichen Qual! Du Schurke! Sie schrie und schrie und schrie – aber Du verblieb in seiner Kontemplation und verlangsamte seinen Atem zunehmend, bis er kaum mehr wahrnehmbar war. Da zerstückelten die Teufel die arme Frau unter Höllenqualen, bis nur noch einzelne Körperfetzen übrig waren. Du blieb unbewegt wie ein Berg.

Die Teufel glühten vor Zorn und schrien wie die Wahnsinnigen: Tötet ihn, tötet ihn, tötet ihn, tötet ihn! Da schlugen sie Dus Haupt entzwei, und er spürte, wie er seinen nun nutzlosen Körper verließ. Der Teufel, der ihn anfangs in den Bronzekessel voll siedenden Öls geschleudert hatte, geleitete ihn nun in die Hölle, um ihn jede Qual, die nur denkbar ist, einzeln durchleben zu lassen. Er wurde Tausende von Malen wie eine Laus zerdrückt, daß das Blut spritzte, die Glieder wurden ihm einzeln ausgerissen immer wieder und immer wieder, die Haut wurde ihm abgezogen und Schicht für Schicht des Körpers dazu, er stürzte in unzählige von Abgründen, kurz – es war die Hölle.

Aber Du, der um die Alchimie wußte, ließ sich nicht beirren und blieb in seiner Mitte.

Da brachte man ihn wieder vor den Fürsten der Finsternis, und der befand, Du werde nun als Mädchen wiedergeboren werden. Du wurde zum Lebensrad gebracht und ward als Mädchen wiedergeboren. Das Mädchen war sehr schüchtern und kränklich. Laufend schickte man nach den Heilkundigen, um die Nadeln zu stechen

Daoistische Darstellung der mystischen Schöpfung des Taiji

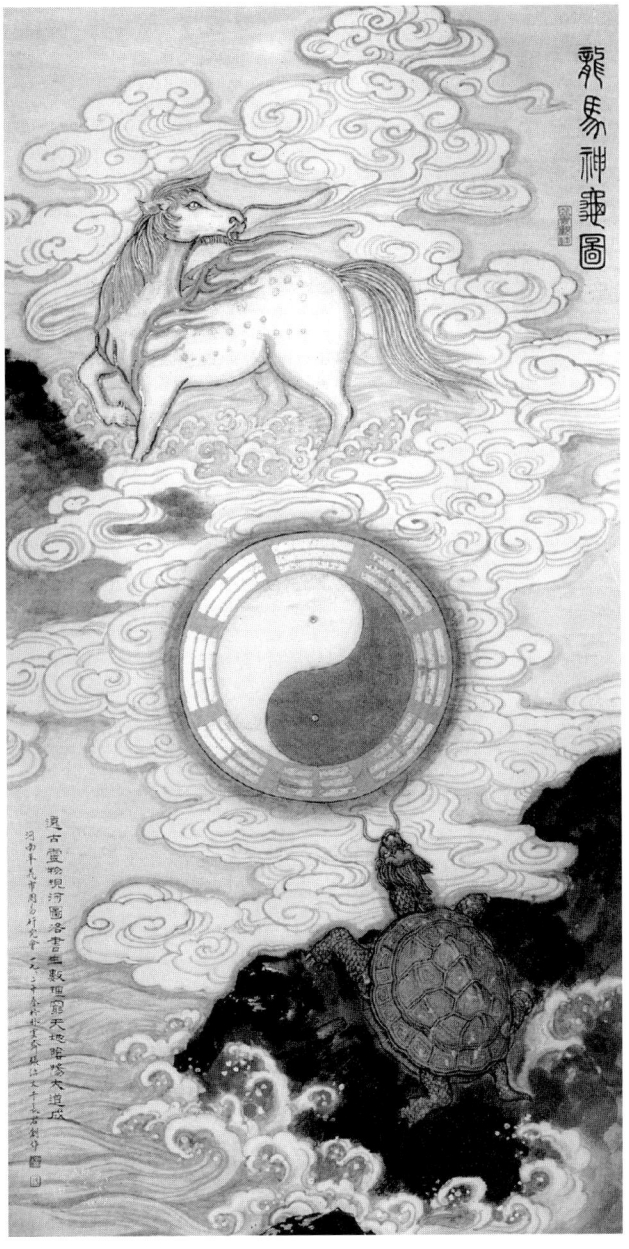

und den Beifuß zu verbrennen, immer wieder neue Arzneien wurden erprobt – ergebnislos, das Mädchen wollte nie richtig gesund werden.

Das Mädchen verletzte sich häufig, gab jedoch nie einen Laut von sich. So dämmerte es vor sich hin, bis es verheiratet wurde und ein Kind gebar. Das Mädchen liebte das Kind über alles, und so wurde auch die Ehe besser. Fröhlichkeit trat an die Stelle von Gram. Da meinte eines Tages der Gatte zum Mädchen: Bitte, sprich doch nur einmal mit mir, bitte, mach mir die Freude: Ich fühle doch, daß du sprechen kannst. Warum denn nur in aller Welt bist du so schweigsam? Wenn du mich und dein Kind wirklich liebst, dann versuch doch wenigstens einmal, mit uns zu sprechen. Doch das Mädchen konnte nicht anders als schweigen. Da wurde der Mann wütend und schrie: Wenn du uns nicht liebst, dann hat es auch keinen Sinn mit uns, wie kannst du mich nur so hassen, und schleuderte in seiner Verzweiflung das Kind zu Boden, so daß es mit seinem Kopf auf einer Steinkuppe aufschlug und inmitten einer riesigen Blutlache seiner Verletzung erlag. Da fing das Mädchen unweigerlich um das Leben seines Kindes zu weinen an und schluchzte schmerzvoll. Doch mitten im Schluchzen saß Du plötzlich wieder in dem Tempel auf der Spitze des südlichen Blumenberges und vergegenwärtigte den Priester vor dem Alchimistenofen, der lichterloh violett brannte. Der Priester schrie: Eine Woche bin ich nun schon ohne Schlaf an der Magie des Unsterblichkeitselixiers, aber du hast alles zerstört. Fast alle Emotionen hast du überwunden, aber das falsche Mitleid, das nur ein Ausdruck deines eigenen Egoismus ist, hat mein Werk zerstört. Wie kannst du nur! Du weinte vor Scham, indes der Gußofen zersprungen war und der ganze Raum zu brennen anfing. Da tauchte der alte Magier Du in einen Wassertrog, und augenblicklich war das Feuer weg. In dem zersprungenen Ofen war nun nicht das Unsterblichkeits-elixier, der Stein der Weisen zu finden, nein, da war nur ein unansehnlicher Klumpen Metall. Der Priester entweihte den Raum, zog sich nackt aus und zerschnitt das Gewand mit seinem Zauberdolch. Dann packte er sein Schwert und seinen Beutel und verschwand in den Bergen, um sich zu reinigen. Du kehrte in den Süden zurück, um ein ruhiges und gutes Leben zu führen. Er kehrte eines Tages auf den Huashan zurück, um nach dem alten Priester zu sehen. Man sagte ihm, der Alchimist sei indessen als freies Wesen in das Reich der Unsterblichen eingegangen.

Die Trinität – Illusion oder Schlüssel

Der Weg der daoistischen Transformation ist es, Körper und Geist zur Einheit zu formen und die autonomen Eigenschaften des Leibes mit der Konzentration beeinflussen zu lernen. Im Gegensatz zu Gesundheitspraktiken und Glaubenssystemen der Befreiung der Seele vom Körper ist es in der ursprünglichen Praxis des Daoismus der Weg, den Körper aus seinem »schweren«, beladenen Zustand in eine größtmögliche Schwerelosigkeit zu bringen.

Man kann diesen Prozeß mit einem Heißluftballon vergleichen. Der Heißluftballon wirkt durch die steigende Eigenschaft warmer Luft, die sich im runden Gefäß sammelt. Deshalb muß zuerst das lückenlose Gefäß geformt werden, das Energie speichern kann – ein Ballon mit Löchern wird keine erhebende Wirkung zeitigen können. In der daoistischen Körpertransformation lernt man anfangs deshalb als erstes, die »Löcher«, die Körperöffnungen zu verschließen, um die Lebensenergie wirklich vollumfänglich speichern zu können.

Daß sich der Ballon jedoch tatsächlich in die Lüfte erheben kann, wird bedingt durch die Regel der unterschiedlichen Gewichte und Dichtigkeit von Stoffen. Um diese Regeln der Natur verständlich zu machen, konzentrieren wir uns kurz auf einen der kleinsten Baustoffe physikalisch erklärten Lebens: das Atom. Die Atome bestehen hauptsächlich aus einem Kern und den Elektronen, die in kreisförmigen Bahnen um den Kern angeordnet sind. Die Elemente, die aus den Atomen geformt werden, bilden die Stoffe, aus der die materielle Natur erwächst. Die Elemente unterscheiden sich untereinander lediglich durch die verschiedenen Gewichte der Atome und deren Periodizität. Das Gewicht eines Atoms wiederum hängt von der Dichte der Elektronen in dessen Bahnen oder Schalen ab, denn der Atomkern ist wie ein Avocadokern von verschiedenen Schichten oder Schalen umgeben. Man kann diesen Aufbau mit einem Sonnensystem vergleichen: Im Zentrum steht die Sonne, das Tor des Yang, in unserem Vergleich der Atomkern. Nun kreisen Planeten in verschiedenen Bahnen um die Sonne. Die Planeten können wir mit den Elektronen vergleichen. Im Falle des Atoms ist es nun so, daß das »Gewicht« des ganzen Sonnensystems um so größer ist, je mehr Planeten in ihrer Dichte um die Sonne angeordnet sind. Die Periodizität kann man auf die Anzahl der Kreise beziehen, die ein Planet im Laufe seiner Existenz in seiner individuellen Distanz um die Sonne zieht. Je nachdem, wie die Distanz und Dichte einzelner Planetenschichten um die Sonne beschaffen sind, bildet sich dementsprechend die Eigenschaft der »Frucht«. Die einzelnen Planeten mit ihrem individuellen Gravitationsverhältnis zur Sonne »bauen« in ihrer kreisenden Eigenschaft um das Zentrum in ihrer Schicht (Schale) eine entsprechende Dichte und Qualität von Energie auf. Die Eigenschaft dieser »Schale« hängt von der Dauer des Kreisens, von der Größe des Planeten und von der

Entfernung zum Zentrum ab. Je dichter sich die Intensität der Aufladung durch die kreisenden Planeten im Sonnensystem gestaltet, um so mehr variiert das »Gewicht« oder anders formuliert das Gravitationsverhältnis des Systems.

Das »leichteste« Atom ist das des Wasserstoffes (siehe die daoistische Formel von Eis-Wasser-Dampf). Die Avocado hat einen großen harten Kern und eine anfangs sehr harte Dichte um sich, die mit der Zeit immer weicher wird. Entweder wird die »Energiedichte« (Fleisch) um den Kern gegessen, oder sie verfault. Übrig bleibt der Kern, der wieder eine neue Avocado bildet und so zyklisch von einer in die nächste Lebensphase pulsiert. Das Energiefeld um die Avocado verändert sich im Lauf der natürlichen Wandlung: die Frucht wächst, gewinnt an Substanz und wird gegessen oder verfault immer weiter. Der Kern bleibt jedoch immer derselbe: Je öfter sich dieser Prozeß wiederholt, um so mehr Avocados gibt es – inzwischen kann man auf der ganzen Welt Avocados essen, die von einem kleinen Inselchen stammen. So auch das Atom. So auch der Mensch. So auch das Sonnensystem, die Galaxie.

Kohle unterscheidet sich in ihrem elementaren Aufbau vom Diamanten nur durch ein leicht unterschiedliches »Gewicht« der Atome. Aber was macht das Gewicht aus? Das Gewicht kann ja immer nur durch ein Gegengewicht definiert werden. Wenn ein Atom sich auf der Erde durch sein Gewicht in die unzähligen Verbindungen der materiellen Welt verschlüsselt, kann es ja nur durch sein jeweiliges Gravitations-verhältnis zu dieser unterschieden werden. Wenn man jedoch die Atome einer irdischen Erscheinung in Bezug zum Gravitationsverhältnis mit der Sonne oder dem Pluto in Beziehung setzt, die ebenso unleugbar sind wie die Atome selbst, ergibt sich eine gänzlich neue Sicht auf die materielle Existenz, die ebenso logisch die Wirkung der Astrologie beschreibt. Die großen Daoisten und Druiden richten ihre Körper-energien nach den Energien der Gestirne aus, bringen ihre atomare Schwingung in Gleichklang mit den zyklischen Kreisen der Planeten, synchronisieren ihre Energie-zentren mit der Spirale der Milchstraße – des Menschen Heimat. Kann sich der Leser vielleicht vorstellen, was die künstliche Atomspaltung, betrieben von Ignoranten, für ein kosmisches Chaos anrichten kann? Dabei hat die Menschheit schon seit An-beginn der Existenz auf Erden das Rezept parat, Materie gefahrlos zu verändern, Schwingung gefahrlos zu verändern. Die alten Daoisten haben wohl eines der am weitesten entwickelten Rezepte erhalten: die magischen Trigramme des Yijing!

In diesem Kapitel werde ich dem Leser einen Einblick in die praktische Seite dieses Rezeptes erlauben.

Wie anderenorts schon beschrieben, ist es die Dreifaltigkeit, die eine Lokali-sierung in Raum und Zeit erlaubt, denn Yin und Yang, die Polarität an und für sich, kann nur Momentaufnahmen einer Manifestation beschreiben, die sich in laufender Veränderung befinden. Zu sagen, dieses oder jenes ist Yin oder Yang und diese Aussage als allgemeingültig zu erklären, ist der Ursprung des paradoxen Irrtums

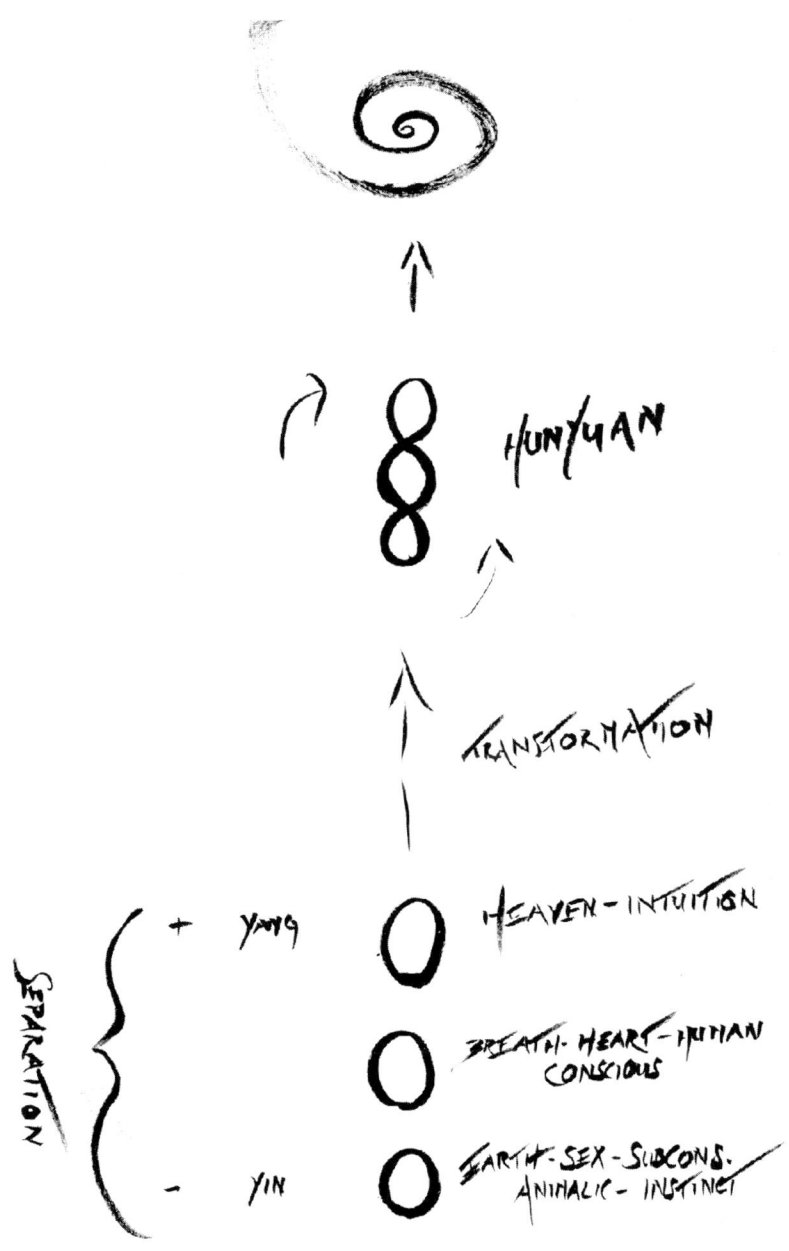

HUNYUAN

TRANSFORMATION

SEPARATION

+ Yang — HEAVEN - INTUITION

BREATH - HEART - HUMAN
CONSCIOUS

- YIN — EARTH - SEX - SUBCONS.
ANIMALIC - INSTINCT

jeder intellektuell geprägten Gesellschaft. Alles wandelt sich unvorhersehbar und unerklärbar, aber fühlbar, deswegen ist es nicht das geschriebene oder gesprochene Wort, das die Natur zu beschreiben vermag, sondern nur die direkte Auseinandersetzung mit ihr. Da ja nicht nur Vergangenheit (Yin) und Zukunft (Yang) existieren, sondern vor allen Dingen die Gegenwart, da nicht die Frau oder der Mann, sondern in erster Instanz das Kind, da nicht hoch oder tief, fern und nah, sondern die Dynamik zwischen den vermeintlichen Extremen entscheidend ist, muß der Mensch lernen, sich nicht in den dualen Bildern zu verstricken, sondern sich aus ihnen zu erheben.

Das Yijing ist das am direktesten anwendbare überlieferte System, diesen Dynamismus logisch umzusetzen. Die rein intellektuelle Annäherung ist jedoch einmal mehr nicht fähig, sich dieses Urquells von Naturmagie zu bedienen. Bleibt der Mensch in seiner Hose oder in seinem Gehirn stecken, kann er nicht aus sich heraus, eine direkte Annäherung an den Schlüssel zum Sein ist unmöglich.

Die unterbrochenen Striche stehen bekanntlich für das Durchlässige, das Yin, die durchgezogenen Striche für das Erregende, das Yang. Würde man mit je zwei Strichen für Yin oder Yang vorgehen, könnte man lediglich eine Dynamik widerspiegeln, die dem binären Code des Computers ähnelt, es würde sich um »tote«, zweidimensionale Energie handeln, die unzureichend ist, um lebendige Prozesse zu dokumentieren. Also erkannten die alten Weisen, daß es die Trinität ist, die die Ursache des materiellen Übels oder Wunders ist. Durch die Anordnung von drei Strichen konnte die Wandlung von Prozessen adäquat simuliert werden, die Magie des Momentes konnte dem Orakel das Leben einhauchen, dem fragenden Individuum seinen momentanen Platz im Universum zu erklären. Dabei konnten die Vergangenheit, die Gegenwart und die Zukunft; gut, weder-noch und schlecht; nein, weder-noch oder ja in einen befriedigenden Ablauf gebracht werden, der genaue Deutungen für alle Lebensbelange ermöglichte.

Nun war es aber nicht das primäre Ziel der Weisen, lediglich dem Bauern, Herrscher oder Magier Entscheidungshilfen zu gewähren, sondern ihre Existenz als Lebewesen zu vervollkommnen. Dort, wo diese universellen Lehren perfektioniert wurden, in den »Küchen« der Magier, mußte solch ein Orakel etwas *Organisches, Lebendiges, eine direkte Brücke zu anderen Daseinsformen sein – man mußte selbst zum Orakel werden, wollte man es erkennen.* Die heute noch bekannten Künste, die aus dieser Erkenntnis geboren wurden, aber keineswegs mehr als diese erkannt und praktiziert werden, sind die innere Kampfkunst und Körpertransformation, Baguazhang, Xingyiquan und Taijiquan – Neigongfu.

Wie geschah das Orakel der Magier? Es mußte sich ein Adept zur Verfügung stellen, um mit dem Berg (Höhle), einem Baum oder einer Ginsengwurzel zu verschmelzen. Aufgabe des Adepten war es, organisch mit der Pflanze eins zu werden

Triscell, das keltische Sybmol der Druiden, häufig auch noch in alten Kirchen anzutreffen, die von den irischen Mönchen im Laufe der Missionierung im alten Europa gegründet wurden. Das Triscell ist in fast derselben Form auch im asiatischen Raum anzutreffen.

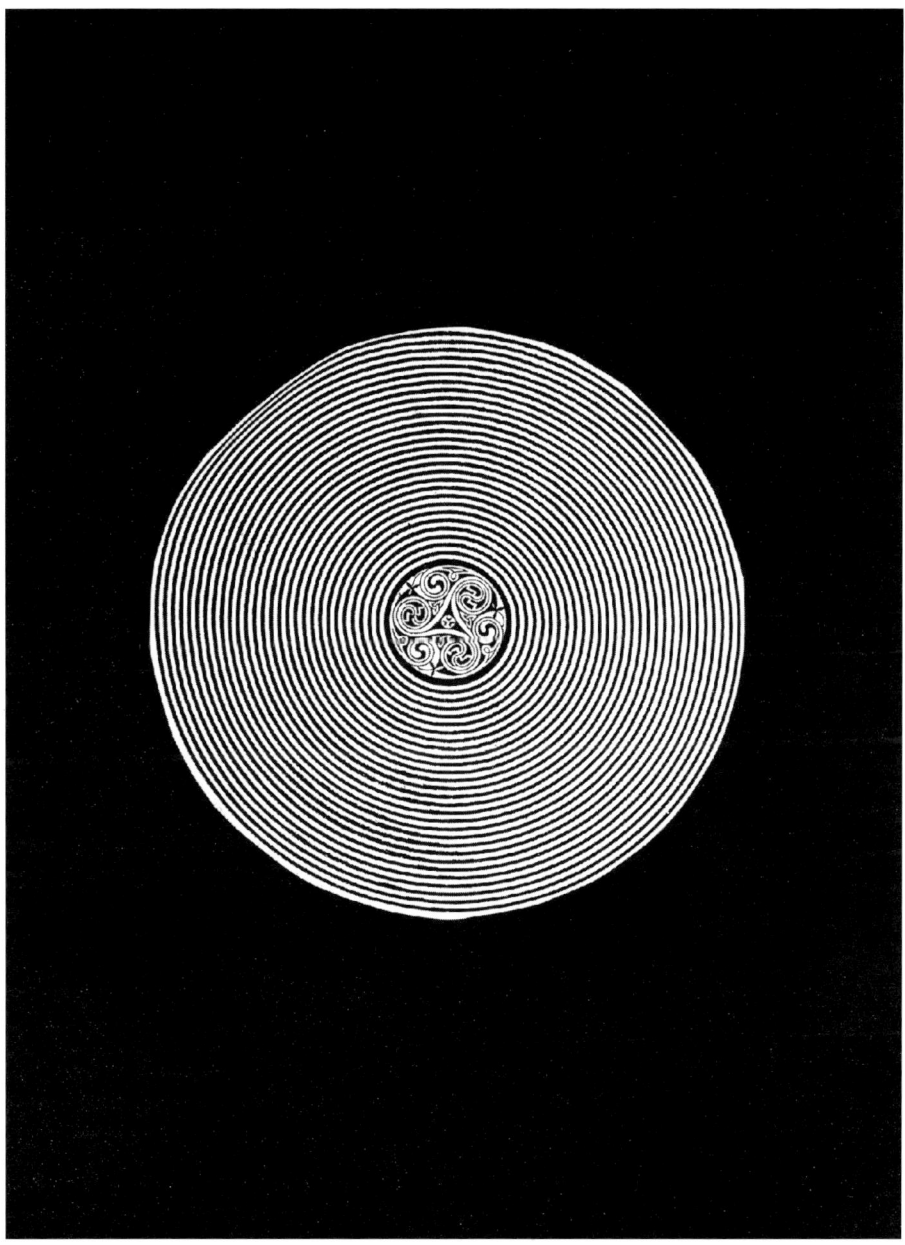

und so eine Hochzeit mit dem Erdelement einzugehen, was die völlige Selbstaufgabe des Adepten als »zivilisierter Mensch« bedeutete. Viele Legenden berichten auch, daß machtbesessene Magier von einem Pflanzengeist verführt und ihnen ewiges Leben und höchste magische Kräfte versprochen wurden. Dies trat dann auch ein, nur waren die Verblendeten zeit ihres Lebens und darüber hinaus als Pflanze an die Erde gekettet und konnten das immense Wissen, das die endlos alte Pflanze uneingeschränkt hatte, nicht – wie sie sich das vorgestellt hatten – als Menschen genießen, sondern wurden zum Orakel für die Priester. Aber diese Schauergeschichten sollen nicht vom eigentlichen Thema ablenken, wie man dieses Wissen nutzen kann, um zu wahrhafter Gesundheit zu gelangen.

Wie das Yijing einen zeitlichen und räumlichen Ablauf eines Prozesses beschreiben kann, sollte jetzt einleuchten, nur stellt sich die Frage, wie man diese Erkenntnis wirklich nutzen kann. Die Welt der Illusionen, wie sie im Hinduismus und Buddhismus zelebrierend und ausfüllend beschrieben wird, ist die Welt, die das Individuum an ihr räumliches und zeitliches Gesetz kettet. Anders gesagt ist es das Individuum, das nicht erkennt, daß es sich einem aufreibenden Prozeß von polaren Extremzuständen des Schmerzes, des Hasses und der niederen Lust aussetzt und so ohne Zweifel wertvolles Potential vergeudet, sich in dieser mehrschichtigen Welt wahrhaft zu entwickeln. Damit die Formel der Dreifaltigkeit Zeit und Raum in Einklang gebracht werden kann, muß sie sich aufheben, das heißt, die Extreme müssen durch die zentrale Position als wesentlicher Existenzfaktor, das ist beispielsweise die Gegenwart, das Kind, die Energie und das unmanifestierte Weder-Noch, in Gleichklang gebracht werden.

Genug der Theorie. Wie kann man die Trinität als Illusion überwinden? Indem man die Dynamik zwischen den Polen fokussiert, indem man die Mitte wird, indem man die kreisende menschliche Bewegung erlernt, die die Dualität dynamisch vereint. In daoistischen Worten gesprochen, müssen die drei Kraftzentren des Wesens – das irdische mit Zentrum hinter dem Bauchnabel, das menschliche mit Zentrum um den Solarplexus/Herz und das kosmische mit Zentrum zwischen den Ohren – verbunden, synchronisiert und in Resonanz gebracht werden. Mit druidischen Worten gesagt, handelt es sich um das Triscell, das Symbol der Druiden, das die Dreifaltigkeit in einer kreisenden Bewegung darstellt: Wenn die Extreme in eine kreisförmige Dynamik gebracht werden, dann finden die scheinbar getrennten, den Menschen schizophren werden lassenden Sphären ihr gemeinsames Zentrum, und was schwerfällig und statisch war, wird leicht, dynamisch und beweglich, kann, wenn es sich genügend schnell dreht, sogar fliegen (Flugzeug). Beliebig viele Komponenten können zusammengestellt werden, die sich gegenseitig abstoßen oder anziehen und zu Verfall, Krieg und Wiederaufbau führen; wenn alle Komponenten, und seien es Trillionen, in einen Kreis gebracht werden, rund werden, können sie sich als gleichwertige Parteien akzeptieren, denn sie haben dasselbe Zentrum und bewegen sich gemeinsam in einem Rad und können so gemeinsam Energie und Fortbewegung schaffen.

Ein Kreis muß rund sein, wie auch ein Rad rund sein muß, um sich fortbewegen zu können. So einfach ist das. So ist das für das Individuum, daß es selbst Harmonie erlangt, indem es seine Extremitäten um das Zentrum, den Bauchnabel, anordnet und bemerkt, daß der Zehennagel, das Haar, die Zunge, das Geschlecht und die Schulter, der schlechte Gedanke und die Freude, die Angst, die Lust und der Ärger dasselbe Zentrum haben, den Bauchnabel und den Tempel, der sich dahinter offenbart.

Die meisten alten Völker der Erde schafften es, sich im Kreis zu vernetzen: die Indianer mit ihren Stammessitzungen im Kreis der Weisen um das Feuer und den so genialen Medizinrädern, die afrikanischen Stammestänze um das Feuer, die Hexen mit ihrem magischen Kreis, die Druiden mit ihren Spiralen, die Daoisten mit ihren unzähligen Lehren des Kreisens, die Lamaisten mit ihren Mandalas, und so kann man überall auf der Welt, auch bei den sibirischen Schamanen, immer noch letzte Überlebende des alten Wissens finden, die die Magie des Kreises und der daraus entstehenden Spiralen überliefern. Die Trinität und das Rezept des Yijing wirklich darzustellen ist in einem Buch nur sehr fragmentarisch möglich. Es sei nur soviel gesagt: Die polaren Extreme müssen in eine wechselseitige, sich regulierende Dynamik gebracht werden, so daß die undeutbare essentielle Urkraft dazwischen (zwischen den Polen) freigelegt werden kann, denn um diese sich im Auge des Drachen befindliche Energie, um das Zentrum des Kreises, um das sich entwickelnde Kind, um die Gegenwart als dynamischer Ausgleichsfaktor zwischen Vergangenheit und Zukunft, um die Dynamik zwischen dem Erkennbaren geht es.

Hunyuan Qigong, das die Essenz des authentischen Taijiquan, der inneren Kampfkunst und Alchimie birgt, ist ein direkter Weg dorthin. Es möge diese Schrift zur Gesundung der individuellen und kollektiven Natur beitragen.

Die Wassermeditation

Man setze sich entspannt und aufrecht hin. Umfasse mit der rechten Hand dicht den linken Daumen und staune, was sich da offenbart. Richte deine Wirbelsäule auf wie in der großen Leere mit dem silbernen Faden, der dich gen Himmel zieht. Das ganze Universum ist ein Ozean, und du bist mittendrin. Von Eis zu Wasser zu Dampf ...

Was Sie nun mit den Händen bilden, wird Sie führen. Werde zum Behüter der Quintessenz der Natur und Deiner heiligen Quelle – Deines heiligen Grals.

打坐

Die Wassermeditation

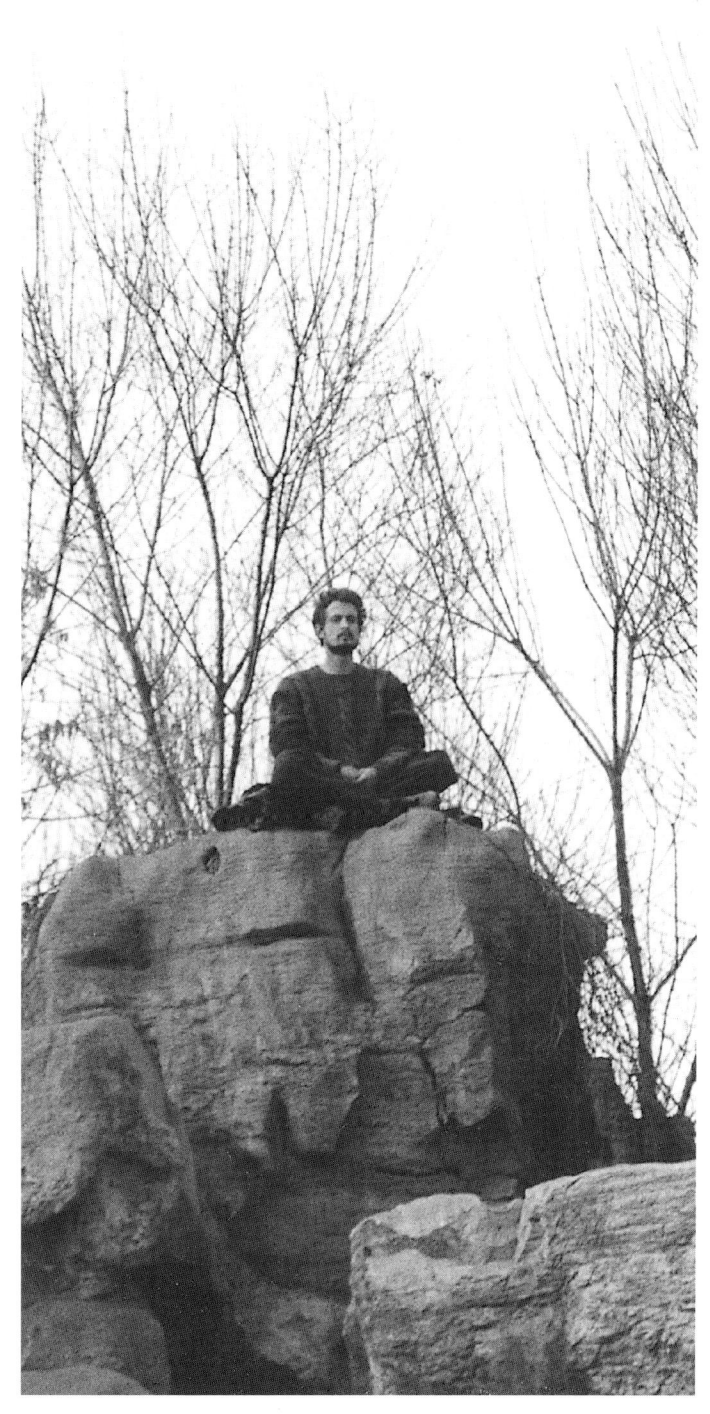

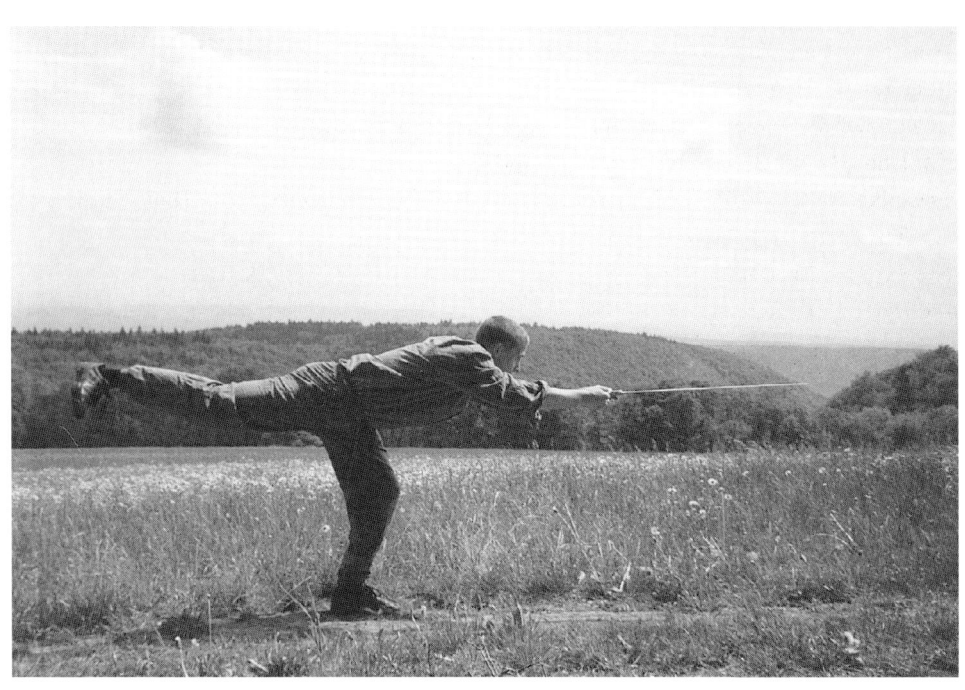

Empfehlenswerte Literatur

Meditation in Bewegung – Yi Quan – Y.P. Dong

Die Berge hüten das Geheimnis – Bill Porter, Walter-Verlag, Zürich

Der Wundersame Zopf – Feng Jicai, Verlag für fremdsprachige Literatur, Beijing

Zen-Worte vom Wolkentorberg – Meister Yunmen – Urs App, O.W. Barth Verlag

The Wandering Daoist – Deng Mingdao, HarperCollins (Trilogie der Biographie eines Daoisten), New York

Alchemie – Titus Burckhardt, Walter Verlag (1960), Zürich

Der Klassiker des Gelben Kaisers zur Inneren Medizin (Huangdi Neijing Shuwen) – Wolfgang G.A. Schmidt, Herder/Spektrum

Des Gelben Kaisers Klassiker der Akupunktur – C. Schnorrenberger, Hochschul Verlag, Freiburg

Cantong Qi – Das Dao der Unsterblichkeit – Übers. R. Bertschinger, Krüger

Sämtliche Übersetzungen von chin. Klassikern von Thomas Cleary, erschienen zumeist in Shambala, Boston

The Dao of Physics – Fritjoff Capra, Shambala, Boston

Les Druides – Francoise Le Roux/Christian-J. Guyonvarche, Edition Ouest France, Rennes

Tao Te Ching (Daodejing) – Theseus Verlag, Berlin

Der Weg des Tao (Taoism – The Way of the Mystics) – J.C. Cooper, Scherz-Verlag, Bern

Das Spiel der fünf Tiere – Jiao Guorui, Medizinisch Literarische Verlagsanstalt und die weiteren Bücher desselben Autors

Chinesische Massage und Akupressur – Dr. Kuan Hin, Hallwag, Bern

Myhtes et croyances du monde chinois primitif – Chantal Zheng, Editions Payot, Paris

Chinesische Märchen – Richard Wilhelm, Diederichs/Rohwolt

Le perpétuel devenir (Edition de la Maisnie, Paris) dt. I-Ging und Kabbala – Marguerite de Surany, Bauer-Verlag Freiburg

Chen-Style Taijiquan, Haifeng & Zhaohua Publishing, Hong Kong/Beijing

dtv-Atlas zur Akupunktur

The silent pulse – George Leonard

Die Bücher von Marcus Schmieke

Le Tao de la Santé – Gérard Edde, Edition L'Originel, Paris (dt. Ausgabe edition Tramontane)

Tao – (Spirituelle Wege), Knaur

Visuelle Magie – Jan Fries, Edition Ananael, Bad Ischl

Phönix aus der Flamme – Vivianne Crowley, Edition Ananael, Bad Ischl

Geheimnisse der chinesischen Meditation – Lu K'uan Yü, Bauer-Verlag, Freiburg

Dzogchen und Padmasambhava – Sogyal Rinpoche

Die Bücher von John Blofeld über Daoismus und Guan Yin (Kuan Yin) zumeist erschienen in Shambala, Boston

Das Gedächtnis der Natur (The Presence of the Past) – Rupert Sheldrake, Scherz Verlag, Bern

Das grosse Buch der chinesischen Medizin – Ted J. Kaptchuk, O.W. Barth

Quellenangabe

Jadegefäss S. 40, aus dem Katalog der China-Ausstellung des Kunsthauses Zürich

Der Unsterbliche S. 57, aus dem Katalog der China-Ausstellung des Kunsthauses Zürich